主　审　丁文江　孙学军　于观贞

氢健康

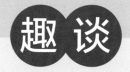

主　编　康志敏

副主编　方　伟　杨海燕　邵丛丛　张　聪

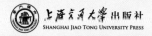

上海交通大学出版社
SHANGHAI JIAO TONG UNIVERSITY PRESS

内容提要

本书以生动、幽默、易懂的语言介绍了与氢分子相关的生物学知识,重点介绍了氢气的安全性、目前使用氢气的主要途径、氢气与疾病之间的关系;同时还汇总了氢气的人群使用报告,讨论了氢气推广中存在的问题。本书既适合从事氢气相关健康产品推广的从业人员参考,也适合作为中老年人的健康读物,也可供希望了解氢分子生物学的普通民众阅读。

图书在版编目(CIP)数据

氢健康趣谈 / 康志敏主编. —上海: 上海交通大
学出版社, 2020
ISBN 978-7-313-23494-0

Ⅰ.①氢… Ⅱ.①康… Ⅲ.①氢-关系-健康-普及
读物 Ⅳ.①R161-49②O613.2-49

中国版本图书馆CIP数据核字(2020)第124182号

氢 健 康 趣 谈
QING JIANKANG QUTAN

主　　编：康志敏

出版发行：上海交通大学出版社　　　　　　地　　址：上海市番禺路951号

邮政编码：200030　　　　　　　　　　　　电　　话：021-64071208

印　　制：上海四维数字图文有限公司　　　经　　销：全国新华书店

开　　本：787mm×1092mm　1/16　　　　印　　张：17.75

字　　数：287千字

版　　次：2020年8月第1版　　　　　　　　印　　次：2020年8月第1次印刷

书　　号：ISBN 978-7-313-23494-0

定　　价：79.00元

上海汇康氢医学研究中心简介

上海汇康氢医学研究中心是一家从事非营利性社会服务活动的社会组织，其主要宗旨是推进氢医学的研究发展水平，为人类应用氢气分子延缓慢性疾病的进程作贡献；是致力于氢医学研究和推广的组织，其工作目标如下：

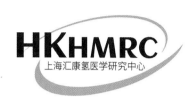

（1）通过宣传交流，推广氢医学，让更多专家投入氢研究。

（2）推动企业产品研发，指导氢产品的研发和应用，提供医学咨询。

（3）促进氢分子医学临床转化，组织开展大规模人群临床试验。

（4）搭建氢医学研究者与氢企业的沟通桥梁，促进交流、学习互鉴。

中心有多位医学院士、多家重点医院参与合作，协助医院重点科室承接氢医学相关国家课题、科委专项，推进氢医学研究；有多家合作企业，为企业氢医学推广提供咨询服务，促进氢医学转化。

中心得到国内著名烧伤专家、首次提出"氢复苏"概念的夏照帆院士的大力支持，并与上海交通大学氢科学中心丁文江院士团队建立了密切合作关系。中心在氢医学研究专家、国内氢医学研究领导者、第二军医大学孙学军教授的大力支持和领导下进行了一系列氢医学推广活动。中心的常务理事长于观贞教授长期从事氢在肿瘤领域的相关研究。中心还邀请中科院物理所吕军鸿研究员作为理事指导工作及把握整个氢医学的发展方向。

上海交通大学氢科学中心简介

上海交通大学氢科学中心成立于2019年1月18日，是国内首家致力于氢能源、氢医学、氢农学研究的综合性交叉研究平台。氢科学中心集科学研究和人才培养于一体，以前瞻性科学研究为主，兼顾应用基础研究，旨在氢科学领域实现深度融合的学科交叉，实现引领性原创成果及关键共性技术重大突破，最终建成世界一流的氢科学中心和人才培养基地。

中心拥有1个交叉科研中心、3个应用示范基地；汇聚了氢科学领域专家50多人，其中中国工程院院士1名，中青年领军人物及"四青"人才26人。研究领域涉及多个重点学科，包括材料科学与工程、机械工程、物理学、化学、信息与通信工程、控制科学与工程、电子电气工程、医学、药学、农学和生命科学等学科。

中心已启动建设研究生课程"氢能技术与材料"，课程将拓展至氢医学和氢农学，最终建设成具有交大特色的"氢科学"专业。中心旨在通过氢科学研究培养创新人才，为我国的能源环境转型、生物医药、农业以及社会经济发展提供重要支撑。

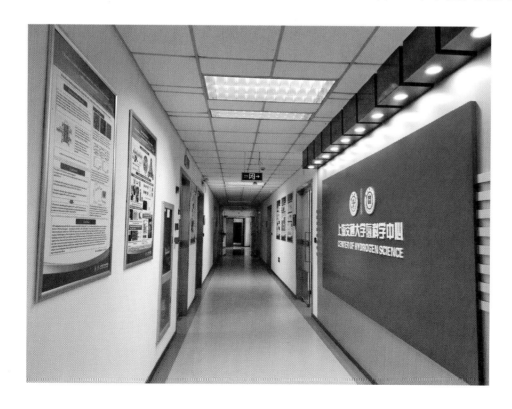

前　言

从2007年日本科学家太田成男教授发现了氢气的医学作用，到今天已有10多年的时间。2015—2018年，国内氢产业开始进入迅速发展阶段，短短不到3年的时间，全国氢企业已有600多家，氢水机、氢水杯、氢气机、氢泡浴机、氢蒸汽舱以及氢美容设备相继上市。产品的体验带给大众认识和熟悉氢这一疾病干预手段的机会，同时也为氢医学研究带来便利。

10年前从事氢医学研究时，给动物的氢水需要自己制备，用加压舱的方式要耗费6～8小时才可以制备好一袋氢水，而且在使用过程中氢气逃逸导致氢浓度不断下降，相当影响实验结果，但是现在有了各类氢水设备，我们可以轻易获得任何浓度的氢水溶液，包括超饱和高浓度的纳米氢水。安全稳定的氢气机的成功研制帮助我们实现了人和动物稳定浓度的氢气吸入，并在此基础上研发了氢气细胞培养设备和动物实验设备。现在，无论是开展动物研究，还是细胞研究、人群研究，都有了设备和技术支持。可以说，氢产业的迅猛发展为氢医学研究带来了便利，而氢医学研究的深入和拓展也为氢产业的发展提供更多的证据支持，两者相辅相成，共同构筑氢医学应用的辉煌前景。

到目前为止，氢产业和氢医学发展也陷入了一定的困境，氢医学知识的推广是一个漫长而且任重道远的任务。一提到氢气，很多人的基本印象都停留在"氢气球"这个层面，还会延伸想到氢气球爆炸的问题，认为氢气很危险，另外由于氢气作为自然界最小的分子，结构非常简单，很难相信这么简单的物质对健康有用。钟南山院士评价氢气可能是"对因治疗"（指消除原因的治疗）[1]，这也意味

---

[1]　参见中国访谈节目：http://m.youku.com/v_show/id_XMjgwMjY0NzM5Mg==.html?pgcpgcid=UNDEzNzI2OTc0OA%3D%3D&sharekey=78d9949771e90f39288911a09d4e61257 。

着氢气没有立竿见影的神奇效果,需要通过一段时间的体验才能够检测到身体功能和各项指标的改变,以上种种都制约着氢医学的应用推广。

氢医学发展10多年,对于一门学科来讲,这是一个非常短暂的时间,国内氢医学的领导者孙学军教授曾经说过:历经10多年研究,我们能够确定的只有一点——氢气确实对治疗疾病有效。但是到底对哪些疾病最有效?各种疾病应该怎么利用氢气最好(喝氢水?吸氢气?泡氢水澡?),这些都需要有大量的人群研究证据支持。

氢医学是一个刚刚起步的研究领域,需要更多的专家和学者关注和参与才会有更好的发展前景。我们至少可以确定:氢气确实是一个真正的疾病防治手段,随着氢医学的发展和时间的验证,将来总会有一天被大众认可,成为关乎国计民生的、为大众带来健康的身体调理手段和疾病干预方式。

每个领域的专家和学者都会珍视和看重自己所从事的研究,研究成果就像自己的孩子,是独一无二和无可比拟的,我们作为氢医学研究的科研人员,同样也有这样的情结。

我们看重氢,热爱氢,相信它的神奇和不可替代性,更希望它能够在医学领域发挥作用,拯救更多遭受病痛折磨的人。我们觉得,这样氢医学才能真正实现其自身的价值。

为什么推广氢医学?为什么想让氢产品走入千家万户?我们来聊聊理由。第一,氢气是非常安全的,它在潜水领域应用了近80年,潜水员吸入高压、高浓度的氢气在水下工作(在水下700米,连续吸入氢氧混合气体14天),至今没有发现任何身体的不良反应,而且作为身体消化道大肠菌群产生的气体(肠道细菌可以产生部分氢气,研究发现长寿老人肠道产氢能力更强),氢气对人体来说不是外来入侵者,它的使用没有剂量限制,就是说即使非常高的浓度也没有毒性,这是氢气应用的最大优势。大家知道无论是药物、保健品,还是一些治疗手段,都是有剂量要求的,超过就会出问题,而氢气没有这个顾虑,我们在用氢气干预疾病或者调理身体的时候会非常放心。第二,氢气的利用方式非常容易坚持和实施,大家都知道非常多的对健康有好处的方法,但是很少能坚持。举个例子,前几天有人教我拍掌,每天早晨100下,可以预防脑中风,我一共拍了两天,第三天就忘记了,还振振有词地宽解自己:我这么忙,哪有空天天拍!但是有几件事情人没有办法忘记,比如吃饭、喝水、睡觉,因为这是维持生命必需的。我们把氢气溶解在水里制成氢水，简单地把日常的饮用水换成氢水，就可以发挥对身体的保健和调理作用，这个方法很多人都容易坚持下去，氢气吸入对呼吸系统有保护效果，还可以预防脑老化，低于4%的氢气是没有燃烧爆炸风险的（氢气的燃烧爆炸浓度范围是4%～74%），使用也是非常安全的。什么时候吸氢气呢？睡前开始吸，吸着吸着睡着了，管子掉下来了，没关系的，反正已经吸了1～2小时了，吸入这段时间的氢气，足够预防阿尔茨海默病、帕金森病、骨质疏松这些问题了。对于很多老人家来说，在活动室聊天打牌的时候顺便挂个鼻导管吸吸氢气，保健、娱乐两不耽搁，何乐而不为？但是要提醒，睡觉的时候吸氢气要防止管子绕到脖子，否则就有窒息风险了！

在此，也聊聊最关键的问题——氢气的低成本。这个问题非常重要，大家知道，我们是一个未富先老的国家，巨额的医疗支出对于国家来说是一个沉重的负担，而且随着人口老龄化的不断加剧，这个负担还会更加难以承受，我们关注大健康，也是希望通过各种手段来改善国民身体素质，对于广大民众和国家来说，低成本的支出是能够坚持下去的最重要因素。

我经常会将氢气与冬虫夏草做对比。大家都知道冬虫夏草保健作用好，但是它很贵，而且产量有限，不可能惠及普通民众，而氢气是通过电解水来产生的，水是非常便宜的，通过电解水产生氢气的成本也不会高，配合它的安全性和便利性，可以说是非常适合改善居民大健康状况的手段之一。

每个人都知道防病重于治病，但是如果疾病预防的成本非常高，而且要占用较多的时间和精力，就很难坚持下去，毕竟为了一个不一定发生的问题投入太多，每个人都会动摇的，现在有了氢医学，这些问题都不存在了。

当然，现阶段氢产业刚刚起步，机器设备的研发成本和产品宣传推广成本都比较高，所以现在的氢产品不便宜，但是随着市场的不断扩大，氢产品将会越来越适合普通人使用。我们更远大的目标是：每个小区像净水机一样安装公共氢水机，提供氢水给整个小区的居民饮用，用于降低小区居民的糖尿病等慢性病患病率、降低心脑血管疾病发病率、降低肿瘤发病率……如果氢产业有这样的未来，想想都是非常美好的事情！

其实，氢气与任何健康干预手段的结合，目前都没有发现不利作用，我们的目标始终是一致的！希望大家能够携手共进，给大众带来真正的健康，希望氢气是锦上那朵花，更是雪中的那块炭，希望氢气与各类健康干预手段的结合能有无往不利的效果,在大健康领域取得更加辉煌的成绩!

最后,我不认为氢气神奇,也从来不觉得它能包治百病,甚至我也不认为它一定是某种疾病最好的干预方法。我推崇的是,作为一种疾病干预方式,它简单、安全、容易坚持,疾病干预范围相对广泛,这些才是它无可比拟的优势和长处。

作为一个坚持推广氢医学,坚持想把氢产品推荐给千家万户的研究者,我期盼氢产业的长足发展,期盼更多安全优质的氢产品进入市场,期盼氢医学能够造福人类!

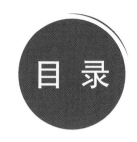

目 录

上篇

氢医学概述

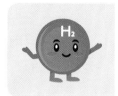

第一章
氢气是什么？——氢气的自白

氢是自然界最小的分子，扩散速度快

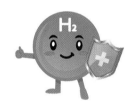

大家好，我是氢气健康小卫士，说起氢气，每个人貌似都很熟悉，因为大家小时候都玩过氢气球嘛！

可是除了比空气轻，能让气球飞到天上之外，我还有很多很多特点哦！且听我一一道来！

首先，我非常非常小，自然界最小的分子就是我了，而且我非常灵活，运动速度非常快，氧气先生和我比起来，就是80岁老先生和短跑世界冠军——飞人博尔特的差别。

所以大家知道了吧，又小又灵活的我，可以想去哪就去哪，任何屏障都不能阻挡我！大家闭上眼睛想象一下哦，在你喝氢水、吸氢气、泡氢水澡的时候，小巧玲珑的氢气健康小卫士就进到人体里啦！

自然界最小的分子

然后呢，我翻山越岭，穿过细胞膜，甚至细胞核的膜！咦？这个细胞里面貌似生病了，有好多坏自由基没清除掉，我可以抗氧化啊！还是让我来吧，深入内部消灭敌人——羟自由基！站住！你这个破坏分子，我要与你战斗到底！

嗯，这个叫什么超氧阴离子的自由基貌似还有用，先放一放吧，不会影响细胞功能。看出来我的神奇了吧，我只把细胞先生没用的自由基杀掉了！根本不影响细胞正常生活，呀……我静悄悄地走，正如我悄悄地来，不带走一片云彩！但是细胞老兄，你知道我拯救了你吗？

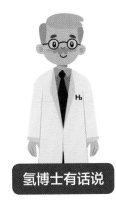

氢博士有话说

氢气是自然界相对分子质量最小的物质,是无色、无味而且无臭的双原子气体分子。氢气的密度非常小,与同体积的空气相比,氢气质量约是空气的1/14。利用这一性质,人们曾经用氢气球作为运输工具。

氢气的相对分子质量小,扩散速度快,原则上当我们喝氢水、吸入氢气或者泡氢水澡的时候,通过消化道吸收、肺呼吸气体交换和皮肤吸收的氢气可以通过血液循环到达人体的任何部位,甚至进入人体细胞内部的细胞器结构(细胞线粒体、细胞核)里。

氢气具有还原性,它的抗氧化能力与其他抗氧化剂(维生素E、茶多酚、花青素)相比可能较弱,但是氢气能够无所阻碍地进入机体各个部分的细胞,甚至亚细胞结构(线粒体、内质网、细胞核,这些都是细胞里面的成分),这个能力是别的抗氧化物质所不具备的(它们或者相对分子质量太大,进入细胞困难,或者溶解性不好),这也可能是氢气对很多疾病能发挥干预作用的原因之一。

2007年,日本科学家在权威杂志上发表文章证实2%的氢气吸入可以治疗脑缺血再灌注损伤[1],在研究过程中发现氢气的抗氧化具有选择性。什么是选择性?人体细胞内有很多自由基,有一些是细胞生存必需的,比如超氧阴离子、过氧化氢,清除了它们会影响细胞功能,还有一些自由基细胞不需要,而且毒性大,对人体有破坏作用,比如羟自由基(人体在肿瘤放射治疗过程中会产生大量的羟自由基,这些自由基同时破坏人体正常细胞的生理功能,导致一系列放化疗副作用)。日本科学家的研究发现:氢气可以清除羟自由基,而对超氧阴离子等没有显著影响。这个研究告诉我们:氢气可能通过清除对人体不好的自由基,保留对人体有用的自由基而发挥对疾病的干预作用。

根据这一研究成果,我们结合氢气的物理特性,目前可以这样设想:氢气能够穿透任何屏障进入细胞内部,同时具有选择性抗氧化能力,那么对于人体各个部位功能异常的细胞,氢气都可以发挥干预作用。这是目前对氢气发挥作用根本原因的初步解释,未来肯定还会有更深入的机制研究来说明氢气干预疾病的原因。迄今为止,已经有1 000多篇氢研究文章发表,证明氢气对300多种各类组织器官损伤都有保护作用,研究还在不断深入,相信不久的将来,会有更多的氢气干预疾病的作用得到证明。

引申来说，氢气只是帮助人体细胞清除对它的生存不利的因素，给功能异常的细胞一个好的环境来恢复功能，所以钟南山院士告诉我们：氢气治疗是一种"对因治疗"。利用中医的概念，它其实是从根本上调整身体细胞的状态，达到恢复健康的目标。氢气干预疾病需要经过一个阶段才能看到效果，不能期盼氢气对疾病有立竿见影的神奇能力。

氢气穿透力强

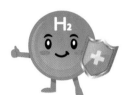

大家好，我是氢气健康小卫士，我有特异功能——强大的穿透力！

氢气球？哼，小小的气球胶皮根本关不住我！我是自由的！不信你看，第二天你的氢气球就飞不动了，那是因为我跑掉了！哈哈！有人把我溶解到水里，给我起名叫氢水，但塑料瓶子、玻璃瓶子啥的统统都关不住我！我很快就会从水里逃跑的。哦！一望无际的天空，才是我最终的归宿……不过铝合金罐这个家伙我还比较怵它，如果把我困在这个东西里，呜呜……逃跑就变成比较困难的事情了！唉，我需要好长时间才跑得掉！

朋友，这个秘密你晓得啦！还有更神奇的，如果给我加上高温，再加上高压！哈哈！管它是什么成分的金属薄膜，统统穿透！钢板先生，你好厚啊！有几十厘米吧！不好意思，我穿过去啦……没有什么能够阻挡我对自由的向往！嗯？钢板先生，你还受伤了？这个没有办法，你挡了我的路啊！

* * *

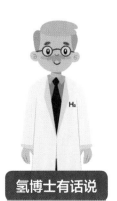

氢博士有话说

氢气渗透性很强，常温下就可透过橡皮和乳胶管。灌好的氢气球，往往过一夜，第二天就因为漏气，体积缩小飞不起来了，这是因为氢气能钻过橡胶上人眼看不见的小细孔。在高温、高压下，氢气可透过钯、镍、钢等金属薄膜。甚至可以穿过很厚的钢板。当钢暴露于一定温度和压力的氢气中时，渗透于钢的晶格中的原子氢会引起钢结构的缓慢变形，导致钢

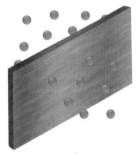

穿透能力强

板脆化。这是高压钢瓶储存氢气困难的原因之一。

　　氢气在水中的溶解度比较低，在一个大气压的纯氢气环境下，水中的饱和溶解浓度是0.9毫摩尔/升，也就是1.8 ppm（很多氢水或者氢水设备的生产厂家用ppm来标识氢气浓度）。氢水物理制备方法有加压溶氢和纳米氢气泡溶解等技术。无论用何种方法制备，制备完成后储存氢水的容器一般是铝合金或者铝箔袋（放在塑料瓶或者玻璃瓶内，氢气会很快从水中逃逸），最便捷的方法是现喝现制备，或者制备好氢水后尽快饮用。

　　通过各种技术手段，氢水的浓度可以超过饱和溶解浓度（1.8 ppm）。纳米氢气泡溶解技术可以生成3.0 ppm的氢水，而且由于纳米氢气泡在水中的无规则运动，氢水制备完成后浓度下降较为缓慢。甚至还有厂家标识可以生产7 ppm的氢水。目前大部分的临床人群试验所用的氢水浓度为1.0 ppm左右，也就是说可以证明这个浓度的氢水就有疾病治疗效应，当然目前的实验研究初步证实：氢水浓度越高，干预效果越好。更充分的人群研究证据等待医学专家来完成。

氢气的可燃烧性

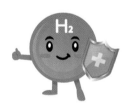

　　大家好，我是氢气健康小卫士，今天我要向大家炫耀一下我的威力哦。大家知道吗？我是可以燃烧的，因为这个，科学家还把我作为能源利用起来了，听过氢能源汽车吗？那是我来驱动的！我比汽油可爱多了！一点有害的尾气都没有！因为我燃烧以后就变成水啦！

　　但是，我是可以爆炸的！和氧气先生在一起，只要我的小伙伴们足够多，俺们的浓度在4%～94%范围内，再请火花姐姐或者静电妹妹帮个小忙，我就和氧气先生相亲相爱啦！嘭！这个世界，安静了……所以嘛，为了安全起见，尽量不要让俺们太多小伙伴在一起哟，如果非要在一起的话，一定要和火花姐姐、静电妹妹老死不相往来！

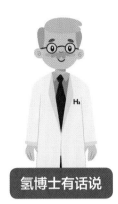

氢博士有话说

氢气具有可燃性。纯净的氢气在点燃时可安静燃烧,发出淡蓝色火焰。氢气与氧气混合有燃爆危险,氢气在空气中发生燃爆的体积浓度范围为4%～74%。在氧气环境中,氢气的燃烧浓度范围为4%～94%。当氢气浓度低于4%时,即使在非常高的压力条件下,氢气和氧气的混合气都不会燃烧。人们利用氢气的这个特点把氢气用于潜水作业,也可以利用氢气这些特点设计安全呼吸氢气的设备。

氢气作为呼吸气体成分吸入人体,可以充分发挥对疾病的干预作用,但是氢气的易燃易爆性限制了它的使用,目前很多氢气吸入的研究证实2%的氢气吸入对疾病有治疗作用,因此氢气吸入产品开发的安全性原则是:设备产生一定流量的纯氢气,呼吸运动中通过与空气混合进入肺组织,原则上要求混合空气后吸入的氢气浓度在4%以下,以保证绝对安全。

一方面,氢气设备产生的100%纯氢气没有氧气,遇到火花或者静电不会爆炸。另一方面,吸入气体的氢气浓度低于4%,也不会有燃爆风险。这些措施可以最大限度地保证氢气吸入设备的使用安全性,而且设备产生氢气的流量较低,只要保持一定的通风,排放到空气中的氢气很难达到4%以上的危险浓度。

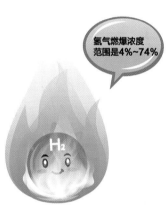

氢气燃爆浓度范围是4%~74%

氢气可以燃烧

氢气的制取方式

大家好,我是氢气健康小卫士。既然大家都说氢气好,那么到底如何才能得到我呢?

日常生活中,制取我最简便的方法就是电解水了,只需要准备一杯水就可以啦!现在,还有一种方式也十分方便快捷,就是利用一种镁基固态储氢材料通过水解反应制氢,只需要将材料放入水中,我很快就出现了哦!与我同时出现的还有镁离子,它可以在很大程度上促进人体钙质吸收,达到人体钙镁平衡!

是不是发现,想要得到我并不困难!

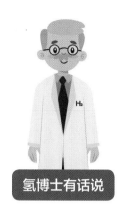

目前,氢气除了有工业和燃料方面的应用,在医学和健康学方面的应用也十分广泛,因此如何快速便捷地制取氢气十分重要。在日常生活中的氢健康方面,主要有两种方式:一是利用电解水制氢,二是利用镁基固态储氢材料水解制氢。

电解水制氢是指在充满纯净水的电解槽中通入直流电后,电解池阴极产氢气,阳极产氧气的过程。电极反应式为

阳极:$4OH^- - 4e^- \longrightarrow O_2 \uparrow + 2H_2O$

阴极:$4H^+ + 4e^- \longrightarrow 2H_2 \uparrow$

电解水总反应:$2H_2O \xrightarrow{\text{电解}} 2H_2 \uparrow + O_2 \uparrow$

电解水技术的好坏主要在于电解槽中电极的材料,差的电极电解时水中的重金属含量会增多。电解水制氢过程简单,效率较高,技术已比较成熟,但是对水质和工作温度有要求,一般要求水质为纯净水,工作温度不高于40℃。

镁基固态储氢材料水解制氢是利用该材料的主要成分氢化镁与水反应,放出大量氢气。水溶液中氢气将快速达到饱和,继续产生的氢气就会排到水溶液之外,将其收集可以进一步利用。实际应用中,氢化镁可以放入任何温度和种类的饮品产生氢气,如茶水、果汁、牛奶等饮品。

镁基固态储氢材料水解产氢的化学反应式为

$$MgH_2 + 2H_2O \longrightarrow Mg(OH)_2 + 2H_2 \uparrow$$

此外,氢化镁水解制氢的同时水溶液中还会产生丰富的镁离子。镁离子是人体细胞内的主要阳离子,浓集于线粒体中,仅次于钾和磷;在细胞外液中仅次于钠和钙,居第三位,是一种参与生物体正常生命活动及新陈代谢过程必不可少的元素。镁基固态储氢材料制氢原料可获得性高,无污染,制氢安全便捷。因此无论是原材料的丰富度,还是对人体的安全性和保健性,镁基固态储氢材料都是十分值得信赖的。

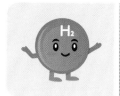

第二章
氢气对人是否安全？

氢气是潜水气体

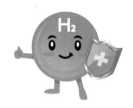

大家好，我是氢气健康小卫士，咱们又见面了，看了我的个人秀，是否感觉我亲切了一点点呢！"氢友"们，科学家说了我能治病，你相信不？不相信也没关系，你可以用用试试嘛！喝点氢水，吸点氢气都行！什么？你们不敢，担心我有毒？呜呜，这是21世纪最大的冤案，我必须力证我的清白，我是没有毒性的！现在，我不要保持沉默！我要呈堂证供！

首先庄严宣布：我是潜水员的最爱！我骄傲！我自豪！

很多年以前，嗯……大概七八十年前吧，脑力激荡的潜水专家们提携了我，从此我开始作为一线明星活跃在潜水领域！大家知道吗？潜水的时候，潜水员们不是鱼，一定要呼吸空气的！潜得越深，呼吸的气体压力越大。你们知道吗？如果一个潜水员潜到了水下8 000米的马里亚纳海沟，他就得呼吸压力比地面上空气高800倍的气体！相当于一个手掌的面积，要承受8辆10吨卡车的压力！当然，现在的潜水深度还没有这么深！恐怖吧！还是老实待在地球表面比较安全。没有办法，如果不用这么大压力的气体，美丽的海水会把你挤成压缩饼干！

有"氢友"问：潜水吸空气就行了呗！专家看上你哪一点了？

这你就不晓得啦！空气家族里那个叫氮气的家伙非常不靠谱，压力一高就把潜水员弄晕了！跟喝酒一样！大家想象一下吧！潜水员到了海里，还没开始干活呢！自己先找不着北了！而我完全没有这个问题，无论到了多深的海里，潜水员都好好的！没有任何问题！专家逮着我琢磨七八十年了啊！我要是有问题,现在还敢给潜水员们用?

来点厉害的震撼一下大家,潜水员和我相亲相爱地到了700米那么深的水里,和我一起待了14天啊! 700米! 就是你所在地球表面压力的70倍啊! 你说我有没有毒? 我要是有毒,潜水员们能和我培养这么长时间感情吗? 早就把我甩了!

* * *

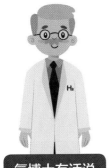

氢博士有话说

1937年首次把氢气当作潜水气体进行试验研究,至今有80余年潜水医学史,在世界范围内,法国COMEX潜水公司在氢氧潜水研究中一直居于领先地位,20世纪80年代初,该公司开始实施以氢气为主体的深海混合气HYDRA潜水计划:

1983年6月,COMEX潜水公司HYDRA-Ⅲ实验的潜水暴露深度为91米;

1983年11月,HYDRA-Ⅳ实验受试者6人进行潜水,暴露深度为300米;

1988年2月,HYDRA-Ⅷ实验6名潜水员的潜水暴露深度为520米,停留5～6天;

1992年,COMEX潜水公司又进行HYDRA-Ⅹ和Ⅺ实验,潜水暴露深度达到701米,为最大深度记录,停留时间达14天。

无数潜水专家的大量实验研究非常明确地证实氢气是中、大深度潜水员最佳的呼吸介质,对机体不产生任何毒性作用。在任何压力范围,氢气对机体均无毒性作用。

自1789年拉瓦锡开始研究氢气的作用以来,迄今为止,几乎所有氢氧潜水研究的课题均涉及氢气安全性这一问题。瑞典、法国等国成功进行了系列人体氢氧潜水实验,如1988—1989年,法国进行人体氢氧潜水实验的时间就长达200小时[2],进一步说明,人体呼吸氢气和氢氧潜水是安全的。既然呼吸高压氢气都无毒性作用,那么常压下的氢气吸入就更加安全。

氢气是潜水气体

氢气是肠道内源性气体

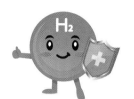

大家好，我是氢气健康小卫士，我必须郑重声明：我不是"外星人"入侵，我本来就与你们同在哦！

尊敬的"氢友"，现在让我们把目光放到你的身体里。好！看到了肠子没？那里面有好多的细菌。呃，先不要觉得恶心或者恐怖，那一大坨细菌与你相伴好多年了！千万不要小看它们哦，它们是你的健康捍卫者，科学家都说了，肠道菌群健康，身体就会棒棒！快看快看，有很多菌群团吐小气泡了！那就是我！氢气健康小卫士！只要肠道菌群们吐小泡泡了，大部分都是我！这下大家明白了吧，我一直都存在，在你深深的脑海里，你的心里，你的梦里，你的肠道里……（借用下流行歌曲呵！）

你以为故事讲完了？根本没有！科学家还发现，好多长寿的老人家，他们的肠道细菌制造氢气的能力比一般人强大好多！科学家还说：好细菌喜欢氢气，坏细菌喜欢氧气！看到了没，我不仅仅是长寿的使者，还能帮着肠道那些好细菌打仗，把外来入侵的坏细菌干掉！更重要的是，如果你吃点什么咖喱之类的食物，肠道细菌就会制造更多的氢气！身体就会更好！这强有力地证明了我有用！而且，平常多吃点咖喱也有好处哦！我不仅仅是你的亲人啊！还是给你带来好身体的福星啊！

* * *

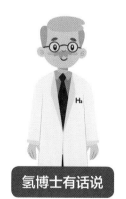

氢博士有话说

正常人体大肠内的细菌可以产生氢气，说明氢气属于内源性气体，是存在于人体细胞正常环境中的成分。美国国家航空航天局（NASA）的研究者经过仔细分析发现，人类结肠气体主要是由氢气、二氧化碳、甲烷等组成。其中氢气含量可达到大肠菌群产生气体总量的74%。日本学者通过人群调查发现，很多百岁老人的肠道细菌产氢能力非常强大，是普通健康人的3倍以上[3]，对这一现象进行全面追踪和分析，有可能揭示氢气与长寿的关系，值得我们关注。

不同的个体、不同的膳食成分，产生氢气的量存在巨大差异。人们发现许多物质可以促进肠道细菌产生氢气,比如说咖喱的主要成分姜黄素,除此之外,还有乳果糖、甘露醇、膳食纤维等。

日本科学家发现糖尿病治疗药物——拜糖平可以显著提高呼吸气体中氢气的浓度,这可能与拜糖平的心脏保护作用有关[4],另外来自美国哈佛大学波士顿儿童医院的一项研究结果表明,通过补充可以产生氢气的细菌,可以治疗抗生素滥用造成的肠道菌群失调和肝脏损伤[5]。这也是氢气医学作用的有力证据。

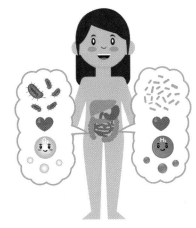

肠道菌群是人体肠道的正常微生物,人体肠道内寄生着10万亿个细菌,这些细菌能合成多种人体生长发育必需的维生素,还能利用蛋白质残渣合成必需的氨基酸(人体不能自己制造),同时还能促进铁、镁、锌等矿物元素的吸收。肠道菌群对人体非常重要,科学研究发现它与血压调控、过敏甚至癌症治疗都有密切关系。

通过调整肠道菌群功能,可以预防和治疗很多疾病,在抗生素滥用和食品安全问题层出不穷的大环境下,调整和保护肠道菌群健康有三个手段可以进行整合:益生菌(如酸奶、发酵食品、益生菌粉),膳食纤维(如红薯粉、木耳粉、魔芋粉、综合纤维粉),氢水(氢气溶解在水里,在安全浓度范围内,浓度越高越好)。补充益生菌可以增加好细菌数量,协助体内菌群平衡。膳食纤维能改善肠道菌群,为益生菌的增殖提供能量和营养。同时,膳食纤维也能吸附肠道中的有害物质以便排出。氢水可以帮助肠道好细菌,减少肠道炎症,让肠道细菌有更好的生存环境,还有研究发现,氢水可以通过改变肠道菌的基因表达抑制结肠癌的发生。

氢气的国家安全认证

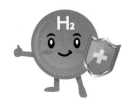

大家好,我是氢气健康小卫士,我要亮出我的国家级别的身份啦:我是堂堂正正的食品添加剂,国家认证!

在很久很久以前,一个人迹罕至的地方,有座山,还有个洞,洞里有水,这个水,是"圣水"……水里面有氢气……各位"氢友",我觉得有点编不下去了!干脆就直说了吧!为啥科学家对我感兴趣呢？有一个美丽的传说……

离我们很遥远的德国诺尔登瑙洞窟里，常年潺潺流淌着甘甜的泉水，好多人慕名去喝这个水，发现关节炎啊失眠啊湿疹啊什么病都好了！大家非常崇拜，管这个水叫"圣水"！更神秘的是，这个水不能带走，如果带走了就不起作用了，科学家一测，咦！水里面有好多我的小伙伴们！为啥带走了"圣水"就没用了呢？因为我跑掉了啊！你想想我的特点，管你塑料杯、玻璃瓶，没有什么东西关得住俺！俺是自由的！你一路走我一路从水里跑出去，等你走到家，哈哈！我已经遁入无边无际的大自然了！所以没有效果了啊！"氢友"们，我是有来历的！看看！我本来的名字更加高端大气上档次！人家叫我"圣水"！

科学家一关注我，我就精彩亮相了啊！日本科学家一发现我的神奇作用，就开始制作"圣水"（也就是氢水）给人们喝，还起了个非常好听的名字叫"水素水"！他们国家的人们，到现在已经喝了10多年了！到现在我们国家、日本、美国、韩国、欧盟……反正很多国家都广发告示，证明我是合格的食品添加剂，而且没有限量，因为前面已经说啦，我很安全，非常非常安全！

*　*　*

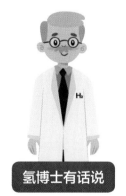

氢博士有话说

世界上许多地方都有关于"神奇水"和"长寿水"的传说。在这些传说中，德国的诺尔登瑙洞窟是最具有传奇色彩的。当地人称这里的泉水是"圣水"，德国津德尔芬津人瓦尔塔治好了关节炎和白内障；克劳伊特斯尔塔尔丽琪的胆结石完全治愈；另外还有更多关于糖尿病、类风湿性关节炎、湿疹、抑郁症、动脉硬化、失眠、肾炎、心肌梗死、气管炎、头痛、脑瘤、乳腺癌晚期、癫痫、耳聋等各类患者病情缓解和治愈的大量个案证据。

日本朝日电视台系列节目《包治百病——神奇之水的真相》报道了德国诺尔登瑙洞窟内的水具有治疗许多疾病的神奇作用。检测发现水中含有非常丰富的氢气，认为氢气是泉水发挥疾病治疗作用的根本原因，医学研究者们尝试把氢气溶解在水里制成氢水，同样也观察到氢水对疾病的缓解和治疗效果。因此日本的氢水产品很早就开始在各个场合公开发售，到现在已经有10多年的发展历程。他们称氢水为"水素水"，不仅有氢水包装产品，还有氢水机、氢水杯、吸氢机等与氢气相关的产品。国内的氢产业刚刚起步,急需民众对氢产品认知度的扩展,更重要的是需要企业研发和制造优质的氢水和氢水相关设备。

学术界曾经把诺尔登瑙水治疗疾病称为"诺尔登瑙现象"。2006年,一项来自德国和日本学者合作的研究指出,饮用诺尔登瑙泉水对Ⅱ型糖尿病具有比较理想的效果[6]。该报告总结了411例Ⅱ型糖尿病患者,受试者平均年龄为71岁,每天2 000毫升(这个饮用量比较大),平均饮用6天。发现饮用泉水前后血糖、血脂和肌酐等结果都发生改变,但是目前的几个临床研究都没有发现氢水对糖尿病的显著降血糖效果(有人反馈喝氢水后血糖下降,但只是个案),还需要通过研究获得大量的临床证据。

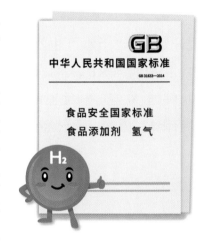

随着氢气生物学研究的不断增加,关于氢气的临床研究也逐渐增多,到目前为止,没有任何证据表明氢气对人体存在危害性。欧盟和美国政府出版的关于氢气生物安全性资料显示,常压下氢气对人体没有任何急性或慢性毒性。国家卫计委于2014年12月发布了氢气作为食品添加剂的国家标准:GB 31633—2014《食品安全国家标准　食品添加剂　氢气》。2016年11月,日本厚生劳动省将"吸氢治疗心脏停搏综合征"纳入"日本先进医疗B类"体系,认为2%的氢气吸入是一种可以保护生命及脑功能,让患者早日康复并回归社会的革新性治疗方法。这预示着氢气吸入作为临床治疗手段开始逐渐进入医疗领域。

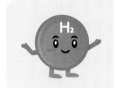

氢化食品

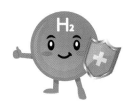

乍一听这个名字，很多叔叔阿姨表示很茫然，氢化食品是啥东西啊？我们见过吗？简单说就是能够产生氢气的可以吃的东西，比如氢化钙啦，氢化镁啦，等等，俺们把这个可爱的小药丸吃下去以后，它在消化道里自由遨游并且频频向食管、胃、肠道的细胞伸出友谊之手！大家看看，那个小药丸咕嘟咕嘟冒小气泡了，这个小气泡就是氢气，小药丸的能力强大啊！那个小气泡冒起来就没完没了，等了半天也不见停下来，小气泡氢气非常活泼啊，一边与肠道里的各类菌群友好会晤，帮助菌群老大规范队伍，发挥侠义精神锄强扶弱！肠道秩序越来越好，你会感觉越来越舒坦！氢气一边还不断投向消化道黏膜细胞的怀抱，顺着血管到处观光游览！这是多么惬意的事情啊！

咋地？你说这个小药丸吃了有啥好处？你想啊，小药丸进了身体可是一直在吐氢气啊，"春蚕到死丝方尽，蜡炬成灰泪始干"，这么持久战式的强力物资支援，那改善肠道内环境还不是太容易了！再加上消化道细胞也很给力啊，顺风顺水就把氢气小泡泡都吃进去了，氢气小泡泡在身体里到处消灭坏的自由基！想想都是美好的画面！什么！你问我是不是比喝氢水好？这个问题目前我不能判定。

➤ 氢化食品的定义

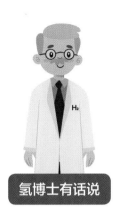

氢博士有话说

氢化食品是通过特殊工艺,将氢固化于食品载体上,进入人体内接触消化液后产生氢气,目前常见的是氢化钙、氢化镁等氢化物。氢化食品的特点主要是缓释和携带方便,作为一种可以产氢的物质,氢化食品目前在日本等国家根据"负面清单制度"要求生产和研发推广,在日本营养界应用有近20年的历史。

➤ 氢化食品的作用

氢化食品在常态下不反应,进入人体后可以在一定时间内稳定缓慢释放氢气,通过肠道进入全身各处,因为是在消化道反应并释放氢气,所以对改善肠道环境、调控肠道菌群、缓解消化系统各类炎症(如胃炎、食管炎、肠炎等)的效果比较好,尤其在难治性肠病(溃疡性结肠炎和不明原因腹泻)方面能发挥重要作用。

➤ 氢化食品的应用前景

根据目前的研究成果,氢化食品对肠道菌群的调控效果要优于氢水饮用,大家知道目前肠道菌群的调控研究是科学研究的热点内容,肠道菌群的健康涉及的疾病范围不断超出了研究者们的想象,包括帕金森病、自闭症、肥胖和阿尔茨海默病等疑难杂症的发生发展都与肠道菌群关系密切,相关的产业发展也非常迅速,例如JAMA肿瘤学发表研究证实膳食纤维和酸奶的摄入可以降低发生肠癌的风险[7],这种效果与肠道菌群的组成和功能改变密切相关。氢化食品如果能够有效影响肠道菌群的生态平衡,将来可能作为一种独特的"肠道菌群调节剂"应用到很多疾病的治疗过程中。

包装氢水

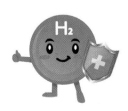

各位"氢友",前面充分展示了我的雄壮威武和各种高端大气上档次,那么问题来了,该去买点啥氢产品用用看啊!别着急!下面我的代言人闪亮登场!咱们一一道来!

包装氢水产品的表白:

首先最简单的，咱制造点纯正氢气，然后溶解到水里！氢水制好了，就这么简单！于是乎，有公司就研发了大型设备，专注把我溶解在水里（技术不是我的专长，什么加压溶解法、超声溶解法，大家一看而过），然后呢，把做好的氢水灌注到铝合金罐或者铝箔袋里，好了，你可以喝了！我是甘甜可口的氢水啊！

我也说了，我无孔不入，想去哪去哪，所以怎么让我跑不掉是个很重要的事情。如果是易拉罐密封，我"越狱"有点困难，没办法，出口太少了！如果是铝箔袋的话，哈哈！上面拧盖的那个塑料口，多好的地儿啊！水先生，我先走了！你自己在袋子里待着吧！

什么！你投诉我，说氢水是骗人的，喝了好几个月都没啥用！冤枉啊！我必须化为正义的使者，大力检举揭发氢水队伍里的伪装者！那个带塑料瓶口的家伙，你根本不是氢水，我和我的小伙伴早就跑光了！我绝对不背这个"氢水没啥效果"的大黑锅！

*   *   *

➢ 包装氢水产品的优点

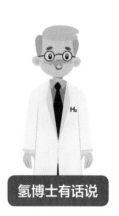

通过加压或者超声溶解法工业化生产的氢水产品需要大量的生产和运输成本，但是罐装或者袋装氢水饮用方便，易于携带。物理方法溶解氢气不改变水原有的物理化学性状，在保证生产质量控制严格的条件下，氢水产品的品质稳定可控，在价格可以接受的前提下，氢水产品是一种使用简单并且安全性很高的氢气利用方式。

氢博士有话说

➢ 氢水产品的氢气浓度难题

氢气的穿透性非常强，很多材料不能够阻挡氢气从水中逃逸出去，因此对氢水包装的要求较高，需要有密闭性非常强的铝合金材料，才能保证在运输和储存过程中水中的氢气浓度保持稳定。很多利用铝箔袋方式包装氢水的厂家，在铝箔袋上端留有塑料袋口方便饮用，但

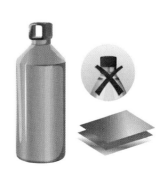

氢气会很快从水中逸出到外界空气中,氢气浓度稳定性很差,很多标识氢气浓度很高的袋装氢水产品在检测时往往浓度非常低,这对推广氢水产品是非常不利的。

氢水杯

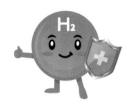

很高兴又见面啦!咱们接着聊聊另外一个非常受欢迎的氢产品——氢水杯,提起这位老兄,我真是又爱又恨,因为我可以通过电解水产生,好嘛,太简单了,生产厂家挂个电池,两个电极片,装个外壳,史上最简单的氢水杯就诞生了,看到没,一按开关,好啦,水里开始冒泡泡,那就是我,光荣的氢气健康小卫士!咦,旁边那些是啥?不好了,电流没控制好!那个电极片质量有问题!臭氧、氯气、重金属啥的也跟着出来了!呜呜呜!这不是我的同伴!跟我没有关系!

科学家对我感兴趣啊!拿这个氢水杯老兄做的氢水去养细胞了(科学家真神奇,把心、肝、脾、肺切点下来,就能在恒温箱里养活),过两天一看——咋细胞都死掉了,氢气还能杀死细胞?乖乖,谁敢喝啊!拜托,我简直比窦娥还要冤啊!根本不是我,那个狞笑着把可爱的细胞杀死的不是臭氧就是氯气!反正不是我!不信你拿个品质过硬的氢水杯老兄再试试!看到了吗?细胞那一张张可爱的笑脸!长得多么旺盛多么活泼!

氢水杯这个老兄做起来简单啊!生产厂家特别喜欢,简直是集万千宠爱于一身,兄弟姐妹特别多,长得还都挺可爱,水杯老兄啊,咱先不比谁制作的氢水浓度高,你要先保证,碰到什么样的水先生都不怕(矿泉水、纯净水、自来水、白开水……),都只能给水里送氢气不送别的(臭氧、氯气、重金属,那都是有害物质),咱不能光长得好看啊!咱得内秀啊!你说我都看着你把细胞杀死了,谁知道喝进去以后会咋样啊。你还不如前面漏气那个铝箔袋同学呢,它也就是没效果,你可是彻底黑化啊,万一有人喝出问题来了,满世界地控诉氢水有毒,我的万丈怒火,只能由你来承受了!

那个具有神奇杀细胞能力的氢水杯老兄,

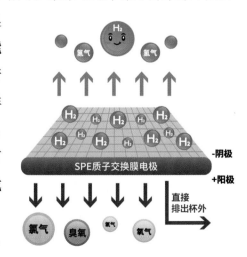

咱得回炉重造啊！多咨询咨询聪明的产品研发专家，好好琢磨琢磨，解决起来不是问题，真有功能强大的杯子老兄，把自来水放进去制造的氢水，都能养活细胞！

*   *   *

➤ 氢水杯的结构和发展现状

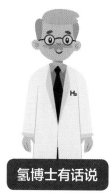

氢水杯是目前氢产业中最常见、生产工艺较为简单的产品，是一种生成氢水的装置。通过电解技术产生氢气溶于水中，现制现用，简单易携带，价格比较适中，消费者容易接受，目前也是一款生产厂商最多、品牌最多的氢产品。

氢水杯分为上下两部分，上端部分是水杯，下端部分是制氢结构，包括电极和电源等。氢水杯带来的主要医学问题是：制氢结构所使用的水是由上端水杯提供的，厂商不能控制消费者饮用水的种类，要保证无论水杯里添加任何品质的水，都不会有臭氧、氯气、自由基等有害物质产生，另外很多氢水杯的产氢电极就浸泡在饮用水里，若不能很好地控制电解技术，就会产生很多臭氧、氯气，长期还可能有重金属析出进入水里，严重影响水质。

氢博士有话说

➤ 氢水杯的质量问题

我们在研究中发现，品质较差的氢水杯制造的氢水中混有其他杂质，在实验过程中显著抑制细胞生长繁殖，目前还不能确定是电解过程中产生的哪种物质影响了细胞，可以确定的是，氢水杯存在显著的质量差异。从医学角度，目前有计划把氢水杯制作的氢水用来培养细胞，观察细胞的生存和死亡，通过这个检测来初步判定氢水杯的工艺品质和制作的氢水是否安全，将来，还会增加更多的检测手段来从医学角度判定氢水杯产品的质量。

➤ 氢水杯的发展困境

目前市面上的氢水杯价格差异非常大，从根本上说，制作成本的差异也非常大，越是好的制作材料和工艺，需要的成本也就越高。消费者在选择和购买氢水杯的时候，不能一味地认为便宜就好，氢水饮用的目标是保护健康，更需要好的氢产品来验证氢气治疗的效果。

氢水机

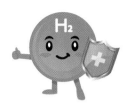

看完氢水杯，各位"氢友"，喝点氢水压压惊吧！放心，氢气还是很安全的哦，不要被某些丢脸的代言人吓怕了，俺还是那个神奇的氢气健康小卫士！俺还有很多增光添彩的代言人，比如这位氢水机老兄！

氢水生产出来如果不是很快饮用，氢气浓度就不太好保证，于是乎，即产即喝的另一个氢产品代言人——氢水机闪亮登场！

"氢友"要问了，已经有氢水杯了，为什么还需要氢水机啊？

首先呢，氢水机更安全啊！它是用物理方法制作氢水，先是电解水产生氢气，然后过滤，把纯净的氢气通到水里生成氢水，产氢和加氢的过程分开了，只有我投入了水先生的怀抱！我是纯正无邪的氢水！

其次啊，氢气浓度高啊！氢水机老兄的肚子里有个东西，把我们小伙伴分成纳米级的小气泡，我们咚咚咚冲到水里以后，留下的小伙伴非常非常多！用试剂测测看，氢气浓度非常高！而且因为我是纳米级小气泡，很不容易从水里跑掉，氢气浓度稳定啊！放了1个小时浓度没差多少！

最后要说的是，氢水机效率高啊！想用氢水杯喝点氢水，至少得等5～8分钟，而且水里面氢气浓度只有1.0%左右。氢水机就厉害了！几秒钟就可以做好至少2.0 ppm的高浓度氢水！喝起来方便啊，适合家庭和办公场所。而且氢气浓度越高（在安全范围内），效果越好！我觉得氢水机这个老兄最能把氢气健康小卫士的身价抬高！算是俺的高端代言人啦！

* * *

➢ 氢水机的研发和制氢原理

氢水机是与氢气相关的产品里相对高端的一种，它是通过技术手段将大型氢水生产设备小型化，研发生产可即时制造氢水、方便消费者使用的设备。相比氢水杯，氢水机的制造工艺更复杂，研发投入成本更高，而且需要一定的技术手段，

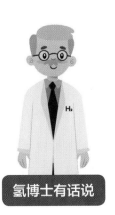

氢博士有话说

因此目前市场上的相关产品较少。好的氢水机将产氢模块与液体加氢模块分离，电解纯水生成氢气，通过过滤除菌净化后溶解到饮用水里，氢水可以现制备现饮用，安全、方便且高效。

➤ 氢水机的产品优势

相对于其他氢产品，氢水机有以下优势：采用物理方法溶解，非常安全，不会有其他有害物质在水中产生；好的氢气溶解技术可以制备高浓度的氢水，对健康的保护效果更显著；制备效率高，可以在几秒钟内生产高浓度的氢水供饮用；根据消费者需求，好的氢水机还可以分别制作不同温度的氢水（25℃的水适合夏天饮用，40℃温水适合冬天和肠胃虚弱人群，80℃左右热水可以泡茶或者咖啡）。

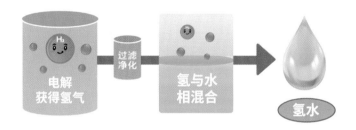

➤ 氢气溶解的技术门槛

如何增加氢气在水中的溶解量？这个技术有一定的科技含金量，有生产厂家通过纳米气泡溶解技术可以制作超过最大溶解度（常压下为 1.8 ppm，1 ppm=10^{-6}）的高浓度氢水（最高达到 4.0 ppm），由于水中纳米气泡的无规则运动规律，这种方法制作的氢水稳定性较好，暴露在空气中浓度下降缓慢，不需要制备好以后马上就喝完。

氢浴机

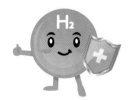

好了，看过了氢水杯、氢水机，轮到一个大型氢产品出场了。氢气健康小卫士请大家看看这位产品代言人，貌似长得比氢水机还大点，头上两个角，一个角上接一根管子，这是干啥用的呢？把水放满浴缸，把两根管子放到浴缸里，打开电源，呜呜……看到没？一根管子把浴缸里的水抽到机器里面，另一根管子放出来的就是氢水！对的，这是让你们泡氢水澡用的！

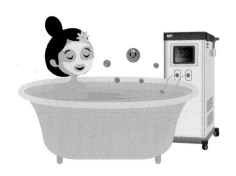

泡氢水澡有啥好处？好处很多啊,科学家都说了氢水可以美白、抗皱、防止紫外线对皮肤伤害啥的,重要的是,俺能从皮肤的小孔里进到身体里,还可以干预皮肤病！那个小娃娃,好像得湿疹了！看看那皮肤又红又痒,哭得人心碎！来来来,泡个氢水澡,别哭啊,很快就不痒了啊！这位老先生,你是牛皮癣好多年了？很难受,也来尝试一下吧,有科学家研究了,泡氢水澡加喝氢水对牛皮癣有好处的,咱们试试看！这位阿姨你说是白癜风,哦,这个我还真没有研究过,你来试试呗！反正没有啥坏处,万一好了呢！

皮肤问题有好多,难治的皮肤问题也很多,氢浴机先生,你得再接再厉哟！有科学家说泡澡对免疫异常的问题也有效！

* * *

➢ 氢水抗皱美容的证据

2012年,日本广岛大学学者发表研究成果证明:氢水可通过促进纤维细胞胶原合成发挥美容抗皱效应[8]。6名受试者参加氢水沐浴,氢气浓度为0.2～0.4 ppm,沐浴时间为3个月。发现其中4名受试者颈和背部皮肤皱纹明显减少,显示氢水可作为日常皮肤保养和抗皱手段。2011年,韩国学者也发表文章证明:氢水洗澡能对抗紫外线引起的皮肤损伤[9]。

氢博士有话说

出现皱纹是人体皮肤衰退的标志,相对于冰电波拉皮、射频和微创手术等除皱方法,氢水沐浴成本低且简单有效。太阳光紫外线中的UVB对皮肤可产生强烈的光损伤,长久照射皮肤会出现红斑、炎症、皮肤老化,严重时可引起皮肤癌。氢水作为日常沐浴用水,可有效预防日晒造成的皮肤伤害,对保持皮肤的年轻状态好处多多。

➢ 氢水与顽固性皮肤病

顽固性皮肤病是指临床皮损严重、缠绵不愈、反复发作、极难调治的一类皮肤病,包括顽固性牛皮癣、湿疹、过敏性紫癜、红斑狼疮、白癜风、鱼鳞病、硬皮病、过敏性皮炎、荨麻疹、痤疮、黄褐斑、斑秃、脱发、脚气、灰指甲等。大部分顽固性皮肤病都没有有效的治疗方案，是目前亟待解决的临床问题。

皮肤是人体最外面的一层结构，是人体最大的器官。人们常说皮肤疾病反映内脏和血液系统的变化，传统中医认为可以通过辩证分析，采用内服外用的方式进行系统治疗，这种治疗方式看起来不无道理。因此在皮肤疾病氢气治疗领域，一般建议采用口服含氢溶液加外敷作为疾病干预手段，通过直观的皮肤状况改善确定干预效果。

氢气治疗疾病的基本机制目前认为是调控氧化应激和抑制炎症反应，顽固性皮肤病如白癜风、银屑病等的发生都与氧化应激和炎症密切相关[10-11]。我们可以推测，氢气可以通过多种途径进入人体，发挥对顽固性皮肤病的干预作用，比如，泡澡或者外敷可以改善皮肤炎症状态，抑制病程进展；口服含氢溶液可以消除引起皮肤问题的内在病因，使得皮肤问题从根本上得到干预和改善。

➤ 氢气治疗皮肤病的证据

目前，喝氢水和氢水泡澡治疗皮肤病的研究报道比较多，喝氢水和氢水泡澡对皮肤紫外线损伤、过敏、红斑形成、压力性溃疡（压疮）等都有良好的治疗效果[8,12]。目前有小样本临床研究证实氢水浸浴加口服对银屑病和荨麻疹的良好改善作用[13]。细胞研究证实氢气可以抑制黑色素瘤细胞的生长。

需要重视的是，很多顽固性皮肤疾病的发病原因不明，治疗以激素和免疫抑制方式为主，没有针对性的治疗方法。对于这一类疾病，氢气干预的时间相对会比较漫长，初期只是皮肤症状的改善，需要较长时间的持续应用，疾病问题才可能得到根本缓解。

吸氢机

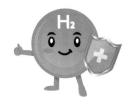

"氢友"们！作为氢产品的台柱子！核心！氢产品明星！有请吸氢机先生出场！

我就不叨叨吸氢气有多重要了吧！全世界第一篇低浓度氢气吸入文章载入史册，就是证明了吸氢气对脑中风有疗效！到现在，日本科学家已经把吸氢机划到先进医疗设备队伍了！让我去对付心搏骤停！还有脑中风、肠移植、脓毒血症、脊髓外伤休克，都是重病啊！

好了，深呼吸……做个安静的氢产品代言人，吸氢气不光对上述疾病的治疗有效，其实对哮喘、慢阻肺都有用哦，大冬天看着生病老人又咳又喘的，氢气一定要帮帮忙啊！你问还有啥？看看外面天气，看到了没？雾霾天啊！吸氢气可以保护你的肺少受雾霾伤害！还有阿尔茨海默病、帕金森病啥的，得了这些病就没啥好的治疗法子，但有研究证明氢气有效，那咱就连喝带吸试试呗！

吸氢气这么好，那大家就都吸呗，不用喝氢水了！各位"氢友"，千万不要这么想，偷偷告诉大家哦，我从肺进去和从口进去的效果是不一样的。我从肺进去，顺便调理调理肺的问题，然后在血管里一路狂奔，到最需要我的地方去！心啊脑啊什么的，都进去帮帮忙，把细胞不要的自由基清除掉（前文说了，我可以选择把坏自由基——羟自由基清除）；而从口腔进去了，我就会进入消化道，一路征服肠子里万亿个细菌（有科学家证明我能调节肠道细菌），发挥我不可思议的神奇作用！所以呢，建议大家可以又喝氢水又吸氢气，双管齐下，效果更好！

最后呢，还是要暴露我一个小小的缺点（氢水机悄悄地告诉你：这个缺点一点也不小呢）。作为气体的我，其实是可以燃烧的。请先别慌！我燃烧需要氧气先生配合，而且如果我的浓度低于4%，再多的氧气先生来也不能点燃我的热情！那个时候我是安全的！如果你非要用高浓度的，那么请你远离火花姐姐和静电妹妹！因为它们一来我和氧气先生就激情澎湃，要爆炸了！

* * *

> ### 吸氢设备的发展现状

吸氢机是电解水制造氢气供人吸入使用的设备，是实现氢气通过呼吸道进入人体的氢产品，吸氢机因为要通过不断电解水产生氢气供呼吸使用，所以对氢气发生装置的效率、氢气流量有一定的要求，并且吸氢机属于高电流运转，机器内部的发热和散热装置都需要重点考虑。如果采用纯水电解技术产生恒定流量的纯氢气，电解成本较高，研发产品也需要一定的技术含量，目前市场上的商用吸氢设备还比较少。

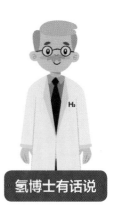

氢博士有话说

➢ 吸氢气对疾病的治疗

已经有大量的研究证实2%的氢气吸入对脑中风、心肌梗死、脊髓损伤、脓毒血症、肺损伤、心搏骤停等的治疗效果[1,14-18]，日本在2016年界定2%氢气吸入18小时作为心搏骤停的治疗手段，吸氢机进入医疗器械先进医疗设备B类，这说明氢气吸入已经进入医疗领域。

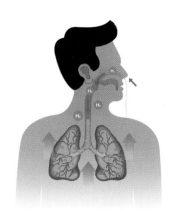

➢ 吸氢的安全性考量

实现2%氢气吸入需要的产氢流量不会太大，流量范围为300～450毫升/分钟，通过吸气动作，吸氢机产生的氢气与空气迅速混合，可以实现进入人体的氢气浓度在2%左右，这是一个安全的浓度，即使使用过程中有火花或者静电出现也不会产生燃烧和爆炸风险。机器本身产生的纯氢气因为无氧气存在，也没有燃爆风险，排放到空气中的氢气量比较少，很小的房间也不会蓄积浓度到4%以上，可以长期或在睡眠过程中使用，所以说，2%左右，或者低于4%浓度的氢气吸入，可以最大限度地保证氢气吸入的安全性。

氢气浓度高于4%时，在使用过程中要严格防止火花和静电的出现，因为氢气和氧气混合后处于燃烧和爆炸范围内。针对高浓度氢氧混合吸入设备，目前国家市场监督管理总局出于安全考量，已把该类型机器归为最严格的三类医疗设备范畴，建议此类设备要在专人管理下使用，以保证吸入安全。

➢ 吸氢气与喝氢水的完美结合

目前关于氢气的研究文章比较多，但是大部分动物实验是通过腹腔注射氢水来完成研究的，很多证据只是参考。总结迄今为止所发表的文章，我们可以确定以下两点：

（1）氢气是无毒的，氢气对疾病是有效的；

（2）喝氢水和吸入氢气之间存在不同的作用原理，效果也不同。

所以很多专家也建议氢产品的体验者可以全方位地体验氢产品，通过比较容易实现的"喝氢水＋吸氢气"获得理想的疾病干预效果，目前市场上的氢水浓度更高，吸氢设备可以实现6～8小时的氢气吸入（以往许多研究都是1小时的吸入时间），这样的干预手段可能会颠覆以往的研究报道，获得更显著的疾病干预效果，我们翘首以待。

氢产品推广，信任最难

相较于日本，国内氢产业的起步是比较晚的，大概在2013年出现第一家研发生产罐装氢水的企业。迄今为止，大多数氢企业都经历了产品研发改进的波折和市场推广的艰难。坦白说，对于大多数人来说，"氢气能治病"这个概念是闻所未闻的，对于氢气对人体的效果也有很多质疑。这是一个新生事物或者新观念推广初期碰到的最常见的问题，那么如何获得大众的信任？

随着氢医学的发展和氢产业的不断努力，到2018年，实现氢气摄入的所有相关产品基本上都已经上市，包括饮用的氢水机、氢水杯、罐装氢水，用于呼吸的氢气机，用于泡浴汗蒸的氢气泡浴设备和氢气汗蒸设备，当然还有用于氢水泡脚的足浴设备。有了这些产品的支撑，氢医学研究可以获得更多的人群体验效果数据和反馈，对进一步深入研究提供了案例支持。此外，氢产品作为氢医学的代言人，可以让更多的普通民众了解氢气的好处，让氢医学的理念随着产品的推广应用不断地进入大众的视野。

氢产业好经营吗？我认为肯定是非常困难的。销售过程中，在展示产品的同时，要首先让人了解什么是氢气，它对人有什么好处，有没有坏处，这一系列问题的解答，需要耗费大量的时间和精力，而且因为推广人员专业水平的问题，还有可能在解答过程中被不断质疑，这些都限制了氢产品的推广。比如卖一辆自行车，我们只需要告诉别人这个车子的优势就可以，而销售氢产品，首先得让大家明白氢气对健康有什么好处，可以说，难度增加了不止一点点。

氢产品有没有立竿见影的效果？答案是否定的。历经10多年的研究，我们可以明确氢气对人体是有好处的，是一个非常简单方便的疾病干预和康复手段，但是用上氢产品马上有什么效果吗？应该是不太可能的。继续引用钟南山院士的话来说，氢气是"对因治疗"，是需要从根本上改变细胞的生理状态，这需要一定的时间才能在整体上出现效果，相对于其他的大健康手段，氢气的"噱头"是远远不足的。

氢产品如何才能够在大健康领域立足？首先是信心，我们绝对相信氢产业将来会是大健康领域的支柱产业，随着老龄化的加剧和疾病发生率的日益攀高，作为一种简单方便、成本较低的疾病康复和预防手段，氢气必将会在这个领域牢牢占据一席之地，那么氢产品推广有什么原则呢？我认为有以下三点：

（1）优质安全的氢产品是氢产业的基石。在以往的文章中曾经提到过，氢气好不代表氢产品好，作为氢医学的代言人和实践手段，优质安全的氢产品至关重要，我们反复强调，我们想给人体摄入的是氢气，氢气之外的附加物尽可能少甚至没有。对于氢水产品，在保持有效氢气浓度的前提下，我们希望只是将纯净的氢气溶解在水中，不改变水的各种性质，无论是氢水机、氢水杯还是罐装氢水，都不能影响水原有的性能和状态。有一些氢水杯在制作工艺和材质上不够精良，在电解生成氢气的过程中会有一些杂质进入水里，即使短期不会对人体产生危害，但是长期使用不能保证没有风险，这样的产品不能够代表氢气的效果。还有氢气吸入设备，在保证氢气纯度足够高的基础上，还需要设置各种安全措施，保证设备的使用安全。同样，氢水泡澡、足浴和汗蒸设备同样要求不能添加任何杂质，只有优质的氢产品才能够为氢医学代言，才能与氢医学相辅相成，共同发展和进步，形成产学研的系统体系。

（2）保持一定的理性，氢医学效应宣传尽量不要过分夸大和渲染。氢气有什么好处？当有人问到我这个问题的时候，我也会忽然就蒙住了，根据一千多篇论文的研究结果，氢气的好处确实很多，但是我们也强调过，过去10多年时间的氢医学研究，大部分是以动物实验的效果来证明的，人与动物之间存在着较大的差异，而且人群的疾病类型更为复杂，不能简单地认为两者可以等同。更重要的是，这些治疗效果在人体应用过程中是否具有临床价值，举个例子，你说氢气可以降低体温，那么从41℃降到40℃，在统计分析上就认为有效果，但是实际应用时，我们需要的是尽快将体温降低到37℃，不然就不具有临床治疗的效果。我经常看到各个企业以及各类宣传上号称氢气可以治什么病，即使我看了以后，也会感觉氢气简直就是包治百病的"灵丹妙药"，这恰恰是目前消费者和医学人员最为忌讳的观点，按照这样的观点来判断氢气，什么都能治，意味着什么病也治不了。之所以会把氢气宣传得这么神奇是可以理解的，医学和其他领域之间有着巨大的鸿沟，大家看了各种报道以后只会去截取文章的结论，而不会去分析相关具体内容。所以你把这么神奇的东西推销给人家了，人家用了一段时间没什么感觉，基本就将这个产品"束之高阁"了，肯定也会对氢医学产生怀疑，这样既没有形成连锁的宣传效应，又没有发挥氢产品的真正效果，其实对企业本身发展也是不利的。

其实对于使用最为简便的氢水产品，没有必要夸大宣传它的疾病治疗效果，只需要从保健、康复角度分析，针对氢气的选择性抗氧化、抑制各类炎症的特点，长期应用可以预防各类消化道肿瘤，还可以减少身体脂肪含量，保护血管，调整脂肪肝、高尿酸、高血脂等等代谢问题，就足以在大健康领域获得更多的信任和支持了，盲目宣传氢水可以治疗肿瘤、治疗脑中风等疑难杂症，其实完全没有必要。如果因为使用氢产品延误了治疗时机，还会造成非常严重的后果。

（3）针对刚性需求，多种产品组合，发挥最大效果。虽然目前的生活水平越来越高，但是实际上民众的保健意识还是非常薄弱的，对疾病都有很强的侥幸心理，而且认为生病有医院可以治疗。但是一旦生病了，对健康的渴望会促使人们寻找各类手段康复，氢产品真正能够立足，证实自己的科学价值，还需要在一些危急重症上体现一定的效果，这就是我们所说的刚需。针对这些疾病的需求，我们可以参考以往的研究报道，在一些疾病上做探索和尝试，因为氢气对人体的安全性是毋庸置疑的。在使用方法方面，尽量采取多种方式组合的形式进行身体的调理和康复，比如对于脑中风后遗症，我们可以采取吸"氢气+喝氢水"的方式；对于牛皮癣和各类皮炎，我们可以采取"喝氢水+泡氢水澡"的方式。总之，尽可能地应用多种方式进行氢干预和调理，这样可以发挥最大的效果。那么针对这些疾病，用什么来证明疗效？是各类医院的检查报告和诊断结论，这些才是让大众认可氢产品疗效的重要证据。

氢产品的推广，是建立在大家对氢医学认知的基础上的，只有认可氢医学，才有可能去选择某一个氢产品。而为什么会选择这个氢产品，产品的安全优质是最重要的因素。夸大的宣传和推广，只会让大家对这个新事物敬而远之，或者在没有获得所需要的疗效后认为"氢气没啥用，都是骗人的"。这些都会阻碍氢产业和相关企业的发展和进步。氢产品对各类疾病的效果体现在产品的组合应用方面。相信不久的将来，我们会收集到氢产品组合应用对各类疾病的数据报告，进一步证实氢气的疾病康复和治疗效果，请拭目以待！

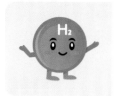

第四章
氢气为什么有效？——氢医学机制研究

清除毒性自由基

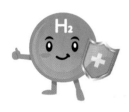

各位"氢友"，上回上上回还有上上上回，我唠叨了一大堆诸如我很灵巧，我很安全，大家怎么使用我之类的，那么问题来了，而且是最严重的问题来了，科学家先生严肃地站了出来：尊敬的氢气先生，你说你能治疗疾病？你是怎么治病的？

额，我为啥对健康有用呢？"氢友"们，且听我说。

首先，这是一个非常非常严肃的问题，如果解释不清楚，我的名誉就要受损了。

从2007年科学家发现氢气能够治疗脑中风开始，大家都在关注我为啥可以治病，前面我已经大致讲过啦，科学家发现我是专门清除对身体不好的坏自由基，比如说羟自由基，它在肿瘤放疗的时候会大量产生，细胞自己都来不及清除（人手不够啊）！这个我可以帮忙哦，看，有我在，患者的不良反应比如恶心啊、呕吐啊都好了很多！

那个谁，你说没这么简单？你说对了，想简单地聊聊科学是非常困难的，必须谨慎地说，科学研究的道路是漫长的，一望无际啊！我们可爱的科学家们还在不断寻找答案呢！嗯，目前呢，我们姑且就认为我治病的原因是抗氧化吧！因为我杀死了"坏蛋"，也就是对身体不好的自由基，保卫了细胞！所以你的身体越来越好！

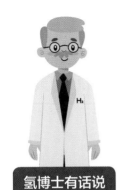

在了解氢气非常安全以后，很多人会想到一个问题：氢气为什么能够治疗疾病？氢气是怎么发挥作用的？这些问题，也是氢医学研究者们关注的重点。

在2007年第一篇关于氢气治疗脑中风的文章中[1]，发现氢气可以清除毒性自由基（羟自由基、亚硝酸阴离子），但是不影响人体需要的有用的自由基的含量（超氧阴离子、过氧化氢），而且我们也有很多证据证明由于氢气的抗氧化，细胞氧化产物减少了，毒性自由基的代谢产物增加了（证明羟自由基等被清除了）。科学研究是一个漫长的过程，我们在10年的氢医学探索中，不断发现氢气干预各种疾病的神奇效果，但是由于各种条件限制，目前关于氢气干预疾病原因的研究还没有重大的突破，在还没有更好的科学原理解释之前，我们目前认可这样的理由：氢气可以通过抗氧化清除毒性自由基，减轻细胞氧化损伤来对付疾病。

研究氢气发挥作用的原因，这是科学家们的目标和任务，对于普通氢产品使用者来说，最重要的是需要向他们阐明两点：① 氢气非常安全，无毒无副作用。② 氢气可以很好地对付某些疾病。在这个基础上，民众是否接受和相信氢产品是一个概率事件，可能更好的推广方式是亲身体验氢气的效果，通过自身体会和一些指标改变（如血脂、尿酸等）获得人群对氢气的认可和信任。

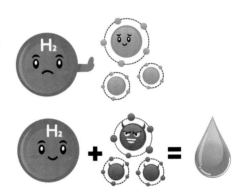

激活内源性抗氧化系统

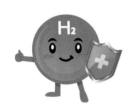

我还可以动员细胞自己的抗氧化卫士，著名的NRF2先生，这是抗氧化集团的领袖，是细胞抗氧化卫士们的指挥官。

很多科学家说多吃西兰花抗癌，对身体好，为什么呢？因为它里面有个神奇的物质叫萝卜硫素，与氢气一样可以号召抗氧化指挥官——NRF2先生！

哈哈，大家要多吃西兰花哦，当然还有芥蓝和圆滚滚的红皮萝卜，它们也同样有萝卜硫素。我们想象一下，细胞已经被打击得奄奄一息了，快挂掉了！这

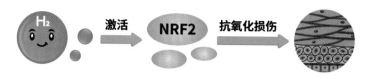

个时候！我来了！稍微与指挥官——NRF2先生沟通一下，先生振臂一呼，各种SOD酶啦，GSH酶啦，通通被鼓动起来：起来，不愿做奴隶的酶们！现在到了最危险的时候，加入对抗自由基的队伍，让我们一起战斗吧，把可能损伤细胞的敌人全部消灭，恢复世界和平，给细胞一个健康的生活环境！

* * *

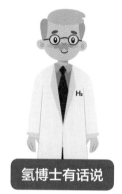

氢博士有话说

　　氢气可以激活内源性抗氧化系统[19]，这可能是氢气发挥疾病治疗效应的第二个原因。什么是内源性抗氧化？当细胞受到刺激或者伤害，产生过量的自由基的时候，细胞内部就会启动一系列的反应来清除多余的自由基。大量的研究报道证实，NRF2（核因子E2相关因子2）是目前已知的最重要的氧化损伤调控枢纽，它是外源性有毒物质和氧化损伤的感受器[20]。它可以激活细胞防御化学反应，调控HO-1（血红素氧合酶1）、SOD（超氧化物歧化酶）、GSH（谷胱甘肽过氧化物酶）等的活性，氢气可以显著激活NRF2，这意味着氢气可以调控内源性抗氧化系统的活性，增强细胞对抗损伤的能力。

　　从抗氧化角度解释氢气的作用，我们可以这样说，氢气一方面清除自由基，另一方面激活机体自身抗氧化活性，这样双管齐下，帮助细胞对抗损伤，细胞表现为死亡减少，炎症反应减轻，开始增殖修复，逐渐恢复健康。

科研探索进行时

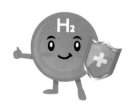

　　哎！关于我为什么有用的研究，路曼曼其修远兮，更深入的研究还在进行，任重道远，科学家还在上下求索呢！这么跟你说吧，因为我长得小又灵活，非常轻松就穿越一切障碍，到达所有的细胞内部（其他比我大的东西，比如药物啊维生素E、茶多酚啥的都进不来），进去以后呢又可以帮助细胞清除坏自由基，调动细胞的抗氧化能力，细胞有我助一臂之力，自然活力旺盛，就算是原来无精打采生病了的细胞，也会慢慢好起来！

* * *

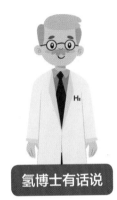

氢博士有话说

氢医学研究者在确定氢气有治疗疾病的作用以后，主要的关注重点就是氢气发挥治疗作用的内在机制，简单说就是氢气是怎么起作用的，可以不夸张地说，氢气的机制研究是诺贝尔奖级别的研究，谁能够完美地解释氢气的作用原理，就有获得世界顶级科学奖项的可能，综合目前的研究成果，最简单的解释可能就是，氢气可以清除毒性自由基，氢气可以激活内源性抗氧化系统，通过以上两种方式发挥对各类疾病的保护作用。

目前比较激动人心的发现是，氢气能够激活抗衰老因子SIRT的表达[21]，证明氢气可能会在抗衰老方面发挥重要作用；喝氢水可以调控肠道菌群基因表达，预防结肠癌发生，证明吸氢气和喝氢水可能存在不同的作用特点。长时间的吸氢气（12小时/天）可以显著抑制肿瘤生长和肿瘤内血管形成，证明氢气可能在癌症干预方面也会发挥作用。氢医学刚刚起步，未来还会有更多的证据出现，不断增强大家对氢医学的信任和信心。

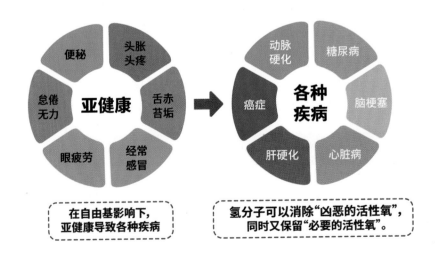

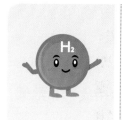

第五章
为什么要选择应用氢产品？
——氢气的医学应用优势

来源简单，成本低

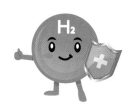

各位"氢友"，这么漫长的时间过去了，你总算了解我了吧！我是多么地人见人爱、花见花开啊！

首先，大家知道我从哪里来吗？不知道，好吧，我再说一遍，你一定要记住啊！我是水分解来的，就是说，水一过电流就受不了啦，它一生气，我和氧气先生就此劳燕分飞，各奔东西。

简单说啊，我可以用水来制备，世界上的水无处不在，原材料信手拈来！想做多少氢气都不费事！你想想啊，你做个鸡蛋饼还要种小麦、养鸡吧，想喝点牛奶你得养牛、挤奶、罐装、运输吧，你说冬虫夏草好，那你得去种，而且种起来老费劲了。啰唆了这一大堆就是想说：地球上70%都是水啊，啥都没我的原材料这么丰富，因此啥都比我贵。"氢友"们，花5块钱治病和花500块钱治病，如果效果差不多，您选哪样？

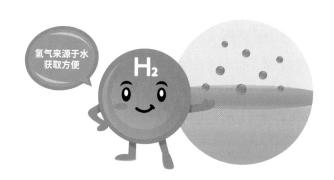

氢气来源于水
获取方便

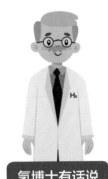

氢博士有话说

电解水生成氢气是目前氢气制造的主要方式，电解水制备的氢气不仅仅在医学领域，在能源领域也有广泛应用。水资源是比较丰富且价格非常低的日常必需品，利用电解水产生氢气不存在其他耗材和成本，因此氢气的使用成本非常低，可以说，对于调理疾病来说非常便宜。

在目前心脑血管疾病和肿瘤发病率不断攀升，人口分布开始进入老龄化的现实条件下，寻找一种简单的低成本疾病治疗手段刻不容缓。更重要的是，在疾病预防领域，由于观念的落后和经济条件的不足，相当大的一部分人群不关注疾病的预防，不愿意或者没有能力投入资金管理自己的健康。

举例来说，高血脂对血管的影响其实非常大，是导致动脉粥样硬化、引起心梗和脑中风的重要原因，但是由于没有不适感觉，很多人不重视这个疾病，嫌麻烦或者觉得贵，不能坚持服药或者服用保健品来控制血脂，而喝氢水是可以降低血脂、保护血管的[22]，这是有人群研究数据的，相对于其他治疗方法，喝氢水简单、方便而且便宜，普通收入的家庭也非常容易实现，可以说是用小成本获得大健康，这是氢气独特的优势之一。

总的来说，如果已经证实使用氢气对某种疾病有效果，而且效果不亚于或者稍逊于其他治疗方法，那么相对于其他药物和保健品，氢气制备容易、成本低是它最大的优势，对于同一种疾病，使用氢气可以减少医疗支出，降低社会和家庭的疾病治疗负担，对国计民生有巨大的应用价值。

治疗范围广泛

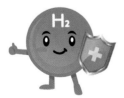

我们接着讲，"氢友"，生病了你得吃药吧！可药物有副作用啊，感冒药、消炎药也就算了，吃几天病好了，就不吃了，可降血糖、降压这类药不行啊，医生说了，终身服用！

那个老人家，我看看你的药盒，哇！一大堆，这么多药吃下去，老爷爷你还有胃口吃饭不？另外肝啊肾啊，都在受伤啊，它们忍辱负重，不声不响，有一天受不了了，哗地一下子就全垮啦。我可以帮忙啊，减少药物引起的肝肾损伤！氢气健康小卫士责无旁贷！

目前中国有多少糖尿病、高血压、脂肪肝患者我就不说了,加起来怎么也超过2亿了吧,庞大的人群啊,你问这和我有什么关系,不谦虚地说,我的作用,那是相当大啊,我可以降尿酸、降血脂、治疗脂肪肝,保护血管不受血糖血压的伤害,防止血管堵塞或者破裂(那会引发脑中风、脑出血、心梗),作用多广泛啊!

* * *

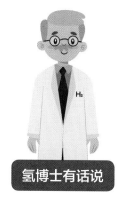

氢博士有话说

目前各类慢性疾病的治疗大多数以西药治疗为主,比如高血压和糖尿病,治疗药物有几十种之多,而且医生的建议都是不能随意停药,基本上需要终身服用。俗语讲,是药三分毒。长期服用这些药物会加重肝脏和肾脏的负担,最终导致肝脏和肾脏功能障碍,而氢气能够减轻药物引起的肝肾损伤,可以说是对健康的一种保护。最简单的方法,只要把每天要喝的水换成含氢气的水,就可以预防长期用药引起的肝肾损伤,是一种非常方便且容易实现的身体保健手段。

喝氢水能够降低血尿酸浓度、血脂浓度,治疗脂肪肝,这些都有比较明确的人群研究证据[22-24],利用氢水来调整这些问题,相对于药物来说既便宜又安全(这些疾病的治疗药物都有不同程度的副作用),能够在不损害身体的情况下达到疾病治疗目的,氢气治疗可以说是非常理想的干预方法。

目前糖尿病和高血压人群总数达到2亿,可以说人群数量庞大,但是从流行病调查结果来看,很多患者的血压、血糖控制情况十分不理想,用药缺乏系统的医学指导,因此即使在持续用药条件下,仍然有很多人出现了动脉粥样硬化、心梗、脑中风、失明、足部溃烂等并发症,严重时甚至危及生命。

根据目前的研究报道,氢气可以预防高血压造成的血管损伤[25-26],防止动脉粥样硬化形成,防止已形成的动脉斑块脱落(造成梗死或者出血,是引起死亡的最主要原因)[27],防止高血压引起的肾脏、脑和心脏问题出现[26, 28]。可以说,氢气就像一个"保护伞",为高血压患者保驾护航,防止他们出现心脑血管意外。

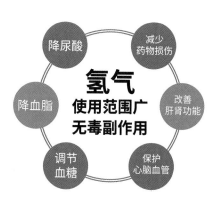

目前虽然没有研究证据,但是关于氢气降低血压的个案反馈比较多,应该可以说,目前不能肯定地说氢气对降低血压无效,可能只是还没有发现而已,期盼通过大量的人群研究,真正明确氢气是否可以对高血压有治疗作用,这是亟待氢医学研究者解决的迫切问题!

使用方便,不改变生活方式

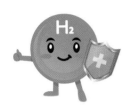

今天继续普及咱们的优势,在这里,我要与推拿啊、理疗啊、艾灸啊等神奇的康复手段比试一下,你问比试它们干嘛?因为尊敬的钟南山院士说了,俺是"对因治疗",通过促进身体自身细胞修复调理,所以俺要与中医养生疗法比比看。

呃……有个名人说了,不能通过贬低别人来抬高自己,好吧,我其实不是想说我比它们好,只是想说我操作简单而已,比如喝氢水,方便吧,把喝的水换成氢水就得了,吸氢气你没有时间,那就睡觉的时候吸呗!躺下了把吸氢管挂在鼻子上,然后放心睡觉,早上起来关掉机器即可,你不知不觉就已经在调理身体啦!当然啦,俺觉得中医针灸啦、理疗啦、推拿啦都是好事情,当然有我在更加锦上添花!

* * *

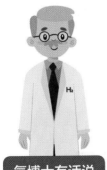

氢博士有话说

氢气作为疾病治疗的康复手段,还有一个很好的优势就是不改变生活方式。什么叫不改变生活方式? 就是氢气在调理身体的时候,对使用者目前的日常生活节奏基本上不产生干扰,就目前常用的喝氢水和吸氢气来说,喝水是日常生活所必需的,换个水喝不占用额外的时间和精力。吸氢气可以在睡眠过程中进行,吸氢气最常用的是使用鼻导管,可能初期使用会有轻度不适感,但是相对于疾病调理的必要性,这种不适感基本上可以克服,在现代高强度、高压力的生活节奏下,这样的保健方式简单易行,优势明显,对于亚健康人数逐年攀升,过劳死频发的中青年群体更是理想的身体调理方式。

氢气干预与其他的健康调理手段之间不存在干扰，可以作为养生方式之一进入系统的健康管理体系，通过与其他疾病康复方式的有效整合，更好地发挥对身体的调理作用，得到理想的疾病恢复速度和程度，甚至可以尝试干预某些难治性疾病。举例来说，小脑萎缩基本属于没有特定治疗方法的疾病，尝试中医针灸配合喝氢水、吸氢气，可能会获得比较好的康复效果。

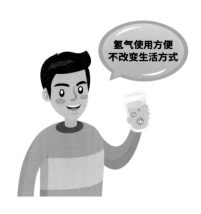

氢气使用方便
不改变生活方式

很多研究者都在尝试把氢气与中药结合干预某些疾病，这也是一个很好的发展方向。

难治性疾病，舍我其谁

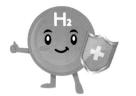

最后，在优势这个章节，咱们再来聊聊理想啊、情操啊什么的吧。

那个学名叫阿尔茨海默病的家伙，你说你听不懂，好吧，俗称老年痴呆的那个，医生大叔看了都摇头，他没招啊！但是我有啊！科学家证明我能对付老年痴呆！这是多么伟大的使命啊，亿万老伯伯老奶奶的健康，由我来保驾护航了！

还有那个得了牛皮癣的先生，又痒又痛，好难看、好难过啊，医生大叔管它叫难治性皮肤病，也没啥好办法啊。危难关头，舍我其谁！牛皮癣，我来了！让我在这片皮肤上尽情挥洒青春和汗水吧！我暂时看起来只是让你不痒了，但是坚持下来，万一治好了呢！这是多么幸福的事情啊！

* * *

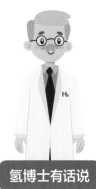

氢博士有话说

氢气医学的最后一个优点是对难治性疾病的效果，这一点体现了它的不可代替性，也是最能够显示氢气重要性的方面。老年退行性疾病如阿尔茨海默病、帕金森病、骨质疏松等目前都没有好的预防和治疗方式，有研究证实氢气可以对这些疾病发挥保护作用[29-31]。中国即将进入老龄化社会,氢气作为安全且成本较低的保健康复手段,可以在老年疾病保健领域发挥巨大的作用。对于阿尔茨海默病,有氢气吸入使疾病好转的个案(从不认识亲人到可以正常聊天),这些案例给了氢气研究者巨大的信心,不久的将来,研究者将开展氢气对阿尔茨海默病的大规模人群研究。阿尔茨海默病发生率的下降和部分患者的好转,可以节约大量的医疗成本,减轻社会和家庭负担,对于减轻国家医疗负担有重大的意义。

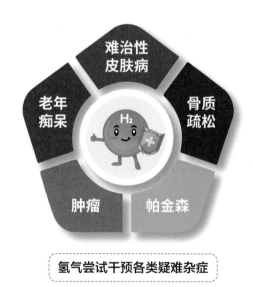

氢气尝试干预各类疑难杂症

难治性皮肤病如牛皮癣、白癜风等目前都没有较好的治疗方法,有许多皮肤科专家通过氢水泡澡兼饮用治疗牛皮癣等疾病[13,32],这些案例提示我们氢气在缓解皮肤病的临床症状、促进皮肤病的好转方面也有非常好的作用,这些治疗方向都显示了氢气治疗作为一种临床方法的重要性。未来的目标是把氢气作为临床治疗方法引入医学领域,把它作为药物(氢气、氢水)或者医疗器械(氢气机、氢水机)用于各种疾病的临床治疗,这是所有氢气医学研究者的梦想。

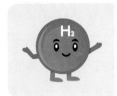

第六章
应用氢产品调理身体的注意事项

拒绝包治百病的虚假宣传

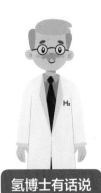

面对众说纷纭,我只能无奈辩解:"氢友"们,别把我当神仙啊!也别把我踩在脚底下,骂得我一无是处啊!两种极端,通通不接受!

自从科学家发掘了我,我开始在健康大舞台上冉冉升起,有几个叔叔阿姨关注了我,来来来,喝点氢水试试,哇,神奇!这个叔叔的糖尿病不用吃药了,那个阿姨的高血脂好了!有个人说喝氢水可以治疗癌症,简直太神了!包治百病啊!

我再次强调,我不是神药!我可以降尿酸、降血脂,我可以帮你把癌症放疗、化疗的伤害降下来,但是我不能治疗癌症,起码目前科学家没发现我能治疗癌症!科学家发现我没有效果的疾病很多啊!就算科学家说我能治疗脑中风,但是非常严重的脑中风我也没招啊。还有一些疾病,在用大鼠、小鼠、兔子研究时发现有用,但是人没有研究啊,有没有效还得看看再说呢。

* * *

氢气研究发展到今天,大概有10多年的时间,对于一种物质的疾病治疗研究来说,这个时间非常短暂(同为气体的硫化氢,已经有近30年的医学研究历程),没有研究完善的问题还非常多。目前氢气的临床人群研究非常少,比较确定的疾

氢博士有话说

病干预效果包括降低尿酸、血脂，干预脂肪肝、类风湿性关节炎，减轻放疗副作用等，对其他疾病，包括动物研究证实有效的疾病，都需要未来通过大样本的长期人群研究来证实和明确效果，更不能因为个别案例（如有的人喝氢水血压降低了）就得出结论，认为氢气有治疗作用，总而言之，氢气没有神奇的效果，不可能包治百病。

还需要提出一个观点，很多文章证明氢气可以对某种疾病有效，这是从研究角度来说的，一旦用于人群疾病治疗，就会有很多问题出现，比如说，研究发现氢气可以缓解噪声引起的听力下降[33]，证明氢气对耳聋有效果，但是从治疗角度，这个效果要达到一定程度才有用，使用后患者虽然听力好转，但是仍然处于听力障碍状态，这就没有治疗意义，所以说，有效果和有临床应用价值之间有很大的距离。再比如说，有研究发现氢气对百草枯（一种农药）中毒有效果[34]，可以保护肺损伤，但是动物的死亡率没有变化，那就是说即使氢气起了点作用，但是仍然没有能够救命，这在临床上就没有应用价值。

目前我们需要做的，是筛选出动物实验当中效果非常显著的疾病种类，开展大数量的人群氢产品应用研究，通过人群使用反馈的数据和结果来验证氢气对该种疾病的保护作用是否有应用价值。氢气没有那么神奇，探索氢气疾病治疗方向的路还很漫长。

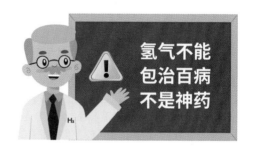

药到病除不治本，"对因治疗"需时间

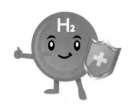

"氢友"们，我对付疾病是需要时间的哦，不可能立竿见影、药到病除哦！

在我孜孜不倦的教导和培养下，好吧，这个老先生也开始用氢气了，可喜可贺！

用了几天，老先生来投诉了！说我是个大骗子，根本没有用，喝了好几天氢水了，血脂一点也没有下来！强烈要求退货！而且要满世界去揭穿氢气的骗局！

亲爱的老爷爷，原谅我之前没有讲清楚！我是"对因治疗"的氢气健康小卫士，啥叫"对因治疗"呢，就是我不是强行把血管里的脂肪分解掉，让它变少了，我是调整肝细胞先生的能力,让它尽可能把多的脂肪用掉。

这么打比方给你听吧,一锅水要沸腾了,咋办呢,西药就是不停地加水,让水不要再沸腾起来,氢气干啥呢,氢气就是把锅下面的柴火慢慢抽掉,这叫釜底抽薪,抽柴火不能快啊,快了锅灶就塌了,得慢慢地一点点地抽,这叫"病去如抽丝",你得给我时间啊!

再说了,老细胞更新成新的好细胞也需要时间啊,比如肝细胞,需要150天更新一次,红细胞需要120天……

老爷爷,我这样讲你明白了吧! 我不是立竿见影就能把病治好的,你能不能耐心再试试?

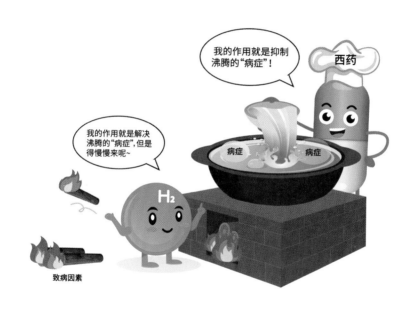

* 　 * 　 *

尊敬的呼吸病学专家钟南山院士说过,氢气是"对因治疗",通过对机体系统的调整来完成对疾病的治疗,简单地说,氢气保护了受损伤的身体细胞,帮助它清理垃圾,恢复健康,细胞能够正常工作以后,再慢慢修复机体已经失去的功能。对于氢气来说,身体是一个整体,各个部分的细胞功能的相继恢复,组合起来就会显示出身体已经恶化的各项指标的改善,比如说尿酸含量的降低和血脂的降低,这个改善也是从量变

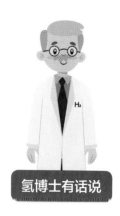

氢博士有话说

到质变的过程,需要一定的时间。

喝氢水降低尿酸可能3个月就可以观察到效果[23],治疗帕金森病这种神经系统病变,需要至少一年的氢水饮用才可以观察到患者的改善[29],所以说,不同的疾病,需要氢气干预的方式、时间、剂量都有差异,目前对于疾病氢气干预总的思路,还是尽可能同时利用所有的方式,比如喝氢水配合吸氢气,喝氢水配合吸氢气加上氢水泡澡(干预皮肤病),多管齐下,期望得到最佳的干预效果。

调理反应勿慌张

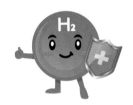

好了,通过耐心的解释,大家相信我不是神仙了,也好好地喝氢水了,你以为万事大吉了吗?

根本没有,前路漫漫,吾将上下而求索,大爷大妈们是带着小心翼翼,带着十足的警惕心尝试的,随时拉响一级警报,看吧,事情来了!

一个大妈怒气冲冲地进来了,小氢!你过来!你大爷喝了你那个什么水,血糖反而升上来了!胃里还冒酸水,你说现在怎么办吧,你要是说不出个一二来,我去告你!

怎么解释呢?大妈你听我说:您说的这些症状,属于调理反应,这些都证明了大爷的糖尿病开始有改善了,为什么冒酸水呢,这说明大爷之前胃一直不太好,对吧?(大妈点头,好像是……)这么说吧,身体里面生病的器官,就好像一个装满垃圾的房间,既然有垃圾,我得把垃圾慢慢清理掉吧,我清理垃圾的时候,不可能一点动静都没有啊,可能泛起来点灰啊土啊的,清理的时候,房间里的垃圾可能更乱了,那身体就有反应了,表现出这里不舒服那里疼,有些指标也高了一点。

不过不要紧啊,一来我清理得比较慢,不会影响房间的根基;二来这种不适感时间比较短,很快就好了,你得放下心来。做手术倒是利索,直接连房间带垃圾都一锅端了,但是这个房间你还得用啊!扔了你没法生活啊!大妈你给我点时间和信任成不?我把运垃圾的速度再放慢一点,让大爷的不舒服轻一点,咱们一起努力,把大爷的健康问题解决了!您放心吧,我对身体没毒没害处的,科学家研究我研究了十几年了。

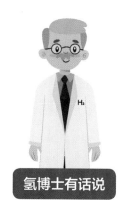

氢博士有话说

调整反应，中医称之为"瞑眩反应"，《书经》称"药不瞑眩，厥疾弗瘳"，其意为服药后，若人体没有明显的反应，则疾病难以治愈。从中医治疗角度来说，虽服药愈病并非均有明显反应，但若服药后有较明显反应的患者往往效果比较好。

中医认为，调整反应是件好事，是人体病态平衡被打乱，重新调整为健康平衡的一种现象，是人体免疫系统被激活，人体脏腑的功能恢复，器官工作强度增大的标志。中医范畴的调整反应包括皮肤瘙痒、红肿，头屑增多，咽喉肿痛，头痛，眩晕，发热，胃痛，呕吐，腹泻，一过性血糖血压升高，女性月经不调等多种现象。

调整反应又称为排毒反应，反应大多是暂时的。当反应告一段落时，身体自然好转，整个人因而轻松起来。能产生瞑眩反应，说明机体有能力修复自己的问题。但并非每个人在治疗过程中都会出现瞑眩反应。一般来说，越是邪气重而正气虚的体质，越容易出现这种反应。

在利用氢气调理疾病的患者当中，也同样发生过类似的现象，比如头晕、胃酸分泌增加、一过性血糖血压的变化等，令很多氢气使用者产生了疑虑和担忧，借用中医的治疗概念——调整反应来解释，可能更容易理解一些。调整反应是

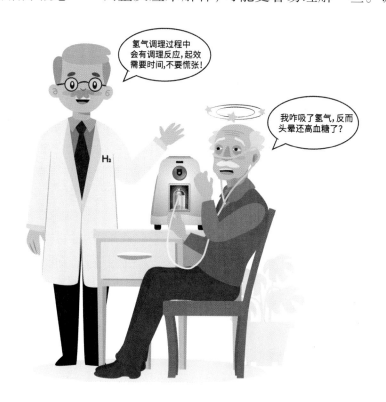

身体自身修复过程中偶然发生的，如果比较剧烈，可以通过调整氢气剂量来缓解。调整反应不是副作用，随着氢产品的使用时间增长会逐渐缓解消失，而药物副作用是随着用药时间延长不断加剧的，两者不是一个概念。氢水体验者中，还发生过显著的月经周期改变的女性，这些女性都有子宫肌瘤、宫颈炎等问题，这种调理反应涉及内分泌系统，调整周期会相对比较长，如果坚持相信氢产品、使用氢产品，理解疾病调理带来的身体变化，这些困扰女性的顽固性妇科问题也可能会得到缓解甚至治愈。

我们借用中医"对因治疗"的理念，氢气无毒，对身体没有不良作用，在这个前提下，我们可以放心地使用氢气调理身体，获得健康，给氢气一个机会，也给自己一个机会，打消疑虑，耐心地利用氢气这种安全的疾病干预手段，让自己和家人获得健康的身体。

氢医学关注国计民生，关注大健康产业，希望不久的将来，它将在疾病综合治理领域占据一席之地，与其他疾病保健治疗手段一起为生命保驾护航！

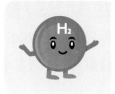

第七章
氢气与代谢性疾病

氢气与高血压

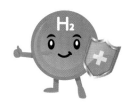

"氢友"们，大家好，从今天开始，我就要来和大家讲讲我与疾病抗争的历程了。

首先咱们来说说代谢性疾病，比如高血压、糖尿病、高血脂、脂肪肝、高尿酸、痛风、肥胖之类的。

大家知道不，高血压这个家伙非常神秘，首先呢，很多人莫名其妙就高血压了，因为啥啊？不知道。其次啊，它悄悄地隐藏在身体里，你根本没有感觉！偶尔仪器一查，咦！血压怎么高了？啥时候高起来的？根本不知道！完全是"侠客风采"啊，来无影去无踪！问题是，来了它就不走了，赖上你了！

咋办呢？这个家伙藏在身体里，不能不管啊，不然血管爆裂了怎么办，脑中风啊，心梗啊，那可就是生命危险啊！医生说了，你得吃药，吃什么药呢？好多种，挨个试试，哪个降得下来用哪个。你说什么？吃了几天血压又高了？换个药，几个药都降不下来？那就一起用，总之得把血压降下来。老大爷，你血压已经180了，你得吃降压药了……你说你没感觉，没感觉也得吃啊！你不想吃也不行的，你没感觉血管有感觉啊，它受不了这么高的压力的，不小心会爆掉的！爆在脑子或者心脏里就惨了！会要命的！

前面已经叨叨过了，估计大家没有听进去，作为神通广大的氢气健康小卫士，目前科学家还没有发现我能降低血压，听到了没？没有发现！但是科学家也说了，高血压可以造成血管、心脏、肾脏受伤，这个我可以保护它们哦。你问这有啥用？"氢友"啊，治高血压的药物没有那么灵的，老大爷睡不好了、吃多了、心情激动了，血压都会飙

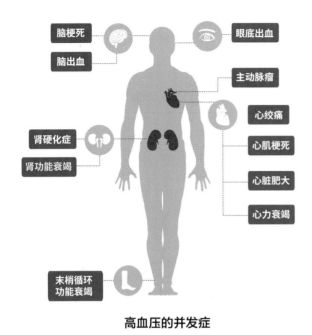

脑梗死
脑出血
眼底出血
主动脉瘤
心绞痛
心肌梗死
肾硬化症
肾功能衰竭
心脏肥大
心力衰竭
末梢循环功能衰竭

高血压的并发症

升。忽上忽下的最伤身体了,这个时候一旦有我的存在,嗖嗖嗖!四处出击,坚决捍卫身体器官健康,看到没,等于加了一个"保护伞"啊!

另外我也是有侥幸心理啊,科学家还没有发现我能降血压,但是不代表我一定不行啊,不然你看那个阿姨,喝了几个月氢水,血压不是降下来了吗?你说这是个别的例子,好吧!我就耐心地等啊等,等着科学家们研究研究,到底我能不能降血压!理想是美好的,现实也会是美好的!

* * *

➤ 高血压的病因

近年来,随着人们生活水平的提高,患高血压的人群数量大幅度增加,高血压的病因非常复杂,坏的饮食习惯和生活习惯都会导致高血压病的患病概率上升,高脂血症、肥胖、糖尿病、高盐饮食和遗传因素都与高血压有密切关系。

氢博士有话说

➤ 高血压的治疗

高血压治疗的首要原则是控制血压,降压药选择非常多,但是在控制血压过程中,身体内部和环境的变化都会导致降压药的降压效果出现问题,由于高血压本身没有太明显的身体自我感觉,所以高血压的控制问题较多。很多老年人认为只要吃了降压药物就万事大吉,实际上血压控制不良造成的血压忽高忽低,比高血压本身造成的危害更大。

➤ 高血压与氢气

目前的实验研究结果初步认为,氢气没有明显的降低血压的效果,但是可以防护高血压造成的血管损伤,缓解高血压对肾脏等器官的伤害,同时通过干预高血脂、动脉粥样硬化、脂肪肝等降低高血压引起脑中风、心梗的风险[25,35-36]。

在喝氢水一段时间的人群反馈中,有很多人反映喝氢水一段时间后血压有明显降低,甚至有的老年人已经停止服用降压药物,但是这种个案不能作为参考,还需要系统的人群研究证据来证明氢气的降压效果。

> 结论

高血压病最常见的并发症是脑血管意外,其次是高血压性心脏病、心力衰竭。很多研究报道证实了氢气对脑中风和心梗的保护作用,可以这样总结:通过氢气的摄入,在正常情况下可以减少降压不良引起的血管、心脏、脑等损伤,相当于给身体一个"保护伞",在危险情况下可以帮助对抗大范围损伤,挽救生命。

一句话总结:氢气不能降压,但是可以防止高血压带来的多种危险。

氢气与糖尿病

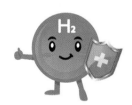

聊到这个糖尿病啊,竟无语凝噎……放眼望,胖子无处不在,说啥好呢? 糖尿病据说是富贵病啊,吃不饱穿不暖的时候基本看不到它的影子,自从人类开始大吃大喝,暴饮暴食,大肚子人群就越来越多,自然而然糖尿病就发达了,据说全球患病人群4亿多,这是什么概念啊,等于地球上10个人就有1个有糖尿病啊,覆盖面太广了!

与高血压老兄一样,糖尿病是啥问题? 血糖高啊,血糖高有啥问题? 身体受不了啊! 试想一下,你的心、肝、脾、肺、肾啥的都泡在糖水里是啥感觉,它会泡坏的! 糖尿病还有一个和高血压一样的坏毛病,血糖高它基本没有感觉,老百姓一想没啥感觉就不管了,结果呢,一会儿眼睛出问题了,一会儿脚溃烂好不了,一会儿肾脏功能障碍了……"氢友"啊,糖尿病很危险啊,控制血糖必须得像控制血压一样坚决!

治疗糖尿病的药物也很多呢,什么二甲双胍啊、拜糖平啊、胰岛素啊,分类也超级复杂,这里就不叨叨吃哪个药好了,因为每个人适合的药物都不一样,氢气健康小卫士的建议只有一个:少吃药,多控制饮食,因为血糖不像血压啊,有充分的证据证明饮食帮助控制血糖的效果非常好! 这么简单就能降糖,你为啥不做呢?

马上有"氢友"哭诉，管住嘴很难啊，那么多好吃的，只看不吃太痛苦了！好吧！如果哪顿不小心吃多了，小氢建议马上补充膳食纤维！这个家伙可以阻止肠子里葡萄糖的吸收速度，让血糖别升得那么快。客官你问膳食纤维是啥？一句话说不清，我就举例聊聊哪些食物膳食纤维含量高吧，比如玉米啦、魔芋啦、红薯啦，都有丰富的膳食纤维，但是，对于糖尿病患者来说最好吃商品化的膳食纤维，搜索各大保健品品牌，输入膳食纤维几个字，都会有提取浓缩各种食物膳食纤维的产品，这也是糖尿病患者居家必备利器。

我可以降血糖吗？这个问题好难回答啊！小白鼠研究证明氢气可以降低血糖哦，但是目前没有人群证据证明氢气降血糖啊，继续重复高血压老兄和我的关系论，科学家暂时没有充分的证据说我降血糖，但是我可以减少糖尿病造成的眼睛、肾脏、神经的问题，所以我可以辅助治疗糖尿病。

亲爱的糖友们，其实血糖比血压好控制多了，很多时候血糖降下来了，血压也会好很多哦！目前也有好多朋友反馈说喝了氢水血糖没那么高了，虽然科学家们的糖尿病人群研究还没有做完，但是不管咋样，你喝了对身体有好处！另外诚恳地告知血糖高的"氢友"们，一定要把血糖降下来啊，血糖高对身体的危害非常非常大！控制起来其实也没有那么难，让氢气健康小卫士帮助你，一起努力，保证能在好吃好喝的基础上，把高血糖的风险降到最低！

* * *

> ➤ 糖尿病的治疗

糖尿病是一种以高血糖为特征的代谢性疾病，首要的治疗目标是降低血糖到正常范围，首要的治疗措施是饮食控制，简单地说，糖尿病首先通过减少热量等的摄入来控制血糖，其次才是辅助药物治疗，这与高血压不同，高血压主要通过药物治疗来控制，这也告诉我们，糖尿病的治疗比高血压更容易。

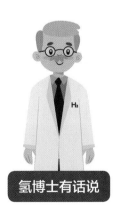

氢博士有话说

> ➤ 糖尿病与氢气

有很多动物实验证明氢气可以降低血糖[37]，但是目前现有的人群喝氢水研究没有提供确切的证据，所以目前同样不能说氢气可以治疗糖尿病，但是与高血压一样,很多文章证明氢气对糖尿病视网膜损伤、肾脏损伤、周围神经病变等并发症的保护作用[28, 38-39]。也可以这样讲,对于糖尿病患者来说,氢气同样是一个很重要的"保护伞",保护身体在血糖不够稳定或者很高的情况下不要出现严重的器官问题,比如失明、足部溃烂、肾衰竭等。

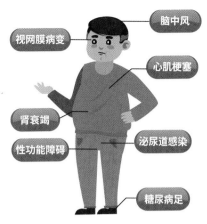

糖尿病的并发症

膳食纤维是各种食物中含有的、不被人体吸收的成分,前面已经提到过,摄取足够的纤维也可以预防心血管疾病、癌症、糖尿病以及其他疾病。对于糖尿病来说,膳食纤维可减缓消化速度并快速排泄胆固醇,所以可以让血液中的血糖和胆固醇控制在最理想的水平。对饮食控制不良的糖尿病患者来说,膳食纤维应该是日常饮食过程中必备的保健品。膳食纤维与氢产品一起,可以更好地减少血糖高引起的各类问题。

> 结论

糖尿病引起的并发症非常多,很多都有致命性危险,因此要强调的是,一定要尽量用饮食控制和药物把血糖控制在正常范围内,可通过膳食纤维和氢水减少血糖波动,虽然目前没有确定的氢气治疗糖尿病的人群研究报告,但是氢气对糖尿病有很多的辅助治疗作用。氢气对糖尿病患者非常重要,氢气研究者们正在开展大规模的人群研究,希望证实氢气的降糖作用,我们拭目以待。

氢气与高血脂、脂肪肝

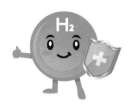

当我们庄严肃穆地聊完了高血压和糖尿病以后……终于,高血脂和脂肪肝同学闪亮登场了,啊,我几乎要仰天长啸了!终于有俩确定有效果的老兄出场了,俺可以斩钉截铁地说,俺可以降血脂,减轻脂肪肝!而且效果杠杠的!

啥是高血脂呢?就是血里面的脂肪太多了。啥是脂肪肝啊?就是肝脏里的脂肪太多了呗!前面提到的那些个胖子们,拉出来查查,10个有8个都是高血脂、脂肪肝,中标率超高!高血脂这个家伙了不得,不显山不露水,却与高血糖并

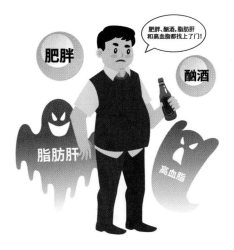

称血管杀手！那个啥心梗、脑中风的，不是因为血管破裂就是堵了。血管为啥出问题？高血糖、高血脂闹的啊！所以高血脂你得治啊，问题又来了，血脂高了也没有啥感觉，根本不影响日常生活！很多人对它不屑一顾，但是啊，没感觉的没一个是好东西！肿瘤也不痛不痒的，血管上长斑也绝对不疼，但是它一出问题就要了命了！

好了，脂肪肝的命运与高血脂老兄差不多。脂肪堆久了，就会变成炎症，再久了，就硬化了，再久了……我就不说啥了，中医说久炎必癌啊！咱得好好重视，一定要好好重视！

�哨哨！熟悉的音乐响起来！氢气健康小卫士闪亮登场！各位"氢友"，对于高血脂和脂肪肝，我有充分的信心可以控制好它们（医学上称它们是可逆性疾病，就是可以完全康复的疾病）。科学家们一致推举我是干预明星，不管是小白鼠研究还是给人喝，结论只有一个，氢气可以干预高血脂和脂肪肝！

你问为啥我可以干预高血脂和脂肪肝？哈哈！我可以强力影响肝细胞里的各种蛋白（有个叫成纤维细胞生长因子21的，是明星分子哦），把肝里的脂肪快速分解掉，还可以把血液里的脂肪运到肝里分解，这样就把脂肪肝和高血脂都解决了！告诉你们哦，可能还不止这么点原因，没关系，你听听氢博士咋说吧。

* * *

> ### 高血脂、脂肪肝的概念

高血脂又称为高脂血症，是由于脂肪代谢或运转异常使血浆一种或多种脂质高于正常，大家注意这几个字"脂肪代谢和运转"，这个功能主要是由肝脏来完成的。肝脏异常造成了脂肪代谢和运转问题，因此高血脂和脂肪肝之间，应该有密切的联系。

高血脂和糖尿病是造成血管动脉粥样硬化的主要原因，

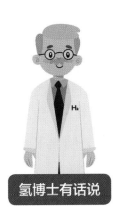

氢博士有话说

也就是心脑血管疾病（脑中风、心梗）发病的危险因素。高血脂一般不会引起身体不适感觉，所以常常不受重视，但是高血脂可以定义为悄无声息的杀手，它对血管的损伤非常大，往往在不知不觉中诱发血管破裂或者堵塞，威胁生命。同时，高血脂可影响血糖和血压，促进糖尿病和高血压加重，简单说，高血压、糖尿病、高血脂并称三大代谢障碍，它们互相影响，氢气对三者都有作用，这也是它不可替代的优势。

脂肪肝的定义更为简单，是指由于各种原因引起的肝细胞内脂肪堆积过多的病变，脂肪肝没有致命性危险，但如果没有积极正规治疗，任由其发展将导致肝炎、肝硬化、甚至肝癌的发生。肥胖、酒精、糖尿病、药物等都会损伤肝脏，造成肝脏脂肪堆积，肝细胞的功能问题可能导致本应该运输到血液的脂肪无法运输出去，同时也没有能力分解血液中多余的脂肪，最终发生血脂过高和肝脏脂肪堆积。

➤ 高血脂、脂肪肝与氢气

高血脂和脂肪肝都属于可逆性的疾病，也就是可以完全恢复正常的疾病。关于氢气降血脂和干预脂肪肝的研究非常多，基本上所有的研究结果都证实了氢气对两种疾病的显著治疗作用[37,40]。有研究证实，喝氢水后氢气在肝部大量积聚，可以缓解高脂饮食诱发的脂肪肝，还可以降低血浆葡萄糖、胰岛素和甘油三酯水平[24,41]。氢气干预高血脂和脂肪肝的原因除了抗氧化之外，还动员肝细胞内的代谢关键蛋白-成纤维细胞生长因子21的表达，使得脂肪酸和葡萄糖消耗增加，当然，更深入的原因还在研究当中。

➤ 结论

氢气对高血脂和脂肪肝的干预效果目前看起来是确定的，改变给氢方式（口服、吸入、泡澡）、增加用氢时间、增加氢水浓度（目前的研究结果提示：喝氢水就可以发挥显著的降血脂和减少肝脏脂肪浸润的效果，提高氢水含氢气浓度可能效果更好），都可能会使治疗效果更好，最终使血脂和肝脏脂肪恢复到正常状态，对于这两种疾病，氢气可以发挥不可替代的作用，氢气治疗既简单又安全，是高血脂和脂肪肝干预的首选方法。

氢气与高尿酸、痛风

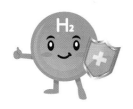

下面聊到的这位高尿酸先生，也是我的手下败将，收拾它妥妥的！关键是，收拾它的药物都非常毒哦，吃了以后身体会被摧残，虽然尿酸降下来了，可是健康受影响啊！而我呢，非常安全！

人为啥会尿酸高啊，目前真不知道原因，科学家说是一个叫嘌呤的障碍了，但是为啥障碍也不知道，反正高了肯定不好，加重动脉硬化啊，加重高血压啊都是它的危害，最重要的，尿酸高也是没啥感觉，但是高了会造成痛风啊！这就痛苦了！

尿酸咋造成痛风呢？很简单，尿酸一多了，没地方去，就在关节啊、肾脏啊结晶了，痛风痛风，顾名思义它痛啊！关节又肿又疼，严重了还会肾衰！这下问题更大了，你还敢不管尿酸高不高吗？不敢了吧！赶紧降尿酸吧，不然痛风了，有你受的！

作为风光无限的氢气健康小卫士，我降尿酸的效果很不错！科学家拿我给一群人用，发现三个月平均降了60（科普一下，尿酸正常值为300左右，单位就不说了，看氢博士的）。那么多降尿酸的药，都有很大的副作用，但小氢我没有啊，而且我效果还不错，就这一点，已足够我骄傲了！

那位"氢友"，你问我能不能治痛风？这个问题嘛，有点难回答。我只能说，小氢我降尿酸没有问题，但是痛风发作的时候，尿酸已经沉积在关节、肾脏里好久了，我只能悄悄地想，等血里的尿酸降到正常了，是不是那些已经结晶了的尿酸会慢慢分解进到血里，再慢慢排出去，这个临床还没有做完，但是很多人痛风发作时喝氢水能缓解疼痛！所以呢，我不一定能治疗痛风，但是你可以试试，反正我没有毒。

* * *

> 高尿酸、痛风的概念

尿酸高是人体内有一种叫作嘌呤的物质代谢发生紊乱，致使血液中尿酸增多而引起的一种代谢性疾病，原因一般是饮食结构不合理，大量食用海鲜、肉类及啤酒等。在临床上，男性尿酸正常值为149～416微摩尔/升，女性尿酸正常值为

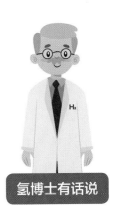

氢博士有话说

89～357微摩尔/升,超出即可认为是高尿酸。

高尿酸作为代谢综合征的一员,主要的危害是引起血糖、血脂的异常升高,血管动脉硬化加重,同时更重要的是造成痛风和尿酸性肾病,所以必须尽快治疗。目前临床上主要的降尿酸药物别嘌呤醇、丙磺舒等都有很大的肝肾副作用,不宜长期使用。

痛风是由于血中尿酸升高,尿酸盐结晶沉积在关节滑膜、滑囊、软骨及其他组织中引起的疾病,会发生急性关节炎、痛风石、间质性肾炎,严重者出现关节畸形及功能障碍,急性发作时非常疼痛,难以忍受。肾脏受损严重甚至可能发生肾衰,危害生命。

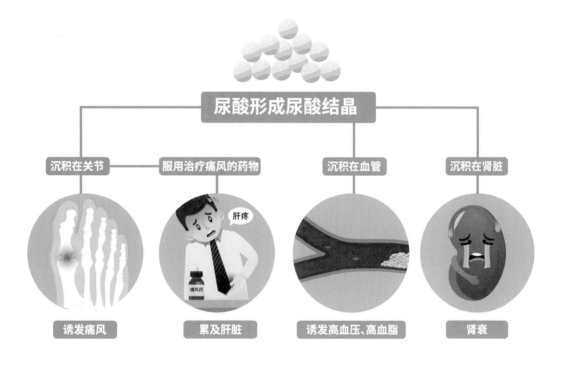

➢ 高尿酸、痛风与氢气

氢气降低血尿酸含量的人群研究发现,喝浓度为1.0 ppm(0.5毫摩尔/升)的氢水3个月可以显著降低血尿酸含量(降低幅度为60微摩尔/升,这个差异非常显著),由此证明氢气的降尿酸作用[23]。但是目前还没有确切的证据证实氢气可以治疗痛风,这可能需要较长时间的氢气应用(如连续喝高浓度氢水12个月以上)才能得到确定结果[42]。但是我们观察到痛风发作时喝氢水有缓解作用,这提示我们氢气可能对痛风有效。

➢ 结论

利用氢气（喝氢水、吸氢气）降低血中尿酸浓度的效果是比较明确的，如果只是单纯尿酸偏高的人，可能喝氢水一段时间尿酸就会显著降低；但是如果已经有痛风发作的经历，那么短期内尿酸的下降会不够显著，这可能与大量尿酸结晶沉积在身体里有关，但是无论如何，坚持利用氢气可以降低血尿酸浓度到正常范围。

对于痛风，不能确定氢气可以完全治愈，对于缓解症状是比较有效的，长期应用，可能会减少痛风发作次数，通过降低血尿酸含量促进痛风结晶分解，最终达到干预目标。

氢气与肥胖

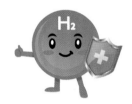

自从粮食够吃，饿不着了以后，胖子就越来越多了，人为啥会胖呢？很简单啊，吃得多又不动弹啊！人类从直立行走开始就时刻面临饥饿威胁，吃饱简直就是终极梦想，大家都饿怕了，有机会吃饱就赶紧往身体里储存能量，啥东西能量最强呢？脂肪呗！又耐饿又耐寒，所以啊，身体里的脂肪细胞可以无限扩大，地球上最胖的人据说有700公斤！

问题是肥胖带来一大堆附属品啊，什么高血压、糖尿病、痛风、肿瘤，都与肥胖有关！真是一胖毁所有啊！为了减肥大家基本上是拼了，五花八门的方法层出不穷！什么针灸、按摩、节食、手术，轮番登场！

你知道肥肉长在哪最危险吗？长在肚子里最危险！大家给它起了个名字叫"内脏脂肪"，这些肥肉厉害了，糖尿病、癌症、心脏病都与它关系密切，甚至还有不孕不育！看到那个先生了吧！貌似很瘦对不？前几天查出了糖尿病，他觉得很冤枉，怎么这么瘦还会得糖尿病？结果一检查内脏脂肪，哎呀！超级高！内脏脂肪在不动声色地摧残身体啊！

你说我啰唆内脏脂肪干啥？哈哈，因为科学家研究发现了，我可以让脂肪加快分解，降低内脏脂肪含量！减肥效果不逊色于节食哦！大家知道节食很痛苦的，如果能够正常吃喝，但是脂肪少了，这是多么开心的事情啊！所以小氢我也是减肥的灵丹妙药！

　　这里得提醒一下，氢气减肥没有立竿见影的效果！比如说喝氢水吧，需要喝很长时间（起码半年吧）才有用，俺们氢气健康小卫士是调理身体为主，顺便减肥！千万别拿什么一个月瘦10斤的广告来打击我，另外追求快速减肥的"氢友"们，你们还是不要找我比较好，不然一怒之下到处说我没用，那我多冤啊！

* * *

> 肥胖的危害

　　暴饮暴食且缺乏运动的生活习惯，造成大量人群的体重超标，这种单纯性肥胖占肥胖人群比例95%以上，肥胖容易导致心脑血管疾病高发，并且是糖尿病、高血压、脂肪肝和肿瘤发生的主要致病因素。古人云：有钱难买老来瘦，说明正常的身体脂肪含量对健康的重要性。实际上很多糖尿病、高血压等代谢障碍的人群，通过适当减肥可以缓解很多疾病的严重程度，甚至通过合理减肥可以使一些代谢障碍得到完全康复。

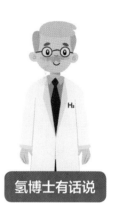

氢博士有话说

> 氢气与肥胖

　　日本学者报道氢水对肥胖小鼠具有减肥和降血脂的作用，这种作用和促进激素成纤维细胞生长因子21的合成和释放有关[37]。饥饿素能降低食欲，肥胖受试者空腹血清饥饿素低于健康人，氢气通过促进饥饿素分泌可以影响肥胖者进食。另外有人群研究证明，氢气可以大幅度降低身体内脏脂肪和血脂含量，这些证据都证明氢气可能有很好的减肥效果。

　　一般来说，身体肥胖的人都有代谢障碍的问题，氢气如果能够减肥，需要先调整身体机能，调整代谢障碍（如高血脂、脂肪肝、高尿酸），然后再发挥对脂肪的分解作用，所以氢气的减肥效果不会在短时间内表现得十分显著，所以在宣传氢气的减肥效果时不能急功近利，一定要明白氢气的主要功能是调整身体异常问题，顺便减肥，减肥同时也是身体逐渐恢复健康状态的标志。

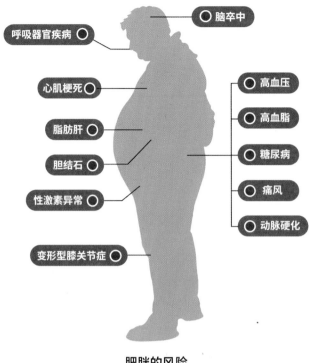

肥胖的风险

呼吸器官疾病
脑卒中
心肌梗死
脂肪肝
胆结石
性激素异常
变形型膝关节症
高血压
高血脂
糖尿病
痛风
动脉硬化

> 结论

大部分因为饮食引起的肥胖不能算作一种病,只能说是身体的功能异常,通过合理减肥可以恢复,目前还不能说氢气有神奇的减肥效果,还是那句话:氢气是在调整身体的各类细胞问题的时候,加速把身体不需要的如脂肪等各类物质分解或者排出体外,体现在脂肪减少方面就可以减肥。

总而言之,氢气通过调整身体状态,可以实现减肥的效果,但是达到这种效果需要首先调整好身体状态,所以需要相对长的时间,要求快速减肥的人群不建议使用氢气。

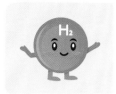

第八章
氢气与神经系统疾病

氢气与阿尔茨海默病

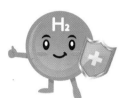

哈哈哈，氢气健康小卫士隆重登场！代谢类疾病讲完了，咱们就来说说神经系统疾病，比如阿尔茨海默病、帕金森病、脑中风、脊椎病和脊椎外伤、抑郁症。

唉，人年纪一大，各种身体问题就多了，脑子也不好使了，整天忘事。"我刚才想干什么来着？……"大家听听，这个话熟悉不？是不是经常听见老爹、老妈、阿姨、婶婶、大爷、大妈们叨叨？听到关键词没？忘事！越来越多的忘事就是阿尔茨海默病最典型的表现！发现身边的老人家开始丢三落四的时候一定要注意了，孝顺的同胞们，带他们去医院检查，越早越好！

阿尔茨海默病这个病非常烦人，目前也不知道原因是啥，而且早期根本发现不了，科学家说基本起病时间是50岁左右（细思极恐……这么早就开始了），基本上发现就没啥药可以治了，就是想办法维持着不要继续发展，而且发展到后期基本就是失去生活自理能力，得需要人24小时陪着！想想是多么可怕的事情啊，身边有个老人得了阿尔茨海默病，基本上他很痛苦，你也不用上班了！

科学家们说了，虽然不知道阿尔茨海默病的具体原因，但是它与糖尿病、高血脂、脑中风发作都有密切关系。哈哈，氢气对这几个疾病可都有用，更重要的是，

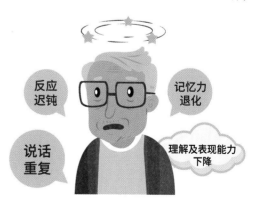

反应迟钝

记忆力退化

说话重复

理解及表现能力下降

阿尔茨海默病的症状

科学家研究发现氢气对阿尔茨海默病有效！幻想一下，如果所有的50岁以上的人们都用氢气了，那么阿尔茨海默病的发生越来越少，家里老人健健康康，生活丰富多彩，这是多么美好的蓝图啊！

* * *

➢ 阿尔茨海默病的危害

阿尔茨海默病是一种中枢神经系统变性病，起病隐袭，研究发现平均发病年龄在50岁左右，而且近年来有年轻化趋势。阿尔茨海默病的主要表现是逐渐发生的记忆障碍或者遗忘，一旦发现身边的老年人出现健忘现象，其实病程已经发展到中后期，这个时候临床没有什么特效药物，只有通过康复手段减缓发展速度。阿尔茨海默病发展到后期就会丧失自理能力，需要24小时全程照顾，不仅老人生活质量下降，对家庭和社会也造成很大的负担。在中国逐渐进入老龄化社会的今天，防治阿尔茨海默病刻不容缓。

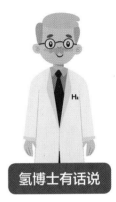

氢博士有话说

➢ 阿尔茨海默病与氢气

氢气能够干预与阿尔茨海默病发病有密切关系的高血脂、糖尿病、心脑血管疾病等问题，同时也有研究证明氢气可以改善阿尔茨海默病的记忆和认知能力[29]，氢气对阿尔茨海默病的防治是展示氢气生物学作用极其重要的一环。预防阿尔茨海默病可以大大提高老年人的生活质量。如果人群研究证实氢气可以逆转阿尔茨海默病的病程（人群研究课题即将在近期开展），使得一些阿尔茨海默病患者逐步恢复自理能力，不但可以体现氢气干预的不可替代性，同时也能极大地造福社会。

➢ 结论

有动物研究证明吸氢气对阿尔茨海默病的预防改善作用，并且氢气能够对抗脑衰老，改善学习记忆能力，也有文献报道[29,43-44]利用吸氢气获得阿尔茨海默病症状缓解的个案证据。但是目前缺乏临床人群研究证据，因此迫切需要开展大规模的人群研究，我们希望通过长期的氢气摄入获得氢气对阿尔茨海默病治疗的确切证据。

氢气与帕金森病

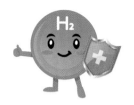

抛开阿尔茨海默病这个沉重的话题,我们继续聊第二个沉重的话题。帕金森病听说过吗? 没有,嗯,貌似这个名词有点拗口,它另外一个名字叫震颤麻痹,咋形容呢,就是抖啊抖啊的身体还僵直站不稳,得了这个病,基本就啥也干不了啦!

为啥会得这个毛病呢? 科学家说是脑子里的细胞退化变性了。啥原因引起的? 目前还不知道。这个病烦人啊,你想想啊,全身情不自禁地抖啊,肌肉还是僵硬的,走路、翻身、系鞋带都不行,有时候说话都困难,严重影响日常生活。目前倒是有几个药可以缓解这些症状,但是经常用用就没效了,所以说啊,帕金森病也是非常难缠的,一旦得病了,简直就是暗无天日!

讲到这里氢气健康小卫士开始兴奋了! 为啥呢? 因为我对干预帕金森病有用,而且效果不比现在用的药差。日本科学家特别喜欢研究这个病,不仅仅用小白鼠做实验证明俺对帕金森病有用,还做了人群试验。发现喝氢水一年,帕金森病就好了很多。不管咋说,科学家说俺对帕金森病有用了,"氢友"们,发现有帕金森病的老人家,赶快给他用起来啊!

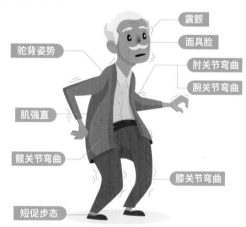

帕金森病的症状

*　*　*

➤ 帕金森病的治疗

帕金森病又称为震颤麻痹,是中老年人常见的神经系统变性疾病,也是中老年人最常见的锥体外系疾病。65岁以上人群患病率为1%,随年龄增高,男性稍多于女性。该病的主要临床特点是静止性震颤、动作迟缓及减少、肌张力增高、姿势不稳等。目前主要的抗帕金森病药物是左旋多巴和多巴胺受体激动剂,目前无根治办法。

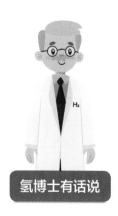

氢博士有话说

> 帕金森病与氢气

帕金森病是氢医学的研究热点,首先动物实验研究证明喝氢水可以延缓帕金森病的发生和发展[45-46]。另外在人群研究方面,首先有一个20例左右人群的研究也证实喝氢水1 000毫升/天,连续48周(近一年时间)可以显著改善帕金森病患者的症状[47]。随后,一个近200人的人群试验进一步证实了这个结果。更吸引人的是,2015年日本氢医学研究者们开展了一个17个中心的喝氢水对帕金森病治疗作用的研究,应该说,喝氢水对帕金森病的改善效果是非常肯定的[48]。

> 结论

氢气对帕金森病的干预效果比较确定,人群研究证据也比较充足,我们国内也在开展帕金森病的氢气治疗研究。初步设想,配合氢气吸入是否可以取得更好的效果?我们拭目以待。

氢气与脑中风

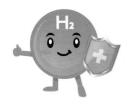

在精彩的家庭伦理大戏中,常常会出现这样的情景:剧烈争吵之后,一个愤怒的老人家忽然昏倒在地,不省人事,家人哭喊送往医院急救……提问:这个老人家咋啦?回答:可能是被气得中风了!这就是俺们要聊的第三种脑子的问题,脑中风!

基本上这个老人送到医院也是生死悬于一线了,这下大家体会到脑中风的可怕了吧,这可是最著名的生命杀手。诸位想想啊,脑子里的血管不是破了就是堵了,那可是生命中枢!出了问题就是大问题!而且即使好不容易救过来了,往往会有半身不遂、身体麻木等后遗症。所以,预防脑中风特别重要!

前面说过了,脑中风是脑血管出了问题,血管它不痛不痒的,大家平时根本对它不理不睬,但是它要么不出问题,一出问题就是大问题。咋预防脑中风呢?大家平常对血管好点哟。咋好呢?好好控制高血压、高血脂、糖尿病啥的,让它们少伤害血管,尽量少吸烟,别太胖,要是平常在医院做超声发现颈动脉长斑了,马上重视起来!那个斑叫动脉粥样硬化,可不只长在脖子,全身上下的血管都会长啊,尤其是心脏和脑子!

又啰唆了这么多,那么小氢又隆重登场了。我对脑中风所有的危险因素都

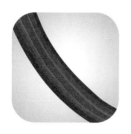 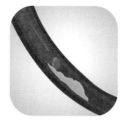 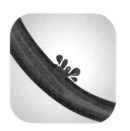

正常的脑血管　　　　　堵塞的脑血管　　　　　破裂的脑血管

有干预效果，可以把中风风险扼杀在摇篮里。而且我使用起来很方便，就是把平常喝的水换成氢水嘛！多简单的事，更重要的是，我比较便宜啊！就拿氢水机做例子吧，一台氢水机全家用，一年成本几百块，到哪里找这么好的保健品啊！

再聊点严肃的，全世界第一篇氢气研究论文就是证明了脑中风发作的时候吸氢气，脑坏死的面积大幅度减少。试想在抢救的时候吸上氢气，最大限度地让脑细胞少死几个，可能就转危为安了！佛语曰：救人一命，胜造七级浮屠，这可是造福的好事，小氢对此非常骄傲！

总之呢，小氢我既能预防脑中风，又能辅助治疗脑中风。幻想一下，因为大家都喜欢小氢了，天天都和小氢在一起，大家乐乐呵呵的，在小区里很少听到急救车鸣鸣的声音，即使不小心中风了，马上用上小氢！还能救命！这是多么美好的未来啊！

* 　 * 　 *

> 脑中风的概念

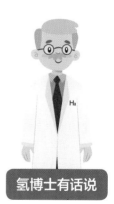

氢博士有话说

脑中风又称为脑卒中，分为脑出血和脑梗死两类，其实脑中风是脑血管问题，主要是动脉粥样硬化引起的血管破裂或者堵塞，所有又叫作脑血管意外。它是死亡率最高的疾病之一，发病率和致残率都非常高，防治脑中风研究是医学界关注的重点内容。

> 氢气与脑中风

动脉粥样硬化是引发脑血管问题的最重要原因，关注血管健康可以很好地防止脑中风的发生，同时又能有效防止引起血管损伤的高血压、糖尿病和高血脂等慢性疾病。氢气在这些疾病干预方面都有比较好的效果，更重要的是，氢气可以抑制动脉粥样硬化形成，稳定动脉壁上容易脱落的不稳定斑块[27,49-50]。所以从预防脑中风角度，氢气可以发挥非常重要的作用。氢气使用方便（喝氢水代替喝普通水），成本较低（氢气通过电解水产生，来源丰富），也是它可以作为预防脑中风措施大量推广的主要原因。

2007年，日本科学家首次报道2%氢气吸入可以治疗脑缺血再灌注损伤，减少脑梗死面积，开启了氢气医学研究的里程碑[1]。后期又有大量研究证实氢气对脑损伤的保护作用，这些研究提示我们：氢气可以在脑血管意外急救过程中应用，辅助各种急救手段，尽可能降低死亡风险，减轻脑中风后遗症的出现[51-54]。

一般在脑中风发作后抢救及时，都可以很好地挽救生命，但是出现脑中风意味着心脑血管已经出现了问题。脑中风复发率极高，以北京地区为例，脑中风复发率在27%左右。在脑中风康复过程中使用氢气，可以很好地预防脑中风的再次发生，促进脑细胞的修复和更新，对脑中风康复有很好的价值。

氢气与脊椎病、脊椎外伤

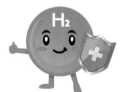

自从人类开始直立行走以来，就开始了对脊椎长期的压迫。首先是腰椎老兄受不了了，经常出现劳损啥的，动不动就椎间盘突出压迫了！尤其是胖子！问题更多。

后来呢，人类有了移动通信介质，也就是手机。放眼望去，一片黑压压的脖子，除非地震了否则基本头都不会抬起来！于是乎颈椎老兄也受不了啦！颈椎、腰椎出了问题，里面的神经系统——脊髓也受不了了，被压迫、被打击的时候，脊髓就会发出一系列信号，头晕啊、腿麻啊、到处疼啊！这个还不算狠的，很多交通工矿事故都会造成脊髓严重损伤，造成终身残疾甚至危及生命。对此，小氢必须毛遂自荐，勇敢往上冲，救人于生死存亡之间！

首先啊，小氢可以镇痛消炎啊，脊椎痛不是病，痛起来也要命啊！如果是脊椎变形压迫脊髓神经了，这个时候要么手术，要么做矫正，做矫正的时候一定要用小氢啊，保护压迫的神经细胞！如果手术了，有小氢在，恢复起来肯定比较快！另外，在刚刚受伤的时候就用上小氢，可以尽量让更多神经细胞活下来，这样造成身体残疾的风险就下降了。唉，说实话吧，无论是脊椎压迫或者外伤带来的脊髓损伤问题，也基本没啥法子治疗了，目前还没有科学家研究小氢对人的脊椎压迫和脊椎外伤的治疗有没有用，所以小氢只能说大家可以试试看吧！

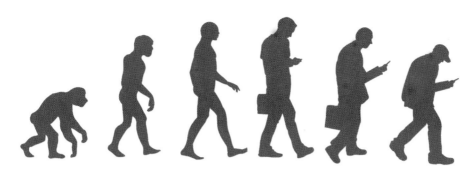

低头族和上班族颈椎损伤、腰椎损伤

➤ 脊椎病和脊椎外伤

脊椎病就是脊椎的骨质、椎间盘、韧带、肌肉发生病变,进而压迫、牵引刺激脊髓、脊神经、血管、自主神经从而出现复杂多样的症状。常见病种为颈椎病、腰椎病。主要症状如下：不能直立、头痛、眩晕、视力模糊、记忆力下降、颈肩酸痛、食欲不振、反胃、呕吐、下肢无力,严重者可能导致瘫痪。主要的治疗方法是牵引和制动,严重时需要手术治疗。

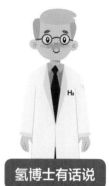

氢博士有话说

脊柱脊髓损伤常发生于工矿、交通事故、战时和自然灾害时,可成批发生。伤情严重复杂,多发伤、复合伤较多,并发症多,合并脊髓伤时预后差,甚至造成终身残疾或危及生命。

➤ 脊椎病、脊椎外伤和氢气

无论是脊椎病还是脊椎外伤,都可能压迫脊髓神经细胞和血管等造成细胞的大量死亡,引起疼痛、麻木等感觉运动系统障碍甚至损伤部位平面以下的身体功能完全丧失。有研究报告证明氢气可以缓解脊髓神经性疼痛、减少脊髓神经细胞的死亡、改善肢体障碍、减轻损伤炎症反应,应该说,氢气对脊髓损伤有一定的效果。

➤ 结论

目前,没有人群研究证据证实氢气对脊髓损伤的保护作用,但是根据研究报告可以这样说,氢气可以保护脊髓神经细胞[14, 55-56]。无论是脊椎病还是脊椎外伤引起的神经细胞损伤,氢气都可以作为辅助治疗手段发挥作用,可以尝试氢气减轻脊髓损伤引起的后遗症，当然，我们也期待大量的人群研究尽快开展。

氢气与抑郁症

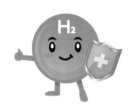

在漫长的人类发展史中，人们一直在为吃饱而不懈努力。后来，大家终于不愁吃不愁穿了，但是新的问题来啦。也不知道是人类的神经越来越脆弱呢，还是没事干想得太多呢，一不小心就抑郁了！这个问题大了呀，你说你被揍了一顿鼻青脸肿的吧，大家都看得到，顺便可以安慰安慰你，可是抑郁它基本看不出来啊，表面上好好的，内心狂风暴雨！

更神奇的是，中学生朋友们发生抑郁的比例极高，而且数字不断攀升，想想他们也是精神压力太大了。爷爷奶奶、爸爸妈妈、外公外婆还有各位老师，全体盯守一个人！还望子成龙、望女成凤啥的！想想都恐怖！遥想当年，一家一大堆娃，天天头痛着吃不饱咋办，没钱上学咋办……大人忙得要命，根本没人搭理你，是不是也没时间抑郁，比较放松和幸福呢？

大家不要小看抑郁症这个病，这个病反复发作，一次至少两星期。那是相当痛苦的，而且原因谁也不知道，发作严重了就厌世，也没有啥太好的法子治，很多人又不去医院查，根本不知道自己是啥问题，反正就是不开心！世界卫生组织都说了，全球每25个人中就有一个抑郁症患者，共计有3亿人生活在这个状况下，实在是太可怕了！

哨哨哨！科学家经过严谨的研究，证实无论是氢水还是氢气，都可以显著改善抑郁症状！这么烦的毛病小氢都有效，小氢相当骄傲啊！哪怕就是缓解症状，小氢也会全力以赴，因为有那么多祖国的花朵们等着小氢去保护呢，那可是俺们国家的未来和希望啊！

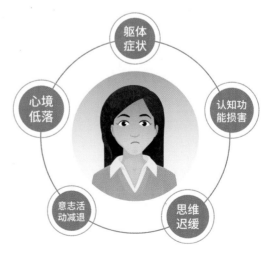

抑郁症的症状

➤ 抑郁症的概念

抑郁症又称抑郁障碍,以显著而持久的心境低落为主要临床特征。主要表现为情绪的消沉,可以从闷闷不乐到悲痛欲绝,自卑抑郁,甚至悲观厌世,可有自杀企图或行为。其中青少年抑郁多是由个人性格因素及较重的学业压力引起,发病率非常高。

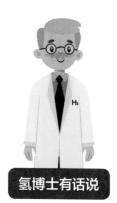

氢博士有话说

世界卫生组织的报告显示,抑郁症是一种比许多人想象的还要更为普遍的精神疾患,患者人数在不断增加。女性比男性更常见,有3亿人生活在这种状况之下,在2005年至2015年期间增加了18%。而针对解决抑郁症问题的努力目前还远远不够,正在接受照顾的抑郁症患者非常之少。在低收入和中等收入国家,只有5%的患者可以接受治疗,也就是说95%的患者未能得到照顾,这一点令人担忧。

➤ 抑郁症与氢气

在相继了解到氢气对神经系统一系列问题(阿尔茨海默病、帕金森病、中风等)的干预作用之后,我们也把关注的重点放到神经心理疾病上。2016年,首次有学者报道氢气可以改善抑郁倾向,是通过给予氢水来完成的,随之有学者提出吸入氢气同样可以显著改善抑郁症的表现,减轻焦虑和异常行为的发生,这提示我们氢气可能在神经心理疾病方面也有很好的效果[57-58]。

➤ 结论

氢医学是一个不断发展的过程,目前历经10多年,产业刚刚起步,临床人群研究还比较少,目前虽然没有氢气治疗抑郁症的人群研究报告,但是我们相信,作为一个比较简单的干预手段,氢气可以在抑郁症治疗方面发挥作用。可以尝试在抑郁症人群中开展氢产品的体验研究,我们期待更多的专家学者加入氢医学研究队伍,不断证实氢气的临床效果。

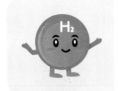

第九章
氢气与循环系统疾病

氢气与动脉粥样硬化

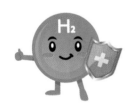

各位"氢友"，啥叫心血管呢？简单说，就是心脏和血管嘛，它们出了问题，就是心血管疾病呗。它们会出啥问题啊？心脏一般会发炎啊，跳不动了，跳得忽快忽慢啦，里面的"门"（就是心脏瓣膜）关不紧啦，血管问题就大了。高血压啊、高血脂啊，咱们在前面都讲过了，它也是心血管疾病。另外就是血管上长了斑块了，这个可是大问题，一旦心脏或者脑子里面那个斑块脱落或者破裂了（心梗、脑中风），那妥妥地要命啊！所以小氢必须叨叨一下。

每天每分钟每秒，血管像一个高速运行的铁路系统，把氧气和养料输送到四面八方，里面一刻不停地流淌的东西太多了，血管的负担就会很重了。你再多加些压力、血脂、血糖、尿酸啥的，简直就是压死骆驼的最后一根稻草啊，好多东西都粘在血管壁上，血管细胞一看，这些东西我不认识啊，立马开始战斗，立誓清除它！就这样，一堆东西打成一锅粥了，俺们给它起名就叫粥样硬化。

粥样硬化是最要命的血管问题，你想想啊，好好的光溜溜的血管壁，上面一块一块地突起，它挡路啊，一不小心血管里的细胞啥的就被绊住了，像触礁了一样，这个细胞也就堆在那了，越堆越多，越堆越高，最后血管堵住了。有时候倒是没堵上，一大块东西从血管壁上掉下来了，随着血流到处跑，跑到心脏和脑子里堵住了，那就是脑梗和心梗。血管壁那么薄，长斑块那个地方更脆弱啊，一激动，血压一高，好嘛，血管胀破了！破在脑子里，那就是脑出血！看明白没，基本上要命的问题都是血管问题！你得好好保护不声不响、忍辱负重的血管老兄啊！不然它一出问题你就没戏了！

　　小氢对血管老好了，真的！俺先是和高血脂、糖尿病、高尿酸战斗！坚决把它们的危险性降到最低，高了可不行，可怜的血管受不了啊。然后不小心有东西粘到血管壁上了，小氢立马把它清除掉！要把危险扼杀在萌芽之中！快看，那边有个斑块摇摇欲坠了，快掉下来了，小氢快速出击，当机立断，先把斑块稳定住，掉了就不得了了！先把定时炸弹的导火索拆下来，再慢慢把它清除掉！小氢在血管里忙啊！东奔西跑，马不停蹄！到处救火！血管安全了，人才能安安稳稳地过日子啊！

＊　＊　＊

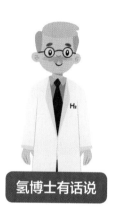

> **动脉粥样硬化的危害**

　　动脉粥样硬化是冠心病、脑梗死、外周血管病的主要原因。动脉壁先有脂质和复合糖类积聚、出血及血栓形成，然后出现纤维组织增生及钙质沉着，最终导致动脉壁增厚变硬、血管腔狭窄。引起动脉粥样硬化的主要因素有高血压、高血脂、糖尿病、肥胖等。它最主要的危害是斑块继发破裂出血引起栓塞和梗阻。

氢博士有话说

　　动脉粥样硬化是西方发达国家人们的主要死亡原因。随着中国人民生活水平提高和饮食习惯改变，该病也成为中国人民的主要死亡原因。动脉粥样硬化可以始发于儿童时期并持续进展，通常在中年或者中老年出现症状。可见病程非常漫长，预防和治疗动脉粥样硬化是减少心梗和脑中风发病率最重要的措施。

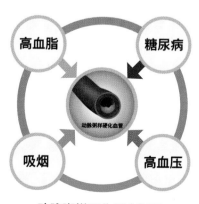

动脉粥样硬化四大诱因

> **动脉粥样硬化与氢气**

　　动脉粥样硬化病程非常漫长，可能在儿童期已经出现早期改变，现在人们服用的很多药物和保健品，根本的效果是预防动脉粥样硬化的发生和发展。与它们相比，氢气能够干预高血脂、糖尿病、高尿酸等动脉粥样硬化诱发因素,减轻高血压引起的血管损伤,防止动脉粥样硬化形成,稳定容易脱落的动脉软斑块,可以说全方位地保护血管免受伤害[27,49]。应该说,在心脑血管健康防护方面,氢气可以发挥不可替代的作用。仅仅简单地喝氢水,就可以在日常生活达到保护心脑血管的目标。相对于其他药物和保健品的难以持续和高成本,氢水是非常简单、容易实现的手段,也是防治动脉粥样硬化等血管问题的最佳选择。

➢ 结论

心脑血管健康的实现一方面需要降低血管内有害物质的含量,另一方面需要保护可能出现的血管损伤。在人类漫长的生命历程中,血管承受着巨大的压力和负担,由于血管没有痛觉神经,许多人不重视血管问题,但是许多因素会不声不响伤害血管,最终导致不可逆转的后果(血管破裂或者阻塞,引起心梗、脑中风等),因此我们必须重视心脑血管问题。

同样地,心脑血管健康的维护也是漫长的,甚至从儿童时期开始,就要注意预防血管问题出现。这样长期的维护过程需要一种简单、易行、低成本的方法,才能保证维护的有效性。饮水是日常必需,而用氢水替代普通饮用水,就属于一种可长期应用的保健手段。

总而言之,对于动脉粥样硬化等心脑血管疾病,氢气有着非常不错的防护效果,非常值得在日常生活中应用推广。

氢气与冠心病、心绞痛、心肌梗死

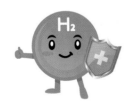

如果你曾经深爱过,你肯定会品尝过心痛的感觉,当心痛的感觉悄然降临的时候,你无法拒绝……当然,如果心绞痛来临的时候,你也没法拒绝,只能吃药或者看医生。心痛说明你情绪受打击了,心绞痛可不是。

俺们伟大的心脏天天跳啊跳给全身泵血,不知疲倦!可是自己呢,只有两根非常细的血管给自己供血,那两根血管叫冠状动脉,因为细啊,所以非常容易出问题,前面说的那个动脉粥样硬化斑块,长在这个血管里问题就非常严重了,俺们叫它冠心病。

这个斑块会堵血管啊，斑块长得小的时候堵得轻，时不时就胸口疼一会儿，吃药或者不吃药过一会就好了，那就是心绞痛。斑块大的时候把血管全堵住了，心脏没有血用了啊！这个时候问题大了！赶快送医院抢救！心梗是有非常大的死亡风险的。

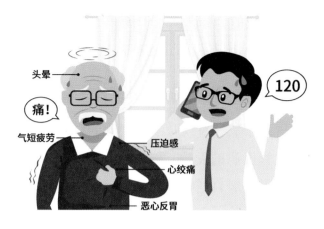

看到这里大家基本明白了吧？不管冠心病也好，心绞痛也好，心肌梗死也好，其实都是动脉粥样硬化惹的祸！只要动脉不硬化，那么这些问题就不存在了啊！所以从根本上说，只要把动脉粥样硬化防治好，心脏这几个问题就基本不会出现了。所以小氢要洋洋得意地说，俺可以从根本上防治心血管疾病问题，好比釜底抽薪，把这些病扼杀在萌芽状态。

如果问题已经出现了咋办？这么说吧，堵得不严重，小氢可以让它别再严重下去了，慢慢想办法把斑块变小。堵得厉害了，这个小氢没啥法子了，只能在里面放个支架把血管撑开了。发生心梗了，哦，这个科学家做实验了，小氢可以在发生心梗的时候保护心肌细胞老兄少伤亡一些！看到没，俺可不光是"润物细无声"地保护血管，一旦发生危急情况，俺是可以帮忙救命的！

* * *

➤ 冠心病、心绞痛、心肌梗死的概念

冠心病全称是冠状动脉粥样硬化性心脏病，常常由于血管发生动脉粥样硬化病变而引起血管腔狭窄或阻塞，造成心肌缺血、缺氧或坏死。冠状动脉阻塞造成心肌供血不足，引起间歇性的心前区疼痛就是心绞痛。可通过服用硝酸甘油等药物缓解，冠状动脉完全堵塞后血流中断，使部分心肌因严重的持久性缺血而发生局部坏死，就是心肌梗死。

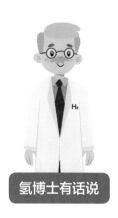

氢博士有话说

从上面的概念中我们可以知道，这几种疾病都是心血管

问题造成的,最根本的原因是冠状动脉的粥样硬化,所以预防和治疗动脉粥样硬化,可以从根本上防止这些疾病的发生和加重。

> ### 冠心病、心绞痛、心肌梗死与氢气

基于氢气对动脉粥样硬化的良好防治效果,可以说,氢气能够从根本上防止心血管疾病的发生、发展,已经患有冠心病的人使用氢气,可以非常显著地减缓病程发展,保护心脏,所以对于这几类疾病来说,氢气是重要的保护手段。

氢气除了在慢病管理方面发挥对心血管疾病的保护作用之外,很多学者都证实了氢气对急性心梗的治疗效果[15,59-61],心梗患者在抢救过程中吸入氢气,可以尽可能地减少心肌细胞的死亡,保护心脏功能,帮助挽救生命。可以这样说,氢气不仅是保健康复手段,更是一种急救辅助治疗方式,对心梗的急救效果证实了这一点,未来,氢气可能会在急救领域发挥重要作用。

氢气与心搏骤停

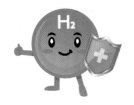

从胚胎心脏发育完成形成胎儿心音开始,心跳就开始了。心脏的工作时间是漫长的,从生命开始直到结束,生命停止,心跳也就结束了。平常它能停吗?肯定不行啊,心脏不跳了,那就真是要了命了!

再来想象一个场景,风和日丽,游人如织,大家都在河边散步呢,忽然有人大喊一声"有个小孩掉水里了!"于是好几个人跳到水里去救人。好不容易救上来了,但发现小孩的呼吸、心跳都没有了,这个时候干啥啊,赶快人工呼吸加心脏按压急救啊!早一分钟恢复就多一分生存的希望啊!

心搏骤停非常非常危险,基本上就是生命杀手!停跳4分钟脑子就先受不了了,脑细胞大面积出问题,10分钟基本就没救了,已经脑死亡了!所以是非常可怕的,这里小氢真心希望大家都学习学习人工呼吸和心脏按压法,真可以救命的!

好了,小朋友的呼吸、心跳终于恢复了,抢救及时,送到医院去检查一下可能就没什么事了。但是,大部分心搏骤停的人就没有那么幸运了,大家想想啊,脑子缺血缺半天了,猛然冲过来一大波血,它一时也受不了啊!所以美国科学家统计了,人工呼吸加上心脏按压好不容易抢救了40%的患者,结果只有不到一半能

够恢复良好出院!

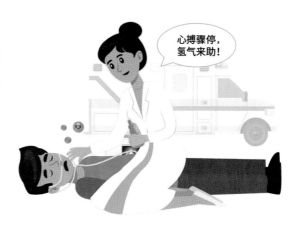

小氢悄悄地来了,貌似听说还没有好法子让患者好好恢复健康,我来试试呗! 科学家先拿小白鼠试试,咦! 效果不错! 再把猪先生弄"死"了又救活,也很理想! 这下子日本科学家激动了,在好几个医院开展了人群治疗研究,初步发现效果也不错!

于是,氢气吸入就作为治疗手段申请用到心搏骤停上面了,这是小氢多么骄傲的成就啊!

＊　　＊　　＊

➤ 心搏骤停的概念

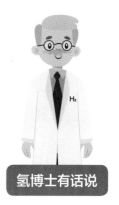

心搏骤停是指心脏突然停止跳动,造成了有效排血的停止,随后呼吸也就停止,由于脑细胞对缺血、缺氧最为敏感,一般4分钟就可发生不可逆的损害,10分钟就可能发生脑死亡。重要器官如脑严重缺血、缺氧导致生命终止。这种突然死亡医学上又称为猝死。

心搏骤停是造成人类死亡的重要原因之一,根据估计,美国每年32.5万人因为心搏骤停死亡。虽然心肺复苏成功率能达到30%～40%,但是只有2%～12%的患者恢复良好出院。心搏骤停后心肺复苏的不理想预后让人沮丧,有75%的心肺复苏成功后的患者死亡或遗留永久性神经损伤。

➤ 氢气与心搏骤停脑保护

氢气能减少心搏骤停动物死亡率,能防止心搏骤停引起的脑损伤的文献证据比较多[62-64]。2016年7月,日本庆应义塾大学医学院急症和危重病医学系、麻醉学系和氢分子医学中心,联合日本医科大学老年病研究所,开展了呼吸氢气对心搏骤停后患者的保护性研究[65]，初步证实氢气吸入能够很好地防止骤停后神经系统后遗症的发生。2016年11月，日本厚生劳动省将"吸氢气治疗心脏停搏综合征"纳入"日本先进医疗B类"体系，认为2%的氢气吸入是一种可以保护生命及脑功能，让患者早日康复并回归社会的革新性治疗方法。这预示着氢气吸入作为临床治疗手段开始逐渐进入医疗领域。

➢ 结论

如果说氢气对各种慢性病的治疗作用体现了它的便利性和可实施性，氢气对心搏骤停等急重症的辅助治疗效果则体现了它的不可替代性。迄今为止，还没有任何药物被证明可以改善心搏骤停患者的预后，减少死亡率。目前，大规模的人群研究还在进行，我们期待氢气能获得令人惊叹的治疗效果，进一步证实氢气作为医疗手段的必要性。

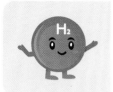

第十章
氢气与呼吸系统疾病

氢气与肺疾病

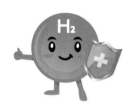

深呼吸,闭上你的眼睛,就会感受到清新的空气涌入肺内……当然,空气不新鲜的时候,就是污染的空气涌入肺内了!聊到气管和肺,小氢致以十二万分的同情。本来吧,作为和外界沟通的渠道,人家老老实实地交换气体就行了,但是现在空气出问题了,雾霾了!空气里面多了好多脏东西,于是肺老兄就倒霉了,被迫接收很多垃圾,你说它能不出问题吗!多想像鱼一样长个鳃啊,直接从水里过滤氧气自己用,省得老是第一个受荼毒!

你问这与小氢有啥关系?这个时候小氢精神一振,肺的问题和我关系大了,因为我是气体啊,可以从呼吸道吸到肺里,所以啊,气道和肺是第一个和我相亲相爱的小伙伴!我每天和他们亲密接触,就可以帮助它们抵抗伤害了!

在遥远的古时候,肺有个非常美丽的名字叫"娇脏",意思是它非常娇嫩,容易受伤……现在的空气环境,我不说大家也懂的!于是乎各种呼吸问题都大大增多了,小朋友动不动就咳嗽、发烧,老人家天气一冷就喘不上气了,小氢都看不下去了,决定毛遂自荐!

因为小氢是气体嘛,所以一般可以通过呼吸进入身体,进入人体后就会接触呼吸道啊!所以基本上什么慢阻肺啊、哮喘啊、支气管扩张啊、肺纤维化啊都可以吸入氢气健康小卫士试试看!俺们本来就可以抗炎啊,哪个呼吸病不是炎症问题啊,更何况这些病科学家都研究过了,说小氢有用的,至于效果多好,你可以自己体验啊!起码感觉不会那么难受了哦!

➤ 常见呼吸系统疾病

慢性阻塞性肺病、哮喘、支气管扩张和肺纤维化是常见的几种呼吸系统疾病。呼吸系统疾病是一种常见病、多发病,主要病变在气管、支气管、肺部及胸腔,病变轻者多咳嗽、胸痛、呼吸受影响,重者呼吸困难、缺氧,甚至因呼吸衰竭而死亡。

呼吸系统疾病在城市的死亡率中占第3位,而在农村则占首位。更应重视的是由于大气污染、吸烟、人口老龄化及其他因素,国内外的慢性阻塞性肺病、支气管哮喘、肺部弥散性间质纤维化以及肺部感染等疾病的发病率、死亡率有增无减。

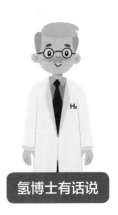

氢博士有话说

➤ 呼吸系统疾病与氢气

因为氢气对各类损伤的显著保护效果,各种有害因素对呼吸道和肺的伤害,氢气都能够有效降低损伤程度。比如有学者发表文章证明氢气对于长期吸烟导致的慢性阻塞性肺疾病(俗称肺气肿)有非常好的预防效果,还有实验证实氢气可以减轻哮喘发作程度,改善肺功能[66-67]。所以从预防角度,氢气可以很好地保护呼吸系统的各类细胞,减少各种肺疾病发生的概率。

对已经出现的各类肺疾病,氢气吸入是否可以改善的临床研究还在进行中,但是根据氢气显著的抗炎效果判断,氢气吸入应该是可以发挥对各种肺疾病的辅助治疗作用,长期应用对减缓病情进展,改善患者生活质量有非常大的意义。

➤ 结论

氢气在呼吸系统常见疾病预防方面的效果是可以明确的。在各类疾病治疗方面,要根据病情轻重和复杂程度来综合判断,长期吸入氢气可能是一个很好的辅助治疗方法。

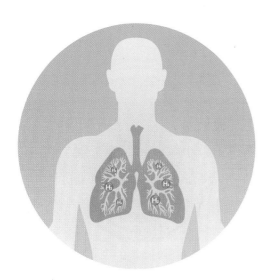

氢气可以保护肺,减少炎症

氢气与雾霾肺

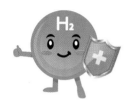

原来没这么多大烟囱的时候，俺们虽然吃得不太好，但是也没有啥雾霾和$PM_{2.5}$什么的，那句话咋说来着，科技进步伴随环境恶化，说得多么地正确啊，现在大部分的地方都笼罩在雾霾之下。

好多科学家都发文章了，小氢我对各类肺损伤都有好处，无论是外伤啊、缺血啊、辐射啊，都可以缓解损伤程度，尤其是雾霾。有个科学家在雾霾重灾区——石家庄做了环卫工人的研究，发现吸入小氢可以大大减轻肺的伤害。这是好事啊，要知道大家每天呼吸的时候被迫吸入那么多废物，完全是无能为力啊，总不能不呼吸吧。这个情况下给点保护措施，是多么地雪中送炭啊！

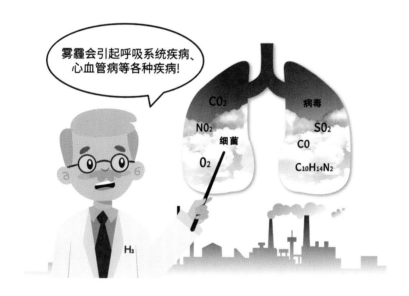

诸位"氢友"，讲到这里，还是要冷静一下。俺们是说了，小氢我能够减轻雾霾引起的伤害，但不是说有了小氢就啥病都不得了！小氢没这么神奇啊，那个老人家，你说天天都吸氢气还是感冒了！说俺小氢没有用！那实在是冤枉小氢我啊，小氢不是神药啊，实在能力有限，有俺在肯定会更好，但也不是百毒不侵啊！还有那个阿姨，吸了氢气说肺里那个结节疙瘩没有了，兴奋得不行，阿姨你冷静一下，结节闹不好会变成癌症的，没了是好事，但是不能说俺就能把肺结节全治好，科学家还没有研究明白呢，所以啊，如果碰见肺里长了结节的人啊，可以让他试试吸氢，但是没说一定能把肺结节吸没了！

➤ 雾霾污染与肺损伤

雾霾天气是一种大气污染状态,雾霾是对大气中各种悬浮颗粒物含量超标的笼统表述,尤其是$PM_{2.5}$(空气动力学当量直径小于等于2.5微米的颗粒物)被认为是造成雾霾天气的"元凶"。

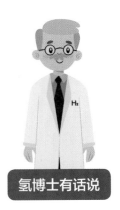

氢博士有话说

雾霾会对人体的呼吸道产生影响,可能会引起感冒、急性支气管炎及肺炎、哮喘发作。对于支气管哮喘、慢性支气管炎和阻塞性肺气肿等慢性呼吸系统疾病患者,雾霾天气可使病情急性发作或急性加重。如果长期处于这种环境还会诱发肺癌。

➤ 氢气与雾霾肺损伤保护

氢气有比较明确的减轻呼吸道炎症的作用,对各类肺损伤(如缺血、药物中毒、农药、呼吸机使用不当、放射线)都有保护作用[68-72]。在河北省石家庄市冬季进行的一个环卫工人氢气吸入研究,初步证实氢气可以缓解雾霾引起的呼吸道炎症反应[73]。雾霾与肺癌发生关系密切,氢气可以抑制呼吸道的炎症,也意味着可以预防雾霾导致的肺癌的发生,防止各类呼吸系统疾病的感染和加重,这对于减轻冬季呼吸系统问题的意义重大。

➤ 结论

作为一种安全无毒的可吸入性气体,吸入氢气可以调理和缓解各类呼吸系统疾病,预防空气污染造成的肺部问题,是一种非常简单且容易实施的康复保健手段,相信在未来可以得到大力推广。

氢气与肺癌

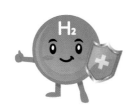

问一下大家:死亡率最高的恶性肿瘤是什么? 那个先生答对了,就是肺癌! 前面说了啊,古人把肺称为"娇脏",就是非常容易受伤出问题的意思,现在环境污染这么厉害,肺是首当其冲受影响的! 而且一发现是肺癌基本没啥好办法对付了,所

以预防很重要！

　　基本上大家都是谈癌色变的，我也就不啰唆了，反正有小氢在，大家就有了一个有用的"保护伞"，没事多和小氢在一起，肯定有益无害！那得了肺癌咋办呢，小氢还有用不？我只能说，得了肺癌除了手术，还有放疗和化疗啊，对于放化疗引起的恶心啊、呕吐啊、白细胞变少啊，小氢我可以帮忙，让患者舒服点。

　　但是目前还没研究出来我能不能抵抗肺癌，虽然有科学家研究说我能让肺癌细胞生长变慢，但是这不代表小氢能治疗肺癌！不过如果实在没啥别的方法了，姑且可以让小氢试试看，反正小氢用了也没啥坏处，俺非常非常安全，不相信的话就看看前面的介绍。

＊　　＊　　＊

➢ 肺癌的概念

　　肺癌是发病率和死亡率增长最快，对人群健康和生命威胁最大的恶性肿瘤之一。近50年来许多国家都报道肺癌的发病率和死亡率均明显增高，男性肺癌发病率和死亡率均占所有恶性肿瘤的第一位，女性发病率占第二位，死亡率占第二位。

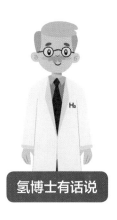

氢博士有话说

　　肺癌的病因至今尚不完全明确，大量资料表明，长期大量吸烟与肺癌的发生有非常密切的关系。吸烟不仅直接影响本

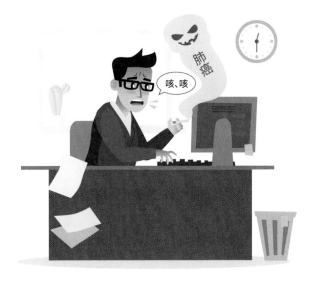

人的身体健康,还对周围人群的健康产生不良影响,导致被动吸烟者肺癌患病率明显增加。城市居民肺癌的发病率比农村高,这可能与城市大气污染和烟尘中含有致癌物质有关。因此应该提倡不吸烟,并加强城市环境卫生工作。

一旦诊断为肺癌,手术治疗是首选和最主要的治疗方法,也是唯一能使肺癌治愈的治疗方法。此外,大部分患者还要进行放疗和化疗,前面已经说过,肺癌是死亡率非常高的疾病,一旦患病,主要的治疗目标是延长生存时间,改善生活质量。

> ## 氢气与肺癌

目前,比较明确的是氢气可以减轻包括肺癌在内的多种肿瘤的放化疗副作用,改善生活质量[74-75]。在细胞研究层面,发现氢气能够抑制肿瘤细胞生长,肺癌小鼠的肿瘤生长也开始变慢[76-77],但是目前没有证据证明氢气可以治疗肺癌。虽然没有人群研究证明,但还是建议很多晚期肺癌患者能够利用氢气进行辅助治疗,至少在增强机体抗氧化能力,调节身体免疫功能方面,氢气可以发挥很好的作用,帮助患者对抗肿瘤,延长生存时间和改善肿瘤晚期的生活质量。

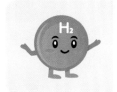

第十一章
氢气与消化、泌尿生殖问题

氢气与消化系统问题

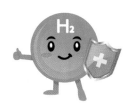

各位"氢友"，俗话说，人生在世，吃喝二字。先贤大人们也说啦，民以食为天，可见吃饱吃好多么重要。一口东西在嘴里嚼吧嚼吧咽下去，先通过食管到胃里，然后到小肠里、大肠里，然后……没啥利用价值就排出去了。千万不要小看这个过程，你想想，吃的太烫太油了，首先食道受不了，会被烫伤，导致食道炎。吃得太多了，胃受不了了，胀得厉害，有的分泌太多胃酸，得胃溃疡了。吃得太辣，食品里添加剂又太多，肠子被反复迫害，好嘛，天天拉肚子，吃啥药都没有用，医生说这叫什么溃疡性结肠炎，有可能会发展成结肠癌。我的天，还让不让人活了，难道只能粗茶淡饭、清淡饮食，还得天天去搜索纯天然绿色食品了？

好了，该小氢出场了，充满智慧的科学家把俺变成非常非常小的气泡（纳米气泡）溶在水里，人们咕咚咕咚喝氢水的时候，俺就悄悄地随着水老兄一起在消化道里漫游。小氢我能抗炎啊，看到食道细胞受伤了，赶快跑过去抢救一下。不行，那个胃黏膜细胞貌似也不太好，小氢义不容辞地冲锋在前。这么跟你说吧，小氢跟着水老兄一路往下，沿途慰问所有受伤的细胞，有俺在，这些细胞慢慢就越来越健康了，发生癌变的概率越来越小。俺一路走到结肠那里，碰见一大群益生菌朋友，与它们进行亲切友好地会谈，达成合作协议，一起把结肠里发炎的细胞治好，就是那个吃啥药都没用的溃疡性结肠炎，有我小氢与肠道益生菌紧密合作，恢复健康都不是什么事！

目前，科学家已经证明小氢可以干预胃炎、结肠炎、胰腺炎了，胰腺炎这个可不是小毛病，急性发作起来会致命的！这么严重的问题小氢都能帮忙，氢气健康小卫士我骄傲啊！前面也说了啊，小氢对肝脏老兄特别友好，护肝能力是一等一的，对付脂肪肝与对付肝脏发炎、防止肝癌发生，简直就是全方位的护肝专家！

这么跟你说吧，喝了带氢气的水就可以防止消化道黏膜细胞发炎，还可以保护肝脏和胰腺，基本上囊括所有的消化系统问题，在吃的东西里不是添加剂就是农药超标的现在，和小氢不离不弃难道不是必须的吗！

好吧，小氢都说了，喝带氢气的水对消化系统很好，这个时候肯定有"氢友"问了：那喝多长时间能好啊？小氢告诉你，这可是因人而异的，而且各个器官的炎症也不一样，比如说胃炎吧，因为轻重不一，很多人还有大片的溃疡，所以得坚持喝一段时间。有些人得了很严重的胃炎，开始喝氢水的时候还吐酸水，吓得都不敢喝了。"氢友"，我说是调整反应你信吗？不要害怕，坚持喝几天就好了，你得相信小氢没啥害处，再说你那胃都被荼毒了这么久了，我帮你调理调理肯定得有点反应啊。那个胰腺炎我就不敢说了，估计时间更长才见效。倒是那个溃疡性结肠炎，基本上喝了三个月就好多了，总之要求只有一个，坚持喝氢水！长期喝氢水！

* * *

> ## 消化系统疾病

消化系统由消化道和消化腺两部分组成。消化道是一条起自口腔延续到咽、食道、胃、小肠、大肠、肛门的很长的肌性管道，消化腺包括唾液腺、肝和胰，它们将分泌物排入消化管内帮助消化食物。

每天人需要进食一定量的食物和水供身体利用，消化系统承担着食物分解并吸收的重要任务，酗酒、暴饮暴食、食物中过多的添加剂和超标的农药、激素以及重金属都会损伤消

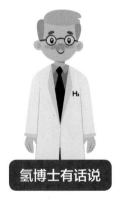

氢博士有话说

化道细胞，造成各类消化系统疾病，如食道炎、胃炎（胃溃疡）、小肠炎、胰腺炎、肝炎、结肠炎等，长期的炎症有可能引起消化道黏膜细胞的癌变，近年来结肠癌发病率逐年攀升，需要引起大家的警惕。

➤ 消化系统疾病与氢

氢气干预胃炎、胰腺炎和溃疡性结肠炎的文献目前有很多[78-80]，应该说，通过喝氢水摄入氢气，整个消化道的黏膜细胞问题都会通过吸收氢气而逐渐好转，最终达到完全修复的目标，这样可以从根本上预防大部分消化系统肿瘤问题的发生。作为一种简单安全的氢气摄入方式，喝氢水可能是最方便的消化系统肿瘤预防手段。

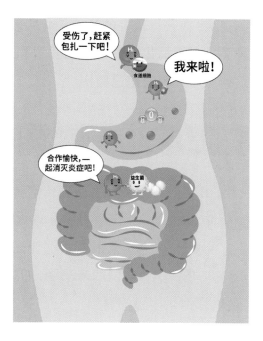

对于喝氢水对各类消化道炎症的干预，目前还缺乏大规模的人群证据，虽然目前个案反馈比较多（很多人反应喝了氢水胃很少疼，腹痛腹泻也减轻了很多）。但是初步估计，仅仅通过喝氢水来干预这些疾病可能需要比较长的时间才能达到康复的目标，而且饮用过程中可能还会出现胃酸分泌过多、便秘腹泻加重的情况。如果可以理解这些属于身体的调整反应，经过一段时间会好转，可能就会坚持喝氢水，最终获得疾病康复。

在人体消化道内部，生存着大量与人体健康息息相关的肠道菌群，人体肠道内寄生着10万亿个细菌，它们能影响体重和消化能力，抵御感染和自体免疫疾病的患病风险，还能控制人体对癌症治疗药物的反应。在长期的进化过程中，肠道菌群与人体宿主之间形成动态平衡。近年来，肠道菌群研究是医学研究的热点问题，有学者指出肠道菌群与脑退化性疾病——帕金森病关系密切[30]。

日本学者证实长寿人群的肠道菌群的产氢能力要强于普通人[3]，还有专家证实氢气可以调控肠道菌群的基因表达[81-82]，这些研究结果提示我们，喝氢水的医学效应可能因为氢气与肠道菌群相互作用而发生。无论如何，如果氢气能够影响肠道菌群的分布和活性，就可能从根本上调整失控的肠道内环境，帮助人体恢复健康，这对于树立氢气的医学地位来说是有利的证据。

现代人注意养生和保健，经常摄入大量的保健品来预防疾病，尤其老年人补钙是比较重要的保健方式。但是无论服用任何保健产品，都需要首先调整肠道功能,增强肠道消化吸收能力。或者简单说,保健品和药物的服用都需要一个良好的消化吸收环境。因此,需要先用氢水调整肠道的状态,帮助消除各类肠道细胞炎症,在获得较好的肠道消化吸收功能后,再逐渐地增加摄入保健品的数量和种类。对于消化能力较弱的儿童和老年人,保健品的类型以水剂和咀嚼片为主,这样可以减轻消化道负担。

氢气与不孕不育

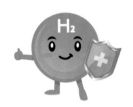

谈到传宗接代的问题,小氢真是仰天长叹,大家知道不,随着社会进步和人民生活水平的不断提高,不孕不育的比例也跟着水涨船高了……貌似这没有什么好骄傲的,娃娃是祖国的未来啊,如果娃娃越来越少,地球上剩下一群年迈无用的家伙,那情景多恐怖啊!

那么对于不孕不育,小氢能有啥用呢?目前科学家主要发现小氢对男性比较好,比如可以提高精子活力啊,防止勃起功能障碍啦,预防前列腺癌啦,要知道在环境污染如此严峻的现在,大家都知道人类生育能力下降了,但是却找不到原因!姑且不管这个,反正喝了氢水、吸了氢气能保护男性性功能!大家就用用看好了。

* * *

➤ 不孕不育

近年来,我国不孕不育人群比例不断增长,已从20世纪70年代的1%～2%上升至90年代的10%～15%,这也就是近年来不孕不育门诊骤增的一个重要原因。目前,我国每八对夫妻中就有一对不能生育,育龄人群的不孕不育比例平均约为12.5%。尽管这一数据可能并不是很精确,地区样本的差异也很大,但据世界卫生组织预测,不孕不育将成为仅次于肿瘤和心脑血管病的第三大疾病。

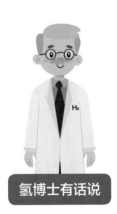

氢博士有话说

➢ 氢气与生殖问题

氢气能够增加精子活力,干预糖尿病引起的男性勃起功能障碍,能够缓解前列腺炎症并预防前列腺肿瘤[83-84],这些作用都是氢气对不孕不育领域疾病的防治效果,而且很多研究是通过喝氢水来完成的,通过喝氢水可以辅助治疗不孕不育,这是一个非常简单易行的方法。

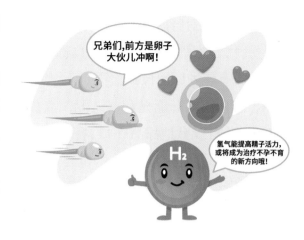

氢气与肾脏

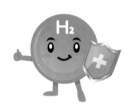

再聊聊肾脏的问题,肾脏是排泄器官啊,大部分垃圾废物都得由肾脏来清理。这个器官在人身上绝对是最顽强的家伙,特别吃苦耐劳,基本上只要还有一半细胞能工作,症状就不会表现出来,你去医院一查,哦,肾功能正常的,不去管它!其实这个时候肾脏已经奄奄一息了。所以,如果大家常常觉得乏力疲惫、手脚冰冷、偶尔眼睑水肿啥的,就应该知道那个可怜的肾快坚持不住了,你得对它好点了!不然万一它撂挑子不干了你就惨了,尿毒症听过没有,一旦得了,你就得终

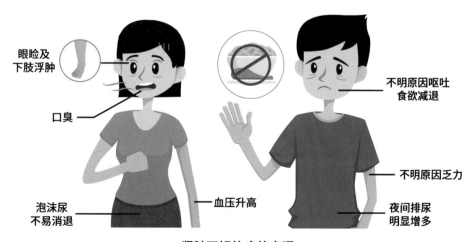

肾脏不好的症状表现

身依赖透析,所以大家要对肾脏老兄好一点,没事少熬夜、少喝酒,没事多搓搓老腰,肾脏老兄是需要关爱的。

俺们小氢对肾脏好啊,简直就是关爱有加,你平常吃的药像庆大霉素什么的都会伤肾,还有那个化疗药顺铂,毒性特别大,小氢这个时候都会冲出来保护肾脏的。还有各种原因像缺血啊、高烧啊、造影剂检查啊,不小心伤了肾,小氢都会义不容辞!因为肝老兄和肾老兄简直就是一对难兄难弟,受了委屈从来都是不声不响,独自默默地舔舐伤口,撑不住了才全盘崩溃,这是多么可歌可泣的牺牲精神啊,这样好的兄弟,小氢一定要加倍关怀!

* * *

➢ 肾脏问题

肾脏是身体主要的代谢废物排泄器官,在维持机体内环境稳定方面发挥着重要的功能。很多日常的不良行为都在不知不觉中伤害肾脏,如暴饮暴食、过量使用药物、经常憋尿、饮水过少等。

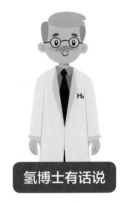

氢博士有话说

肾脏的潜力非常大,这就是说,它可以用自己一小部分的工作来代替整个器官,只要你的肾脏还有三分之一在正常工作,就可以维持正常的身体状态。这个时候,检查肾功等指标都是正常的,但是这不代表肾脏没有问题,很多现象会提示我们肾脏已经开始虚弱,需要注意保护,比如经常的疲乏、虚弱、恶心、困倦、面色苍白、贫血、脚踝部和眼睑水肿、口腔有异味且没有食欲等。

➢ 氢气与泌尿问题

氢气能够减少化疗和各类抗生素引起的肾脏损伤[85],还能够减缓缺血、结石和各类因素引起的肾脏细胞损伤[86-89],在目前食品和饮水安全得不到很好保障的情况下,氢水饮用其实是保护肾脏的很好方式,不仅仅在疾病治疗方面发挥作用。

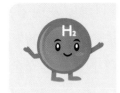

第十二章
氢气与皮肤、五官问题

氢气与皮肤问题

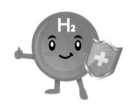

小氢我终于可以开聊俺神奇的美容功效了！

科学家说了，小氢可以抗皱美白，还可以让很多黄褐斑啥的变淡！夏天太阳太大了，小氢可以让皮肤抵抗紫外线的伤害，一直白白嫩嫩、水汪汪的。当然，与小氢可以治病的神奇能力相比，貌似这个不太重要，但是，这个对女性同胞们太有吸引力了。俺们把女同胞变美是"内外兼修"的，举个例子吧，这个美女边吸氢气边贴氢水面膜，边泡氢水澡边喝氢水，完全是一边内调一边外养啊！而且相对于昂贵的化妆品，小氢是多么便宜实用啊！

当然，小氢是通过调整皮肤根本状态实现美丽梦想的，效果没那么快哟！还有，小氢从来没说小氢的美容效果比什么都好，大家可以把小氢和其他美容护肤品一起用哦，相信有小氢保驾护航，美丽的效果可以更上一层楼。

好了，说了这么多，其实小氢的根本目标还是严重皮肤问题，也就是皮肤病，因为俺是健康小卫士啊，治病救人是俺的天职！科学家首先用小氢治疗压疮，啥是压疮？就是长期卧床血液循环不通畅，压得皮肤长水疱或者溃疡了。科学家试了好多卧床的人，发现喝了氢水压疮就好得快多了，所以生病卧床的朋友都应该多喝氢水，可能喝了就不得压疮了呢！

神奇吧，这还不算啥，更重要的是，有科学家发现俺对难治性皮肤病也有效，比如那个牛皮癣吧。得了这个病是相当痛苦，全身大片的红斑，上面还有鱼鳞一样的白色皮屑，有时候还非常痒，呃——想想都觉得难过，而且基本治不好，只能减轻症状,得了病的人心理压力特别大,所以才叫难治性皮肤病。最近科学家发现了,喝氢水加氢水泡澡可以大大地缓解牛皮癣的皮肤症状。这实在是令人兴奋的发现,要知道牛皮癣最常用的药可是激素,激素副作用多大啊,俺们小氢可是安全多了!

再聊聊皮肤过敏,这也是个非常烦人的问题,动不动就开始皮肤红肿发痒,也不知道碰了啥东西,甚至根本没碰啥,就是天气冷点、热点、湿度小点,皮肤就开始发脾气了,好好一张美女脸,到处脱皮,几乎不能看,这完全是间歇性毁容啊!这个时候咋办呢?找小氢试试啊,多喝点氢水,再用氢水好好洗洗脸,哪里出问题洗哪里,小氢基本上可以保证很快就好多了,这里多啰唆几句呵,皮肤容易过敏的一般都是身体也出问题了,叫敏感体质。所以啊,即使皮肤不太严重了也要坚持喝氢水啊,因为体质的改变没那么容易的,古话说得好,病来如山倒,病去如抽丝,咱得有点耐心啊,这可是治病呢,没那么快的!

最后咱们看看烧烫伤,这可是对皮肤剧烈的伤害,一不小心是会毁容的,严重了可就要命了!你干嘛拿那么怀疑的眼光看我啊,不相信小氢我对这么严重的问题也有效?呃——谦虚地说(其实底气不太足),小氢对烧伤烫伤还是有点用的,别忘了俺可以抗炎啊,俺可以让烧伤的皮肤发炎轻点,细胞死亡少点。科学家研究发现,那些用氢气的烧伤小白鼠死亡率下降好多。至于会不会用到患者身上,那要看科学家们的努力结果了!

* * *

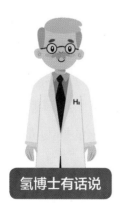

氢博士有话说

关于氢气在皮肤美容、抗衰老方面的研究目前也有很多,2012年,日本学者发表研究成果证明氢水可发挥美容抗皱效应,用仅为 0.2~0.4 ppm 浓度的氢水沐浴三个月,体验者颈和背部皮肤皱纹明显减少,说明氢水可作为日常皮肤保养和抗皱手段[8]。2012年,韩国学者也发表文章证明:用氢水洗澡能对抗紫外线引起的皮肤损伤,对改善面色黯淡、肤色不均、肌肤干燥、细纹和斑点等问题有显著效果。这些研究提示了氢气可能在美容领域的广泛应用。

以上研究仅仅是外用氢水,如果氢水口服和外用同时进行,有可能实现全方位的皮肤抗衰老效果,通过内调外养结合的方式,实现健康和美丽共存的理想状态。氢气进入身体后,可促进细胞排毒,有效改善女性生理周期紊乱、内分泌失调症状,这对皮肤的顽固性青春痘、色斑、色素沉着性晦暗等都会有良好的效果,只是氢气的内在身体调理需要一定的时间,不能操之过急。

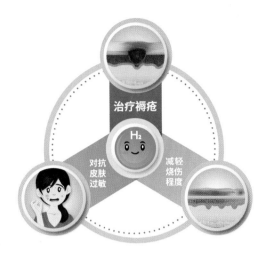

顽固性皮肤病是指临床皮肤损伤严重、缠绵不愈、反复发作、极难调治的一类皮肤病,包括顽固性牛皮癣、湿疹、过敏性紫癜、红斑狼疮、白癜风、鱼鳞病、硬皮病、过敏性皮炎、荨麻疹等。大部分顽固性皮肤病都没有有效的治疗方案,是目前亟待解决的临床问题。

氢气干预疾病的基本机制目前认为是调控氧化应激和抑制炎症反应,顽固性皮肤病如白癜风、银屑病等的发生都与氧化应激和炎症密切相关。我们可以推测,氢气可以通过多种途径进入人体,发挥对顽固性皮肤病的干预作用,外敷改善皮肤炎症状态,抑制病程进展,口服含氢气溶液可以消除引起皮肤问题的内在病因,使得皮肤问题从根本上得到治疗和改善,通过一段时间的持续干预,可以减轻皮肤异常状况,抑制皮肤红肿、疼痛等炎症反应,减轻患者痛苦。有学者尝试对20多例牛皮癣和特应性皮炎进行氢水泡浴加饮用的治疗,有效率达到80%且没有任何副作用,提示我们氢气可能是皮肤病干预的一个理想手段。

需要重视的是,很多顽固性皮肤疾病的发病原因不明,治疗用药以激素和免疫抑制方式为主,没有针对性的治疗方法。对于这一类疾病,氢气治疗的时间相对会比较漫长,初期只是皮肤症状的改善,需要较长时间的持续应用,疾病问题才能够得到根本缓解。

烧伤是指热力引起的皮肤损害,累及皮肤甚至皮下的肌肉以及内脏,严重时会危及生命。氢气对烧伤的干预属于医疗行为,有学者报道氢气可以减少烧伤小鼠的死亡率,减轻皮肤炎症反应[90],随着氢医学的发展,相信氢气在烧伤领域的研究会逐渐深入,获得更多的有力证据。

氢气与五官问题

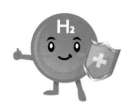

古时候,有一个非常受人尊敬的职业,叫相术师,其实就是算命先生。这个神奇的长胡须老先生只要看你一眼就可以说出个子午卯酉。当然,看的主要就是你的眼睛鼻子啥的长得咋样,据说五官端正和谐的人比较有福。其实吧,中医也有望诊一说,就是看着脸就可以初步下个结论你到底有啥问题,所以说,眼耳鼻喉口非常重要,出了问题是要重视的!

那么小氢对这么重要的五官有啥作用呢?就说眼睛吧,要是眼睛被强光刺激了,由于血糖高,眼底的血管出血了,小氢都可以帮忙。小氢还可以防止眼睛老化出现白内障啥的,还有珍贵的视网膜细胞因为缺血啊、外伤啊、毒性物质啊,不小心出问题了,小氢都可以帮忙。那个"氢友"你一看就是天天看电脑、手机的,眼大无神,全是红血丝,你快点用小氢来洗洗眼睛吧,这样下去眼睛受不了了!

再聊聊耳朵,科学家说了,小氢可以缓解噪声、药物啥的造成的耳聋,但是临床效果咋样还不知道。可以防止噪声伤害听力这个研究倒是不错,大家想想,在城市里生活,车水马龙的,避免不了各种噪声啊,如果天天用点氢水就能保护听力,何乐而不为?

最后就是口腔问题了,科学家重点讲了牙周炎,喝氢水顺便还能治牙周炎,真是一举多得啊!大家想想,本来就是喝氢水想降降尿酸来着,结果很多小毛病比如牙周炎、咽炎啥的也好了,纯属意外之喜啊,这么好的事情,大家都来试试吧!

* * *

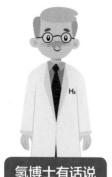

氢博士有话说

氢气在五官方面的研究相对是比较少的,研究者重点关注了氢气对眼科疾病,尤其是视网膜疾病的保护作用,比如发现氢气可以保护视网膜缺血损伤,保护药物和毒剂引起的视网膜问题,还能够预防白内障和缓解眼疲劳[38,91-95]。有研究证实氢气可以缓解噪声和药物引起的听力下降[33,96-99],但是这种缓解是否有临床应用价值目前还没有确定。氢气可以

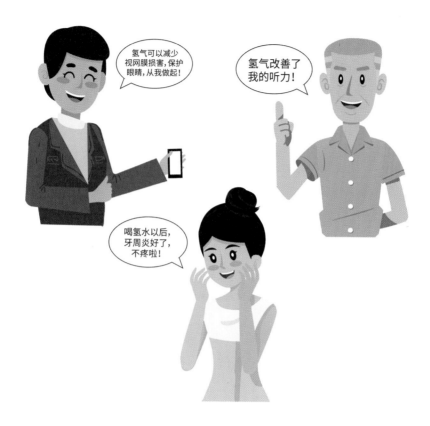

　　预防噪声对听力的影响这一点是比较可信的,换句话说,可能喝氢水和吸氢气就可以很好地保护听力。

　　也有学者发表了喝氢水治疗牙周炎的文章[100-101],这一类慢性炎症对牙齿的伤害比较大,而且长期的口腔黏膜炎症可能会诱发口腔肿瘤,也需要我们重视。氢气在肿瘤预防方面的研究比较多[102-104],可以减少多种肿瘤的发生率,应用氢气的效果广泛,值得大家尝试。

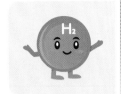

第十三章
氢气在各个领域的应用特色

保健、养生

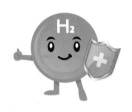

不知不觉已经和大家侃了这么多了，这许多天来，氢气健康小卫士孜孜不倦地发表感言，希望大家多了解氢气，放心使用氢气。那么氢气应该怎么用比较好呢，且听小氢来聊聊看吧。

什么是氢水？简单地说，把氢气溶解在水里就是氢水，这是氢气最安全最方便的使用方式。我们每天都必须喝进去1 500～2 000毫升的水，不然身体的细胞就会受不了，把这些水换成氢水，就可以发挥氢气的保健养生效果了，非常方便实用，比较容易坚持下去。

氢水有罐装成品、氢水机和氢水杯几种产品形式（见表13-1），只要保证水质的安全和氢气的洁净卫生，就可以得到优质的氢水，放心饮用。

表13-1　常见氢水产品的比较

氢水产品名称	氢气浓度/ppm	优　势	劣　势	备　注
罐装氢水	0.8～1.6	开罐即喝	长期饮用成本比较大	运输和储存过程中氢气逃逸，浓度会随时间逐渐降低
氢水机	1.8～3.0	浓度较高	一次性投入成本高	即产即喝，氢气浓度高，安全性好，产氢与溶氢分离
氢水杯	0.6～1.2	随身携带	产品良莠不齐	产氢与溶氢不分离，对产品技术要求高，易有杂质产生（臭氧、氯化物）

罐装氢水成品使用最简单,开罐即喝。

氢水机是属于饮水机类的产品。有厂家通过纳米气泡技术增加水中氢气的溶解量,制备高浓度超饱和的氢水,有研究证明高浓度氢水的疾病干预效果更好。

氢水杯携带方便,制备氢水一般需要3～5分钟。需要注意的是,氢水杯因为使用杯内的饮用水电解生成氢气,需要保证电解技术的安全性,一些技术不良的氢水杯虽然便宜,但是制备的氢水里混有有害物质,实验时发现可以杀死植物细胞(好的氢水杯制备的氢水可以促进细胞生长),所以在选择氢水杯的时候要睁大眼睛鉴别。

总之一句话,氢气好,不代表氢产品好。选择氢产品,要选择安全优质的,注意它是否安全,对健康无害。

在保健养生领域的氢水应用宣传的内容是氢气的抗氧化作用,氢气可以抗氧化,同时因为相对分子质量非常小,可以到达细胞内部发挥作用,因此在很多疾病的干预和预防方面效果显著,我们分类别描述一下。

(1)对于慢性病:氢气可以降血脂、降尿酸、减轻脂肪肝程度、缓解类风湿性关节炎,干预帕金森病等。

(2)对于预防领域:氢气可以减少肝癌、结肠癌的发病率,防止雾霾等造成的肺癌及肺结节出现,预防骨质疏松、动脉粥样硬化,预防各类辐射造成的健康问题。

(3)对于亚健康:氢气可以抗疲劳、抗衰老、缓解抑郁等不良情绪、改善睡眠、提高记忆力。

氢气研究刚刚经历10多年的时间,对其他疾病的干预效果研究还在不断深入,但是氢气的效果是肯定的。氢水作为一种安全方便的氢气吸收方式,可以有效调整体质,对多种疾病都有康复和干预作用,是一个非常理想的保健手段。

医疗

氢气作为一种小分子气体,通过呼吸运动进入人体是非常安全的,很多年以前,潜水专家就把氢气用于潜水,在水下很深的地方呼吸氢气时,吸入的氢气压力和浓度都非常高,比我们在陆地上一个大气压时高得多,所以在陆地上呼吸氢气是无毒的,对身体没有任何不良作用。

（1）作为气体形式应用，氢气有一个需要注意的地方就是它可以燃烧，与空气中的氧气混合有爆炸风险，空气中氢气的燃烧浓度范围是4%～74%，这个范围非常大，因此，氢气吸入的风险要大于喝氢水。

低于4%的氢气浓度没有燃烧爆炸的风险，因此日本的厚生省（相当于中国的食品药品监督管理部门）把2%的氢气吸入作为心搏骤停的治疗方法之一引入临床急救过程，并且把2%氢气吸入设备界定为先进医疗设备。最近日本科学家还发现2%～3%的氢气吸入可以治疗人类脑中风，减少脑细胞死亡数量[105]，这些证据告诉我们，氢气吸入可以在急救领域发挥作用，氢气吸入可以帮助挽救生命。

高于4%氢气浓度的氢气吸入产品也有公司开发，因为具有一定的风险性，目前被国家界定为三类医疗设备。在使用过程中需要注意防止静电和火花，防止因为氢气的燃烧爆炸造成人身伤害，因此这一类设备尽可能在有人监管下使用。

（2）氢气吸入作为一种干预方法，除了在脑梗、心梗、心搏骤停急救、脓毒血症等危急重症和全身严重感染等方面发挥作用，我们还重点关注它在神经系统退化性疾病方面的干预效果，比如阿尔茨海默病、帕金森病、多系统萎缩等，这一类疾病基本没有有效的治疗方法，氢气对这几类疾病都有调理作用，如果将来可以在患病人群中推广应用，对国家、社会、家庭来说都可以减轻负担，是一件非常有价值的事情。

下面聊聊氢气在呼吸系统疾病方面的干预效果。作为气体吸入的器官，呼吸道和肺组织的细胞都与氢气直接接触，氢气可以减轻咳嗽、咳痰等，减轻雾霾引起的呼吸道炎症，防止肺癌发生，减少哮喘发作次数和程度，改善肺气肿患者的呼吸功能，对于大量有呼吸系统问题的老年人，氢气吸入是一个非常方便而且可以长期使用的康复手段。

（3）对于氢气吸入，我们更希望它在医疗领域得到重视，在许多疾病的急救和治疗中发挥重要作用。通过各个氢产业经营者的努力，氢气吸入作为医疗行为可以在很多疾病治疗过程中发挥巨大能量，我们期待着！

医疗美容

2011年，日本科学家报道氢水沐浴可以减少皮肤皱纹，随之韩国学者也报道了氢水泡澡有对抗紫外线皮肤损伤以及祛斑的效果[8, 106]，这些研究引起了美容从业者的关注，日本美容从业者尝试用氢水来护肤，获得了很多使用证据，国内的美容从业者也在逐渐开始尝试利用氢气相关产品来改善皮肤问题。

➤ 氢气在皮肤领域的应用

氢气在皮肤领域的应用研究近年来也逐渐开展，华山医院皮肤科专家骆肖群教授的研究组报道了氢水泡澡结合氢水口服对银屑病（俗称牛皮癣）的治疗效果[13]，认为这是一种几乎没有副作用且又效率很高的治疗方法。同时还有氢水对皮肤过敏、红斑、褥疮等的治疗效果报道[12,107]，应该说，氢水泡澡作为一种外用的皮肤病辅助治疗手段，有广阔的应用前景。

➤ 氢气在美容领域的应用

氢气在美容领域的发展是最为迅速的，2016年，氢水面膜、氢气蒸汽舱、泡澡机等开始逐渐在市场出现和推广，结合氢气吸入和氢水饮用，形成综合性全方位的氢气干预系统。坦白说，10多年的氢气医学研究的主要氢气干预方式是口服、腹腔注射和吸入，研究氢水泡浴和外敷的文献非常少，基本上没有文献利用多种给氢方式来研究氢气的效果。这些基于养生、康复、美容目标的氢气干预系统，会给氢气研究者们提供很多的使用效果案例，一定程度上会指导氢气的临床研究方向和目标。在氢产业发展的起步阶段，在保障使用安全的基础上，可以多支持这样的氢气干预系统在人群的应用，为将来氢气在医学领域的应用提供依据，在民用、医用两个领域，氢气都应该有一席之地。

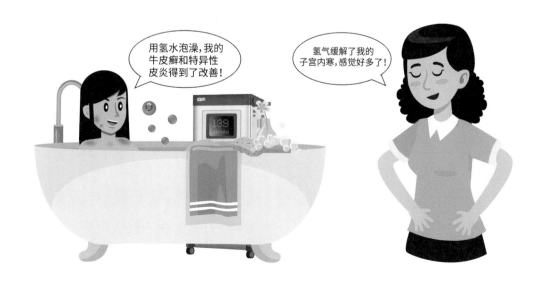

➤ 中医看氢气——"内外兼养"

借用中医理论来说,氢气在美容领域的应用原则是"内外兼养"。对于女性来说,内分泌失调导致的宫寒、卵巢早衰、月经不调、贫血等,是引起衰老的主要原因。氢气在这方面有很多的研究成果,喝氢水可以恢复卵巢早衰引起的提前停经(提前停经意味着更年期的提前)。氢气调整女性内分泌系统还有非常多的个案,我们发现在喝氢水的过程中有很多女性出现月经周期的改变,这些女性大部分都有子宫肌瘤、贫血或是原来曾经出现过内分泌问题,通过将近12个月的调整以后,月经周期开始恢复正常,同时内分泌失调也得到显著改善。这些例子提示我们,通过喝氢水可以使女性的内分泌紊乱得到调整,可以预防很多女性生殖系统的肿瘤如卵巢瘤、子宫肌瘤、子宫颈癌的发生,这是氢的以内养外,再加上我们外在的皮肤调养如氢水面膜、氢水泡澡、氢水汗蒸等,这在美容养生保健领域就是内外兼养的概念。

➤ 惊喜之氢水泡澡

关于氢水泡澡,给我的惊喜特别的大,因为原来一直感觉皮肤对氢气的吸收度不好,但是最近在氢水泡澡领域,收获了几个惊喜,今天也一起和大家分享一下。

第一,泡澡对很多顽固性的皮肤病包括皮肤过敏的效果非常显著,牛皮癣是一种非常难治的皮肤病,基本上没有很有效的药物,但是通过氢水的泡浴,就可以使这种皮肤病得到缓解。那么对于一些简单的皮肤的问题,更不在话下。

第二,我们给很多的肿瘤患者进行泡澡,肿瘤患者体温都是偏低的,他的体温很难升高,但是我们通过泡氢水澡,发现很多的肿瘤患者体温上升速度加快。大家知道女性的体寒是比较严重的,泡氢水澡和泡普通澡,相对来讲,泡氢水澡时体温的升高速度会加快,就等于说她内在得到温度的滋养。

第三,发现对很多顽固性的疾病发挥了作用。举个例子,有一种病叫多发性硬化,就是脊柱里面的脊髓发生了变异,而且是免疫病,这种病基本上没法治的。但是通过泡澡,这个病得到了很大的缓解。原来泡澡时皮肤对氢气的吸收比我们想象的要多得多。

这三个惊喜促使我们进行探索的东西就特别多,泡氢水澡这样的方式对人体的保健来说有更良好的作用。还有一些案例,关于女性的外在炎症的,通过氢水泡澡也得到了显著缓解。

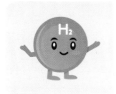

认识亚健康

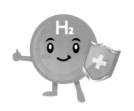

古时候，有个叫扁鹊的神医，他是非常非常神的神医，神到什么程度呢？他看你一眼就知道你哪出问题了，有一天他去见齐国的最高领导，就是国王，说人家有病，但是不太严重，结果人家不乐意听，扁神医执着啊，见人家齐国领导一次说一次，而且越说越吓人，齐国领导碍于面子没打他，但是也没听他胡扯，后来扁神医看已经没办法治了，就离开了，然后齐国领导就英年早逝了，还留下一个非常著名的成语叫"讳疾忌医"。

今天小氢要聊的话题是"亚健康"。人吃五谷杂粮，不可能不生病，那么就要将疾病消灭在萌芽之中！咋消灭呢，重视亚健康啊，在你身体不太给力但是医院检查又说你没啥事的时候，把你的眼睛稍稍转个方向，看看俺们的亚健康诊疗系统，检测完了呢，再用小氢调理调理，看！又是生龙活虎的帅哥、美女了。

啥叫亚健康呢？据说是健康和疾病的临界状态。嗯，这个说法太难以理解，咱们这么举个例子吧，大家身体里都有两个肾脏，长在后腰那个地方，是用来生产尿液排出身体废物的，这个器官强大啊，只要还有一半的细胞活着，

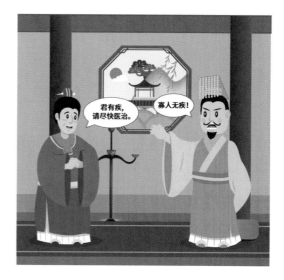

就能坚强地守住身体的万里长城！这个时候验血查查肾脏功能，都是正常的，貌似没啥问题啊。但是医生，我不舒服啊，我老觉得累，有时候腰酸，喝水多了眼皮还要肿一会，医生说看检查报告，你现在没啥事啊，回去多休息休息吧……然后你就回家了，好！该轮到小氢出场了，你这是亚健康，你得调理……还没有说完就被客官揍一边去了，你说我是亚健康，你说是就是啊！证据呢？

呼……长出一口气，虽然这许多年来中医西医纷争不断，虽然好多老百姓都不太相信望闻问切啥的了，但是中医的老专家们依然在坚守阵地！现在空气污染、食品污染，各类疾病暴发，医院人满为患快受不了了，国家觉得这样下去不行啊，得重视预防啊，得把身体问题在刚出现的时候发现解决啊！所以，好多历时几千年的中医检测技术开始被重视啦，亚健康也可以被诊治啦，早发现问题早解决。

好吧，具体都有啥东西可以检测亚健康，过会儿大家听氢博士唠叨吧。小氢可以缓解疲劳，让你睡得好，还能减肥，可调理好多病，更别提只是不舒服还没到全线崩溃的器官问题！前面那个腰酸眼肿的"氢友"，先拿红外线检测仪扫描一下，啧啧，腰那个地方都是绿色的，寒气重啊，喝几个月氢水再扫扫看，一片红啊，这可是小氢的功劳啊！

其实吧，传统医学博大精深，一旦发现亚健康了，可以尝试的办法很多，小氢也不是唯一的方法。不过没关系，您调理身体的时候捎带用上点小氢就行，俺们愿意与各种红外啊、热疗啊、针灸啊紧密配合，全力以赴！争取早日把临近崩溃的身体调整回来！

* * *

➤ "讳疾忌医"的故事

扁鹊是战国时医学家，是中国传统医学的鼻祖，对中医药学的发展有着特殊的贡献。扁鹊的望诊技术出神入化，真是"望而知之谓之神"的神医了。在中医的诊断方法里，望诊在四诊当中居于首位，十分重要，也十分深奥，要达到一望即知的神奇能力更是非同寻常。

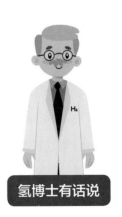

氢博士有话说

扁鹊有一次去见蔡桓公。他在旁边立了一会儿对桓公说："你有病了，现在病还在皮肤的纹理之间，若不赶快医治，病情将会加重！"桓公听了笑着说："我没有病。"待扁鹊走了以后，桓公对人说："这些医生就喜欢医治没有病的人，把这个当作自己的功劳。"

十天以后，扁鹊又去见桓公，说他的病已经发展到肌肉里，如果不治，还会加重。桓公不理睬他。扁鹊走了以后，桓公很不高兴。

再过了十天，扁鹊又去见桓公，说他的病已经转到肠胃里去了，再不从速医治，就会更加严重了。桓公仍旧不理睬他。

又过了十天，扁鹊去见桓公时，对他望了一望，回身就走。桓公觉得很奇怪，于是派使者去问扁鹊。扁鹊对使者说："病在皮肤的纹理间，是烫熨的力量所能治愈的；病在肌肤，是针石可以治疗的；在肠胃，是火剂可以治愈的；病若到了骨髓里，那是司命所掌管的事了，我也没有办法了。现在病在骨髓，我只能走了。"

五天以后，桓公浑身疼痛，赶忙派人去请扁鹊，扁鹊却早已经逃到秦国了。桓公不久就死掉了。留下一个成语叫"讳疾忌医"，指的是隐瞒疾病，不愿医治，比喻怕人批评而掩饰自己的缺点和错误。

这个故事告诉我们，从中医角度来说，通过简单的望闻问切是可以了解到一个人身体状况的，比起西医来说可能没有那么精准，但是对于诊治各种医院实验室检测不能够完全发现的亚健康问题，中医可能会有更好的效果。针对"上医治未病"的理念，在疾病初期就开始进行治疗，对减轻国家医疗负担，减少危重病的发病，都有意想不到的效果。

➤ 亚健康的定义

亚健康是指人体处于健康与疾病之间的一种低质状态，表现为活力降低、功能和适应能力减退的症状，但不符合现有疾病分类中的疾病诊断标准。

对亚健康人群的流行病学分析显示，30～40岁中青年人群的亚健康人数比例逐年攀升，占亚健康人群的比例为36%。职业分类显示，企业高管、贸易运营商、金融保险等高压力职业人群占亚健康人群比例超过40%。这些数据显示，与老化性疾病不同的是，亚健康主要侵害中青年高精尖人才群体，亚健康状况不能很好地得到控制，一旦进入疾病状态，会给国家造成巨大的人才损失。

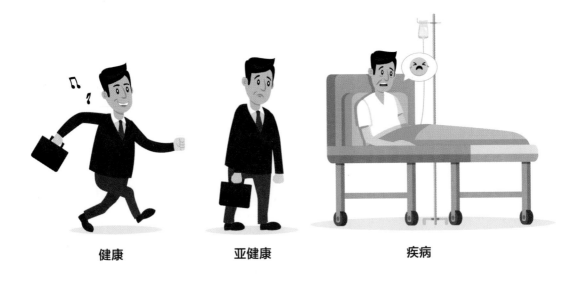

健康　　　　　亚健康　　　　　疾病

➤ 中医亚健康

2004年中华中医药学会亚健康分会成立，我国亚健康保健工作开始全面开展。2015年中医亚健康医师进入职业分类大典，他们主要运用亚健康测评系统和设备进行亚健康分析，指导实施预防保健和康复调理。近年来亚健康测评系统发展较为迅速，许多检测方法得到权威认证并在全国亚健康中心得到推广。

亚健康源于中医"治未病"思想，是医学模式从"疾病医学"向"健康医学"发展的重要体现。目前，亚健康学科体系不断完善，亚健康服务标准的制定和推广也不断增强，氢气作为疾病预防和康复手段，具有低成本、易实施且安全有效的巨大优势，可以在亚健康调理过程中发挥重要作用，无论是单独应用，还是通过与其他康复调理方式的结合应用，都可以促使亚健康人群更快康复。

中医亚健康体系介绍

➤ 中医亚健康诊断体系

目前氢与亚健康调理的课题研究还比较少，急需通过大样本的人群研究得到证据，亚健康的评测设备与疾病检查设备不同，近几年得到亚健康管理机构认可的技术有以下几种。

红外线热成像技术

物体依据温度的不同对外进行电磁波辐射,波长为2～1 000微米的部分称为热红外线。红外线热成像技术在医学领域有广泛的应用。它主要通过热成像系统采集人体红外辐射,并转换为数字信号,形成伪色彩热图,利用专业分析软件,经专业医师对热图分析,判断出人体异常的部位、疾病的性质和病变的程度,为临床诊断提供可靠依据。

正常人体的温度分布具有一定的稳定性和特征性,机体各部位温度不同,形成了不同的热场。当人体某处发生疾病或功能改变时,该处血流量会相应发生变化,导致人体局部温度改变,表现为温度偏高或偏低。

红外热像仪的测温灵敏度极高,能描记低于0.03℃的微温度变化,直观地反映出人体异常温区。在许多疾病的早期,仅有功能性改变而没有形成器质性病变,而温变早于病变,通过医用远红外热成像仪采集温度变化的信息,能够在机体没有明显体征情况下解读出潜在的隐患,能更早地发现问题。有资料显示,远红外热图比结构影像可提前半年乃至更早发现病变[108],为疾病的早期发现与防治赢得宝贵的时间。

许多影像学仪器或多或少对人体都有不同程度的伤害,而红外线成像设备——远红外热像仪工作时不发出辐射,它是通过经外探测器被动地接收人体向外发射的红外线,对人体不会有任何伤害和副作用。同时也不需要标记物,对环境也不会造成任何污染,而且简便经济。

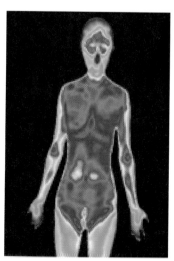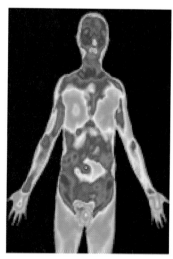

心肺耦合技术

心肺耦合通常也称为心肺交互作用,是指心血管循环系统与呼吸系统之间内在的协调机制及其相互作用。目前的心肺耦合研究通过探索生理机制,观察和解释短时呼吸操作的相关现象,表明了深慢呼吸能通过心血管反射系统起到增加心率变异性、增加静脉回流、增加血氧饱和度、降低外周血管阻力等效果。如通过引导呼吸增加心率变异性,降低血压等,可以调节心血管系统自主功能进而调节身心状态,此外心肺耦合中隐含的有关机体健康状态相关的生理和病理信息,也可以用于评价自主神经系统功能,用于睡眠质量定量测量和睡眠呼吸事件检测等。

心肺耦合分析方法应用于夜间睡眠的心肺耦合分析中,为了保证低负荷的睡眠过程通常不直接采集呼吸信号。哈佛医学院的Peng等用采集到的心电信号导出的呼吸信号进行心肺耦合分析,对心电信号中提取的数据进行计算来检测睡眠呼吸事件,评价睡眠质量。应用于睡眠中的心肺耦合分析,进行睡眠分期和睡眠呼吸事件的检测,用于便携简易的日常睡眠呼吸质量监测设备中,能更多提供可靠的与心血管疾病发生相关的信息。

目前临床采用的睡眠分析以及睡眠疾病检查方法,需要在患者体表接入多种生理信号采集设备,可以改变患者正常的睡眠环境,疾病诊断还存在个体差异,影响对疾病的准确判断。心肺耦合方法检测方式简单,对保持睡眠完整性至关重要,与临床睡眠分析结果有较高的一致性,是检测睡眠质量的理想手段。

微循环检测技术

微循环检测仪是一种新型光电仪器,无创伤,无任何副作用,主要用于对人体甲襞微循环检查,广泛用于临床对多种疾病(心脑血管、高血压、中风、糖尿病、风湿性关节炎等)发生微循环改变的早期诊断、病情预报、疗效判断和预后估计等方面,为临床提供诊断治疗依据。不仅如此,而且在人体保健,美容等生活领域发挥了重要作用。

微循环和一般循环相比,具有以下五个显著的特点。

(1)微循环在属性上既是循环系统最末梢的部分,又是脏器的重要组成部分。微血管、毛细淋巴管都是循环系统的最末梢部分,属于循环系统。很多脏器的实质细胞、组织都与细动脉、毛细血管、细静脉以及毛细淋巴管有机地结合在一起，形成以微血管为重要支架的立体结构，所以它们又是脏器的重要组成部分。

（2）微循环在形态上既具有脉管的共性，又有脏器的特性。微血管、毛细淋巴管在形态上呈空腔管状，便于血液、淋巴液的流动。但微血管的形态和结构在各脏器都各有特点，如小肠绒毛、肺泡、肝、骨髓微血管的排列、形态和结构都不完全相同，甚至同一脏器不同部位，如淋巴结、脏器其小体髓质部位的微血管形态各具特点。

（3）微循环在功能上既是循环的通路，又是物质交换的场所。微血管是循环的通路，全身的循环血液，除部分流经动、静脉短路之外，几乎全部流经微血管，以灌注组织、细胞。组织液存在于组织、细胞之间隙，流动于微血管、细胞、毛细淋巴管之间，毛细淋巴管是细胞、组织的重要输出通道之一。因此微循环是细胞、组织与血液、淋巴液进行物质交换的场所。

（4）微循环在调节上既受全身性神经、体液的调节，又主要受局部的调节。

（5）微循环既具有血管、淋巴管、组织间隙等代谢的共同性质，又表现出其所在脏器实质细胞代谢的一些特征。

➤ 氢与亚健康诊断体系

尊敬的钟南山院士在2016年胸科大会的会后采访中提到，氢气是一种抵抗氧化应激的"对因治疗"，是从根本上改善身体状况来实现对疾病的调理，这与中医医学"治本"的理念不谋而合。在大力发展健康产业的今天，诊断亚健康并及时调整，在整个医学链的上游减少危重症疾病的发生率和死亡率，于国于民都有非常重要的意义。氢气作为亚健康问题防治调整的手段之一，有使用方便、成本较低和安全无毒的优势，在研究不断深入的氢医学的支持下，氢产业将不断发展壮大，配合亚健康诊断体系，为亚健康调理提供更多的工具。

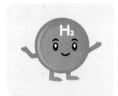

第十五章
氢气与养老保健、疑难杂症辅助治疗

氢气与养老："最美不过夕阳红"

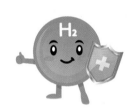

"最美不过夕阳红，温馨又从容……"多么美妙的歌声啊，唱出了大家的心声。

话说自从某家老太太退休以后，日子过得那叫一个乐呵！画画、吹笛子、养鸽子，明显是往古代大家闺秀的路子发展！某小伙子一天傍晚苦哈哈地从地铁里挤出来，想到母亲大人快过生日了，打个电话问候一下呗！结果没聊两句就果断被挂了，老太太精神抖擞地要去参加广场舞比赛。比赛？被无视的某小伙满腹心酸之余就想不明白了，这还是那个给学生上课不苟言笑、为人师表的娘亲吗？难道是被穿越或者还魂了！退了休咋连儿子都不要了！

好吧，我们暂且不去同情被抛弃的某小伙，他亲爱的老娘退休后重获一片精彩，小氢举双手大力支持，咋地，干了一辈子革命工作，也该歇歇啦！如果每个远在故乡的父母日子都这么乐呵，在外打拼的游子们该多欣慰啊！

聊到这里小氢要开始提醒了，人啊，年纪大了，要多注意身体，毕竟岁月不饶人啊！老人家免不了会这痛那痛的，孝顺的娃们，赶快给爹妈们用上小氢吧，我们小氢神通广大，功能好多，最重要的是俺们便宜啊！喝喝氢水就让老人家身体好，又简单又方便！其实吧，小氢有个宏伟的远大目标，小氢想在千万个老人家密集的小区设个小氢保健站，每个站里放上高浓度氢水机、吸氢机，每个老人家可以天天来装氢水回家去喝！没事就来吸吸氢气！小氢也不啰唆自己有多厉害了，免得有忽悠老人家的嫌疑。反正小氢是无毒无害的，大爷大娘们你们就尽情地吸吧喝吧,心情乐呵,身体倍棒,吃嘛嘛香! 有一个红红火火的晚年!

还有大家听说没? 到2025年,我国65岁以上老龄人口将达2.1亿,专家说这叫"未富先老",就是说我们国家还没有真正发达起来,很多居民就已经老了! 老年人多意味着国家医疗负担大啊! 所以呢,关注老年人健康,让老人家少生病、少住院,就可以有利于国计民生! 这个有点夸张,落实到各个家庭里,咱们可以这么想象一下,80后的青年们大部分是独生子女,然后两个独生子女成家又生了一个娃,万一男青年的老娘不小心着凉住院了,住院需要有人照顾啊,男青年开始天天跑医院了,娃扔给孩子外婆照顾,然后外婆因为劳累也不舒服了,女青年也要开始跑医院了……您别嫌弃小氢乌鸦嘴啊,小氢就是想告诉大家独生子女们将来照顾这么多老人家,会有多么手忙脚乱,多么不容易!

防患于未然,各位"氢友"早早地就重视起来,给老人家们喝上氢水吸上氢气,小氢不能保证完全不生病,但是可以保证少生病,起码进医院的次数少一些,大家的日子不是更轻松? 老人家不生病,是不是晚年生活更开心!

当然了,能够保障健康的法子多种多样,小氢肯定不是唯一的,也不能说是最好的。小氢只能苦口婆心地推销自己,小氢简单方便,小氢安全,小氢治病效果广泛,小氢便宜……更多的是辛苦了一辈子的大爷大妈们,一共就那么点退休金还得生活啊,都拿去保健身体了也不行啊,所以得用便宜实惠的保健方法,小氢就是!

喝氢水不比喝白开水贵多少,实在不愿意买氢产品也没关系,小氢前面说了,宏伟目标是在每个老年人小区都有小氢保健站,让更多的老人家可以免费喝氢水吸氢气! 老吾老以及人之老! 为了千千万万个老人家,小氢一定更加努力!

* * *

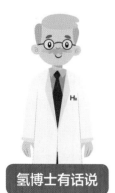

氢博士有话说

在人口分布日益老龄化的今天,我国呈现出老年人口基数大、增速快、高龄化、失能化、空巢化趋势明显的态势,再加上我国未富先老的国情和家庭小型化的结构叠加在一起,养老问题异常严峻。

健康老龄化的观念日益受到国际社会的关注。联合国提出,将健康老龄化作为全球解决老龄问题的奋斗目标。健康老龄化是指个人在进入老年期时在躯体、心理、智力、社会、经

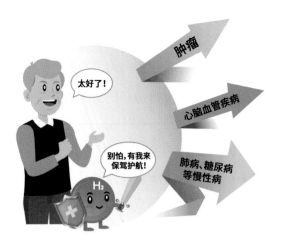

氢气可以应用在养老环节

济五个方面的功能仍能保持良好状态。一个国家或地区的老年人中若有较大的比例属于健康老龄化，老年人的作用能够充分发挥，老龄化的负面影响得到制约或缓解，则其老龄化过程或现象就可算是健康的老龄化，或成功的老龄化。为实现健康老龄化需要社会各方面协调一致的努力，也需要老年人的积极参与。

氢研究中许多生物学效应涉及老年退行性疾病，氢气对阿尔茨海默病、帕金森病、动脉粥样硬化、骨质疏松症等退化性疾病都有干预作用，并在预防癌症发生方面发挥显著效应。目前国家在探索养老模式方面主要推行"医养一体化"的发展模式，这种模式集医疗、康复、养生、养老等为一体，把老年人健康医疗服务放在首要位置，将养老机构与医院的功能相结合，是一种把生活照料和康复关怀融为一体的新型养老服务模式。将氢气作为一种干预和康复手段广泛应用于老年人群，将显著减少老年性疾病的发生、抑制病程进展、改善生存质量，作为一种简单实用并成本较小的干预手段，氢气可能在养老服务方面发挥巨大的优势。

老年病的防治是老年保健的重要措施之一。我国老年人易患的疾病依次为肿瘤、高血压与冠心病、慢性支气管炎与肺炎、胆囊病、前列腺肥大、股骨骨折与糖尿病等。

氢气在减少各类疾病的急性发作和加重方面都可能发挥重要作用，尤其减少老年人心脑血管疾病——心梗和脑卒中的发病率，这对减轻家庭和医疗机构的医疗负担有重要作用。另外以慢性阻塞性肺疾病来说，患者所耗费的医疗成本大部分集中在急性发作期的住院治疗过程中，通过氢气的日常辅助治疗，可以显著减少患者年平均入院次数，延缓疾病不可逆发展进程，减少国家医疗支出，这也是氢气在肺康复领域的重要研究内容。

氢气与危急重症、术后康复

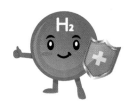 从带着医学帽子走入群众视野那一刻起，小氢就在一片质疑和打击声中艰难前行……想起来真是泪如雨下啊。一提起小氢大家就光想起氢气球了，根本不相信这么简单的东西可以治病！

就是两个氢原子组成氢分子，什么神奇结构都没有，你说对这个病好、对那个病好，不是瞎胡扯么？好吧，小氢不辩解不反驳，默默低头做自己的，事实胜于雄辩！走自己的路，让别人说去吧！

2007年科学家才发现小氢能治病，到今天也就只有短短10多年，科学家们对小氢的认识还在继续深入，小氢现在只能说小氢可以抗氧化，而且与其他抗氧化的东西比起来（如茶多酚、维生素E等），小氢只与身体不需要的、有毒的自由基反应并把它清除。小氢小而灵活，进入人的身体里可以跑到细胞里面去帮忙，这完全是近距离发挥作用啊，其他的维生素啥的，想进细胞，难如登天！当然了，科学家们还发现了小氢是调动身体的抗氧化总司令，调动抗衰老基因啥的。

好了废话不说了，小氢治病是新鲜事，大家需要有一段时间去消化，这没关系的，小氢还在努力啊，真相是经得起考验的！小氢这里唠叨一下小氢的理想啊，丰满的理想！

咱们医院里有个地方叫急诊，就是很多突发生命危险的人抢救的地方，那里真叫生死系于一线。真心说，小氢特别想去这个地方帮忙，科学家都研究过了，小氢能够让脑梗的患者细胞死得少，能让全身感染脓毒血症的患者死亡的机会减小，如果送到医院的患者心跳都停了，医生按压加人工呼吸好不容易救过来了，这个时候一定要用小氢！因为一大半救过来的患者还会在后几天突发死亡，有小氢在，好多患者就可能可以顺利恢复出院回家，小氢可以帮助救命的，真的！

再讲讲手术，大家知道手术大多免不了动刀子，夹住血管防止出血啥的，手术完了患者的身体总归是元气大伤，如果手术的时候用上小氢，手术完了感染、发烧这一类的后遗症就轻了好多，小氢可以让伤口的发炎没那么重。而且血管被夹住放开，血管里的血一会流动一会不流动，这个血管负责的器官（如肝啊、小肠啊、肺啊）也会受影响的，有小氢在的话就好多了，科学家已经证明了，小氢对好多器官的这种损害都能保护。

大家想想啊，一个老人家脑中风住院抢救了，有小氢帮忙，本来要全身瘫痪的现在只是偏瘫，本来可能偏瘫的现在可以下床正常行走，这给家庭减轻多少负担，老人家生活质量也高啊！还有那个住院手术的患者，本来要住7天的，有氢帮忙，3天就可以出院了，而且恢复良好，医院也可以腾出病床给新的需要手术的人，大大缓解病床紧张的问题。

* * *

➤ 氢气与手术后器官保护

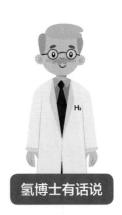

缺血再灌注损伤是临床手术中常见的并发症，由于手术大小和缺血时间的长短以及缺血程度的不同，手术中经常会发生各种程度的缺血再灌注损伤。由于各组织器官对损伤的耐受性不同，损伤对机体造成的影响也不同。例如在心胸外科、血管外科的部分手术中，常需要短时或永久阻断腹主动脉、腰动脉等，导致脊髓缺血损伤，术后引起相应的脊髓损伤症状。脊髓损伤至今仍然被认为是一种无特殊治疗方法的伤

氢博士有话说

病。如果能够有效减少脊髓缺血损伤的发生和严重程度，对减少手术并发症的出现，促进术后病患的身体康复有非常重要的作用。除此以外，脑、肝以及心肌缺血再灌注损伤在手术过程中也非常常见，如何减少缺血再灌注损伤对机体的不利影响，是目前外科医学关注的重点和热点问题。

氢气生物学效应的研究起点是对脑缺血再灌注损伤的保护，截至今天，氢气对各组织器官缺血再灌注损伤的保护效应已有多个文献报道[1, 14, 61, 86, 109-111]。在很多损伤模型中，氢气的效应优于或等于已经在临床广泛应用的药物（如在脑缺血再灌注损伤中，氢气的保护效应优于依达拉奉——一种抗氧化剂）。如果在患者术后能够即刻给予氢气干预，能够有效发挥对手术过程中缺血损伤的组织器官保护作用，对提高手术康复率有重要作用。

➤ 氢气与急危重症辅助治疗

"急危重症"为医学术语，通常表示患者所得疾病为某种紧急、濒危的病症，

应当尽早进行医学处理,否则可能对患者身体产生重度伤害或导致死亡。一般医院都会为此类患者设有专门的急救室或重症观察治疗室,也称"特护室",配备较好的医疗设备和医护人员,对重症患者进行专门的护理和治疗。

急危重症发作时常常可能出现多器官功能衰竭(MOF),急需进行各项急救措施。多器官衰竭是一种与氧化应激密切相关的急性全身性器官功能损害,往往是由于机体炎症损害(如严重疾病、外伤、手术、感染、休克等)导致。

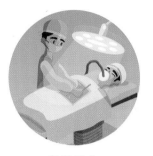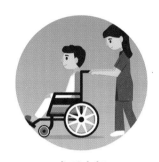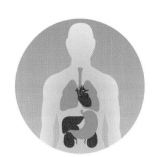

危急重症　　　　术后康复　　　　保护手术后器官

氢气的临床医学应用

氢气与氧化应激密切相关,氢气对各系统疾病的抗炎作用是氢气发挥生物学效应的主要机制之一,相关的大量研究证实其对急性炎症的抑制作用,尤其对脓毒血症引起的多器官损伤保护效应显著[18]。

有效吸氧气是急重症发作过程中重要的急救措施之一,如果在患者做吸氧气急救的过程中改吸氢气与氧气的混合气体,在保障氧气供应的基础上,氢气可以通过清除自由基减少病理状态下氧气吸入引起的毒性作用,同时通过抗炎、抗凋亡、抑制氧化应激,改善代谢紊乱和各系统功能障碍,对挽救生命,增大生存概率可能发挥重要作用。

以心肺复苏(CPR)过程中的脑保护为例,目前虽然规范化的CPR及基本生命支持技术在全社会普及,但是目前生物医学对脑保护缺乏比较理想的手段,目前的CPR并不包括对大脑的保护,许多患者预后不理想的关键是因为大脑功能无法恢复。虽然呼吸心跳恢复正常,但并没有真正挽救生命,或者造成严重的功能障碍。

氢气脑保护的动物研究发现,吸氢气对实验性心搏骤停后复苏导致脑损伤具有明显保护作用[62,64]。同时证实呼吸氢气能够减少氧气引起的氧化损伤(吸氧气也经常作为急救手段,但由于高浓度氧气长期呼吸可能会加重氧化损伤,临床一般不主张长期使用),解决氧气毒性的问题[71-72]。

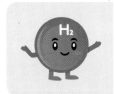

第十六章
氢医学的未来前景展望

辉煌展望：氢气与难治性疾病

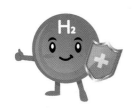

首先，把眼光放在阿尔茨海默病这个病上，前面小氢已经说了，现在老年人越来越多，患阿尔茨海默病的老人家也越来越多，这个病比较烦人，老人家会逐渐失去生活自理能力，不能感受外界事物，基本上就谈不上生活质量啥的，而且需要人全天照顾，家庭的负担也比较重，更重要的是这个病基本没有什么特效药物，最好也就是让病发展得慢一些。

科学家已经证明小氢对阿尔茨海默病有用了[29]，小氢决定对这个病发起进攻！用强有力的事实证明小氢能够帮助得了阿尔茨海默病的老人家！当然小氢没指望能够治好这个病，小氢的终极目标是希望能让已经无法自理的老人家最终能够生活自理，能够基本和家人交流，可以有比较正常的生活。当然，小氢也希望老年人都预先用上小氢，没事在家喝喝氢水、吸吸氢气啥的，最好不得阿尔茨海默病！

其次，再看看类风湿性关节炎，这可是免疫病。大家一看这两个字就知道了，跟免疫异常有关的病基本就没啥好招了，不是激素就是免疫抑制剂（基本上肾移植、肝移植了也用免疫抑制剂，你就知道这东西多毒了！）。这些东西对身体的影响都非常大，伤肝，伤肾，能不用就不用，这个时候小氢就可以表现自己了！科学家已经把小氢用在类风湿关节炎的患者身上了，注意啊！不是动物实验，发现喝氢水可以治疗类风湿性关节炎[112]！而且效果非常好！虽然喝的时间比较长（一年以上），但是比用那些免疫药强多了，得了类风湿性关节炎也非常痛苦，后期关节僵硬活动不灵活，基本上生活工作都很受影响，这个时候试试小氢吧！

保证给你带来惊喜！

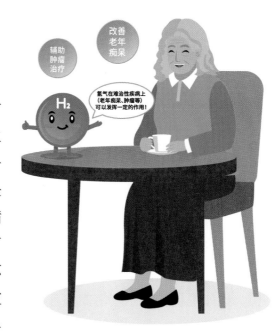

再看看牛皮癣（医学名词是银屑病），看看它的定性：反复发作，终身不愈！皮肤大片的红斑疹和皮屑，看起来非常难看，而且又痒又烦躁，严重影响日常生活！医生们管它叫难治性皮肤病，真是一语中的，这个病也真没啥好办法，依然是激素、免疫抑制剂啥的，发现了没，一般病没啥招了就会用激素啥的，它副作用可大了，三天三夜讲不完。为啥得病也不是太清楚，这个时候试试小氢，有科学家给得病的人泡氢水澡加喝氢水，发现牛皮癣得到显著缓解[13]。更重要的是，小氢没有啥副作用！长期用也没事，得了牛皮癣也来试试小氢吧！

最后，聊聊肿瘤这个令人谈之色变的东西，首先声明啊，小氢没有说自己可以治肿瘤，绝对没有！小氢没有那么神的！虽然有科学家做细胞和动物研究证明小氢抑制肿瘤细胞生长了[76-77]，但是离治疗肿瘤还远着呢，科学家还需努力。但是科学家给肝癌的患者喝氢水，发现放疗副作用小了很多，小氢也能减轻化疗造成的恶心、呕吐啥的。一句话，小氢帮助患者对抗放疗、化疗副作用，坚持与肿瘤斗争！现在，还有科学家发现小氢能让肿瘤细胞转移得少一些（当然这个用的氢气浓度很高，时间很长），这个作用可大了，肿瘤患者为啥会死亡，就是肿瘤细胞到处转移抢了正常细胞的营养啊，如果转移得少一些，那么患者的寿命就会长一些。

* * *

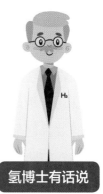

关于氢气在不同系统疾病干预中的应用，前文已经基本把阿尔茨海默病、牛皮癣等问题讲清楚了，这里列举出来，只是想重点强调氢气的医学功能，也是想向不了解氢气的大众展示氢气的应用价值，在来源简单、无副作用、使用成本低的

氢博士有话说

前提下,氢气还有别的药物或者方法不可替代的效果。

简单说,我们认为氢气是一种适宜广泛推广的疾病预防康复手段,也是一种应该在医院大量应用、可以减轻国家医疗负担的疾病治疗方法。随着氢医学的不断发展进步,氢产业技术的日益更新,最终氢产品将以多种形式走入千家万户,走到患者的病床前,这是每一个从事氢研究推广者的梦想和希望。

在希望氢气的医学效果得到认可的同时,更要提醒的是氢气治疗的长期性。人体是一个非常复杂的有机整体,多数疾病发生的原因不明。目前研究证实了氢气的抗氧化作用是一种"对因治疗",观察到对疾病的显著治疗效果需要一个细胞修复和更新的时间。比如干预类风湿性关节炎,患者喝高浓度的氢水共计1年的时间,才观察到关节炎显著好转,越是严重的疾病,可能需要的时间会越长。比如说促进阿尔茨海默病症状缓解,可能需要2~3年的持续应用才能看到效果。当然,对于一些功能异常性问题,氢气发挥效应的时间比较短,如高血脂,患者在喝氢水一个月就可以检测到血脂的下降。

肿瘤是危害人类健康的最重要问题之一,发病率和致死率都处于各类疾病首位。目前,医学界对于肿瘤还没有有效的治愈手段,采用的主要治疗方式包括手术、化疗、放疗、靶向疗法和免疫疗法。

氢气对肿瘤的抑制作用目前研究比较少[102-103],有文献报道氢气可减轻化疗引起的不良反应以及减少放疗辐射的副作用[74-75],另外也有文献报道氢气可抑制肿瘤细胞生长和迁移,还可减少肿瘤细胞诱导的结肠癌发病率,并协同化疗药物抑制肿瘤细胞生长。最新的研究结果证实,氢气长时间吸入可以抑制肺癌肿瘤细胞的转移[76-77],标志着氢气肿瘤研究又有了新的突破,可能在延长肿瘤患者生命方面发挥巨大的作用。

对于氢气在肿瘤防治方面的应用,目前重点关注的有以下三个方面。

(1)通过大量研究确定氢气能够减轻放化疗的副作用,可作为肿瘤放化疗的辅助治疗手段。目前放疗和化学药物治疗是肿瘤治疗中的重要手段之一,它的副作用包括消化障碍、脏器毒性、免疫功能下降和骨髓抑制等几个方面,其中免疫功能下降和骨髓抑制是导致治疗失败的重要原因。氢气对减少放化疗副作用的效果已经有相关基础研究报道,在此基础上有必要开展临床研究,进一步确定氢气的防护效应,为肿瘤临床治疗提供有效的医疗手段。

(2)关注氢气对肿瘤发病率的影响。肿瘤的病因和发生机制非常复杂,氧化应激是近年来关于肿瘤形成及影响因素的研究热点，多个研究报道氧化应激-炎症-癌症的紧密相关性和必然联系，提醒我们，氢气作为一种选择性抗氧化剂，能够有效抑制炎症反应，减轻氧化应激程度，这是否在一定程度上可以减少肿瘤的发生？目前基础研究已经有报道氢气可能降低诱导肿瘤的发病率，目前亟待通过更多的基础研究和人群流行病学调查，确定氢气是否对肿瘤的发生有抑制作用，是否能够减少大样本人群肿瘤的发病率，如果结论是肯定的，那么氢气在预防医学领域的应用就有了坚实的理论依据。

（3）关注氢气的高浓度长时间应用可以抑制哪些肿瘤细胞的转移，目前发现了氢气对肺癌细胞转移的抑制作用，效果非常显著，恶性肿瘤的基本特性之一是转移，转移与肿瘤大小、生存质量、生存时间密切相关，多数肿瘤治疗失败的原因是因为转移。有人统计60%以上的肿瘤患者于初次就诊时已发现有转移，因此对肿瘤的转移，预防比治疗更重要。目前抑制肿瘤转移的方法仍然是放疗、化疗等，氢气如果作为肿瘤抑制转移的手段得到应用，那么很多晚期肿瘤患者的生存时间和生存质量都会有大幅度提高。

庄严使命：小氢、大医、大健康

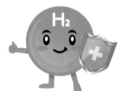

和大家见面这么长时间了，下面，小氢总结一下自己都说了啥东西，小氢一兴奋就可能有点啰唆，基于安全，小氢还是重复重复吧！

第一部分：小氢讲了自己作为一种气体有啥特点，告诉大家小氢对人非常安全（潜水员吸氢气可以吸非常高的压力和浓度，连续吸两周以上），然后讲了科学家是怎么发现小氢可以治病的，为啥可以治病（小氢可以抗氧化），还有哪些氢产品可以代表小氢帮助大家身体倍棒，吃嘛嘛香！

第二部分：小氢开始展示自己的优越性了（安全、方便、便宜、可干预的病多）。虽然小氢可以治病，但是治疗过程中有点身体反应大家要体谅（身体的排毒反应），有反应好啊，证明身体在逐渐改善。

第三部分：做完心理辅导，打消大家对小氢的疑虑，小氢开始逐一介绍科学家做了哪些研究，证明小氢对哪些疾病有用。这里要重点强调的是，有些实验室用动物做的（大白鼠啊、小白鼠啥的），暂时还没有用在人身上，对这些病我们就是建议试试看，还有一些疾病已经有人群研究了，这些病俺们有点底气，敢说小氢有用，都有哪些病呢？氢博士做了张表（见表16-1），大家一会看看就知道了。

第四部分：讲完了研究，小氢开始描绘梦想了，小氢走了10多年的漫漫研究路，觉得自己可以有底气说自己有用了！可以奔向辉煌的康庄大道了！小氢觉得自己可以预防好多病，用在亚健康领域不错，小氢还可以预防好多老年病，与养老产业有密切关系，小氢还想进医院发挥光和热，用在急救手术上多么威风啊！最重要的是小氢可以治好多没药可用的疾病。

* * *

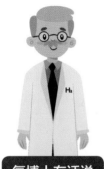

氢博士有话说

氢气作为一种最简单的气体分子，一直以来是在能源、化工、潜水等领域应用的。1998年，日本学者观察到德国诺尔登瑙洞窟内的水具有治疗疾病的神奇作用，通过检测发现水中含有丰富的氢气。

2007年，日本学者太田成男发表第一篇氢医学文章，证明2%的氢气吸入可以治疗大鼠脑缺血再灌注损伤[1]，这篇文章开启了氢医学研究的大门。随之有很多学者不断发表文章证明氢气对各种疾病损伤的医学作用，已经申请国家自然基金70多项，发表论文1 200多篇。2017年，日本顺天堂大学学者首次把氢气用于治疗人类脑缺血，证明氢气吸入对脑缺血的治疗作用[105]。十年磨一剑，从2007年到2017年，氢医学实现了从动物实验到人类临床应用的完美转化，相信未来还会有更多的人群使用证据出现来支持氢气的医学效果。

2016年11月30日，日本厚生劳动省将"吸氢治疗心脏停搏综合征"纳入"日本先进医疗B类"体系，这标志着氢气吸入作为医疗行为开始逐渐在疾病的临床治疗中应用，也意味着氢气作为可治疗性气体开始走入大众视野。大量的日本氢产业者开始将氢产品作为医疗设备进行申报，有学者评论认为，氢气吸入疗法是一种让心跳复苏后的患者吸入氢气，从而起到保护生命及脑功能，让患者早日康复并回归社会的革新性治疗方法。

10多年研究历程，从动物研究到人群研究，氢医学不断探索氢气疾病治疗的方向和领域，迄今为止发表了20多篇人群研究的论文，目录如表16-1所示。

表16-1 氢医学人群研究论文汇总

疾病名称	样本数	使用方式	剂 量	时间/周	研 究 结 论
Ⅱ型糖尿病	30	氢水	0.6～0.82 ppm，0.9 L/a	8	6名糖耐量异常（糖尿病前期）中4名恢复正常[113]
代谢综合征	20	氢水	1.0～1.2 ppm，1.5～2 L/a	8	总胆固醇减少13%
慢性肾衰	29	透析	浓度0.05 ppm，每周透析3次	6	实验过程未出现任何临床副作用；透析前后收缩压明显降低，这可能是治疗尿毒症的新手段[89]
肌肉病	31	氢水	0.5 ppm，1 L/a	12	患者炎症反应减轻[114]
肝癌放疗副反应	49	氢水	1.0～1.2 ppm，1.5～2 L/a	6	氢水使患者放疗过程中生活质量评分较安慰剂组明显升高；两组患者放疗效果无差异[75]
肌肉疲劳	10	氢水	0.92～1.02 mmol，任意摄取	1	肌肉运动疲劳显著减轻[115]
压力性溃疡	22	氢水	浓度0.8～1.3 ppm，600 mL/a	住院期间	住院时间明显缩短，创面均明显缩小[12]
间质性膀胱炎	30	氢水	0.8～1.2 mg/L，600 mL/a	4	氢水对膀胱疼痛无效[116]
脑缺血	38	静脉输液	浓度1.6 ppm	1	富氢水与依达拉奉（羟自由基清除剂）合用对脑梗死的治疗效果强于依达拉奉单独作用，且氢无任何副作用[117]
紫外线照射皮肤损伤	28	气体	0.2～0.4 ppm	12	连续氢水沐浴90天后，6名受试者中有4名后颈皱纹明显改善[106]
慢性乙肝	60	氢水	1.0～1.2 mg/L，1 200～1 800 mL/a	6	减轻炎症，但对肝功能影响不大[118]
帕金森病	17	氢水	浓度0.8 mmol，1 000 mL/a	48	治疗的9名患者中，有5名患者获得明显改善，从目前的研究数据看，这一治疗效果比目前最好的该病治疗药物都不逊色[47]

续　表

疾病名称	样本数	使用方式	剂　量	时间/周	研　究　结　论
类风湿性关节炎	224	静脉输液	浓度4～5 ppm，530 mL/a	使用4周，间歇4周后，再连续使用4周	服用氢水4周后，DAS28明显降低；间歇期4周DAS28仍有降低；在第二轮氢水服用期间，DAS28继续下降；5名类风湿性关节炎早期患者（少于12个月）均有减轻，4名在试验结束时症状完全消失[112]
高尿酸血症	80	氢水	1.0～1.5 ppm，600 mL/a	12	尿酸平均降低66 mmol/L[23]
急性脑缺血	50	氢气	3%氢气60分钟，每天两次	1	脑组织功能恢复，神经功能改善[105]

从上述研究我们可以看到，大部分研究是通过喝氢水来实现的，喝氢水是最简单、最方便，也是最安全的氢气利用方式。目前人群研究的病例数量比较少，研究时间也比较短，给氢方式还局限在喝氢水，而且氢气浓度大多数集中在1.0 ppm左右。随着氢产业的发展，首先实现了氢气利用方式的多样化，人们可以通过喝氢水、吸氢气（国内有的吸氢机已经首先开展临床试验）、泡氢水澡（氢水泡澡设备可以实现1.0 ppm的氢气浓度，并且皮肤吸收氢气的效果比想象中的好）、氢水面膜美容等方式获得氢气，还有企业通过物理方法制备超饱和高浓度氢水（浓度为1.8～4.0 ppm），这种高浓度氢水的疾病干预效果会更显著。

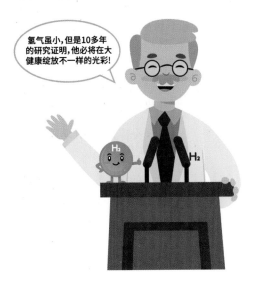

氢气虽小，但是10多年的研究证明，他必将在大健康绽放不一样的光彩！

通过以上系统描述，大家逐渐了解了氢气的物理特性、氢医学发展的过程、氢气的安全无毒特点以及氢气的医学应用优势，也分系统学习了氢气对各类疾病的干预效果，充分展示了氢气未来可能的发展前景。这些是作为氢研究者希望告诉大家的内容，也希望大家通过了解氢气从而重视氢气的应用，让氢气在临床医学、亚健康、养老等领域发挥作用,让这一种低成本且简单方便的手段获得认可。

氢医学放入大医疗的茫茫医海里,只是沧海一粟,希望时间可以检验真理,希望氢医学可以助力体现"大医精诚"的理念,医道是"至精至微之事",氢研究者"博极医源,精勤不倦"。

"以诚待人",氢从业者经营之余有"感同身受的心",做好产品,助人助己,小氢气映射大健康。氢医学历经10多年研究历程,氢医学效应的确定性毋庸置疑,我们需要做的,是验证和获得各类疾病的最佳干预剂量和时间,确定哪些疾病的干预效果值得大范围推广应用。同时也要不断深入研究氢气产生效果的原因,这是一个学科持续发展的动力所在。

著名的氢医学专家孙学军教授说过:没有氧气活不了,没有氢气活不好。在不断的深入研究中,我们力图揭开氢气的神秘面纱,挖掘它的神奇之处,让氢气成为大健康产业的擎天支柱!让每一个人都能从氢气中收获健康、美丽和未来!

下 篇

氢健康趣谈

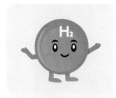

浅聊氢气与糖尿病

最近浏览网页,经常看到"三个月攻克糖尿病""降糖神药,药到病除"等宣传,觉得民间高手越来越多,貌似已经覆盖医院和医生的用药范围了,我们已经不需要去医院了。我是西医临床医学专业毕业,在与很多人交流过程中觉得大家似乎对糖尿病的理解有误区,觉得只要血糖降了,糖尿病就好了,关于这个问题,我们来聊一聊。

一、糖尿病的现象和本质

这里的糖尿病,单指Ⅱ型糖尿病,先天性胰岛素分泌不足的Ⅰ型糖尿病咱先不说,因为大部分糖尿病都是Ⅱ型糖尿病。Ⅱ型糖尿病的最典型症状也是血糖的异常增高,那么血糖为啥会高呢?

我们把血糖比作一群鸭子,在血管这条路上不停地溜达,路边的各个店铺就是细胞,时不时抓一只鸭子吃吃,那么鸭子就越来越少了,少到一定程度,你就低血糖了,感觉自己饿了,不吃东西就要昏倒了!

这个时候,你迫不及待地开始吃东西了,食物里的淀粉(米面类)被分解成葡萄糖,从小肠吸收进了血液,这下子血管里的鸭子就骤然增加了好多。这么多鸭子在路上溜达不行啊,容易交通堵塞的,这个时候鸭子太多的消息传到大脑了,就开始分泌胰岛素了! 胰岛素是什么东西呢? 它就是传令兵,挨个敲店铺的门让他们把鸭子抓起来,要么放进仓库(合成糖原),要么杀了吃肉(变成能量),要么烤成鸭油(合成脂肪),这下子知道为啥吃主食发胖了吧! 被大家这么一收拾,鸭子几乎遭受了灭顶之灾。路上溜达的鸭子又不剩几个了,血糖在餐后很快就恢复正常!

那么,Ⅱ型糖尿病患者为啥会出现血糖居高不下呢? 原因至今也不知道。但

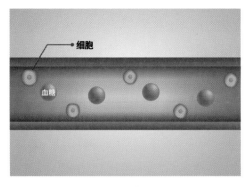

血糖正常时

饮食后（血糖增多）

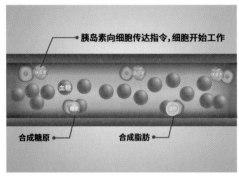
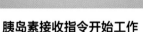

胰岛素接收指令开始工作

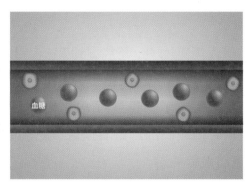

餐后恢复正常

是有一点是比较清楚的，就是胰岛素生物作用障碍，也叫胰岛素抵抗，什么是胰岛素抵抗呢？咱们再回到人吃饱了，很多鸭子进入了血液那个状态，按理说呢，这个时候大脑感知了鸭子在血管里太多了，开始下命令让胰岛素出动，但是胰岛素这个传令兵满世界地敲门，开始不对劲了，各个店铺的门铃都坏了！胰岛素拼命敲，店铺也不搭理它（细胞表面胰岛素受体消失或者内吞），血管道路两边的店铺都不去抓鸭子，这些鸭子只好在血管里溜达，时不时还啃啃路边的草啊破坏一下路基什么的，于是路上一片狼藉（糖尿病血管损伤），时间一长，眼睛出问题了，肾脏出问题了，脚也出问题了，大脑一看鸭子这么多不行啊，开始不断下命令给胰岛细胞，胰岛细胞就拼命派出胰岛素去敲门。时间一长，胰岛细胞就没"兵"可用了，它也衰竭了。故事讲到这里有人问，为啥"门铃"坏了啊？为啥细胞都不理睬胰岛素啊？

已经研究明白的现象是：高血压、高血脂、肥胖（尤其是内脏性肥胖，就是肚子里肥油特别多）和吸烟、抑郁症人群更容易出现胰岛素抵抗，血糖高居不下！

二、纠正三大观点

（1）糖尿病并不仅仅是胰岛素的问题。不要以为有了胰岛素就万事大吉了，没见很多糖尿病患者胰岛素越打剂量越高，血糖越来越难控制吗？

（2）糖尿病也不是血糖降下来就万事大吉了，要从根本上调整细胞状态，需要先调整血压、血脂和肥胖、吸烟、酗酒等问题，让身体的状态整体好转，才有可能恢复细胞对胰岛素的敏感性。

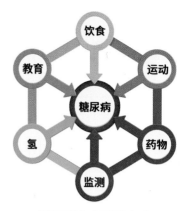

糖尿病六大干预方式

（3）我依然认为，糖尿病是一个全身性的细胞异常，不是一个非常好解决的问题，可能终身难以治愈，也需要终身控制好血糖，完全治愈只能等待奇迹发生。

氢水对糖尿病的改善效果有临床研究和个案报道，从研究角度，我们认为氢是通过抑制氧化应激来改善糖尿病症状的。喝氢水改善糖尿病，应该也是一个长期的过程，因为氢气同时能够降低血脂，降低血尿酸，减少高血压对细胞的损伤，减少内脏脂肪含量，这些都是从根本上改变细胞的代谢状态，使得细胞更快地恢复正常。在此基础上，发生异常的细胞表面胰岛素受体（就是胰岛素的"门铃"）可能会恢复正常，应该说，氢水改善糖尿病只是氢水整体调理的一部分，而且相对于降低血脂和尿酸，调整全身细胞对胰岛素的敏感性，可能是更艰难的一个挑战！尤其对于一个长期糖尿病、血糖居高不下的患者，除了全身细胞的胰岛素抵抗，他还可能已经出现胰岛细胞的完全破坏，基本上自己已经不能分泌胰岛素，需要终身注射药物性胰岛素，这个时候，氢水改善了胰岛素抵抗，使患者不需注射大量胰岛素也能很好地控制血糖了！

三、氢气与糖尿病

还是重复尊敬的钟南山院士对氢气的评价，氢气对于疾病的治疗是"对因治疗"，是通过改善和调整细胞的代谢状态来发挥作用的，氢气很难出现立竿见影的神奇疗效，需要在长期的使用过程中不断纠正异常的细胞状态，让新生的身体细胞在好的环境中生长发育，不断替代衰老的异常细胞，这是一个漫长的过程，是一个潜移默化的改变，一旦健康细胞数量足够多，那么各项身体功能指标就会表现出显著的变化。希望每个利用氢气来调理和改善身体的人，都有足够的耐心和信任去应用氢产品，让它为你的健康保驾护航！

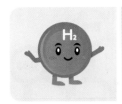

糖尿病前期？试试氢气吧

把疾病消灭在萌芽之中,符合大健康最流行的观点。

糖尿病是目前最常见的代谢性疾病之一,通过血糖值测定的数值限制,我们把血糖稍高但又不太高的一部分人群定义为"糖尿病前期"。

通俗地讲,糖尿病前期即空腹和/或餐后血糖已经升高,但还没有达到诊断糖尿病的程度。

从数值上来看,空腹血糖6.1～7.0毫摩尔/升(和/或)餐后2小时血糖7.8～11.1毫摩尔/升,无论空腹血糖高了一点,还是餐后血糖高了一点,或者同时高了,我们都称为糖尿病前期。

这其实是一个身体出现异常的信号,告诉你各个脏器的细胞已经不那么正常和健康了,糖尿病前期是糖尿病发展的必经之路,如果不干预的话,6年内大部

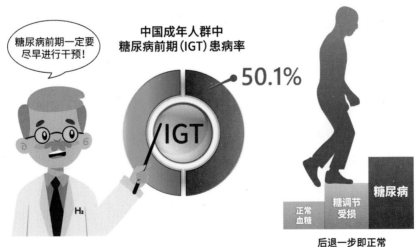

糖尿病前期干预是可以逆转的

分人会发展成糖尿病。

得了糖尿病有什么感觉？答案是没有感觉。

最新的糖尿病调查结果显示，我国约有4亿人处在糖尿病前期，但90%的人不知道自己处于糖尿病前期。

很多人不查血糖，或者只是体检查一下空腹血糖，很多人可能空腹血糖是正常的，但是餐后2小时血糖高，这部分已经有糖尿病危险的人群往往就漏诊了。

现在的血糖检测非常方便简单，建议大家抽空同时测一测空腹血糖和餐后2小时的血糖，确定是否是糖尿病前期。

糖尿病前期有什么风险吗？

除了可能会发生糖尿病，血糖的增高是动脉粥样硬化发生的主要因素，简单说，糖尿病前期会增加心脑血管疾病（脑中风、心梗）发生的风险，所以大家必须重视起来。

氢气作为自然界最小的分子，它的医学作用研究已经有10多年的时间，大量证据证实，氢气可以通过调控氧化应激治疗和缓解各类代谢性疾病，包括高血脂、糖尿病、动脉粥样硬化、高尿酸等，氢气还可以减轻高血糖对血管的损伤[22-24,27,37]。

糖尿病前期出现了血糖的轻度异常，其实已经是身体整体代谢异常的反应，这个时候使用氢气干预，会整体修复身体的各类代谢问题，是非常好的干预方法和手段。

糖尿病前期的血糖还不算高，这个时候进行饮食和营养调整，配合减肥和适度运动，不一定要使用降糖药物来控制血糖，同时可以利用氢气来帮助降低血糖，尤其是不能很好地调整饮食和难以坚持运动的人，可以仅仅利用吸氢气、喝氢水的方式来帮助血糖恢复到正常水平。

很多人在体检过程中发现了自己有一些轻度异常的指标，比如说血脂高一点、血糖高一点、尿酸高一些，还有轻度脂肪肝、尿蛋白等，总体来说没什么大病，这些问题通过有效运动（如每天走一万步）和饮食控制都可以很好地解决，如果没有办法坚持，就试试氢气吧！相信它会给你带来惊喜！

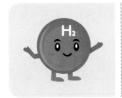

糖友用氢气,小心低血糖

随着氢产业的发展和进步,各类氢产品陆续上市,与以往相比,我们有了更多的氢气干预手段去调理疾病。

氢气到底对什么疾病效果最好?

回答这个问题,除了氢医学研究证据,我们还需要大量的人群体验数据来反馈效果。

近几个月来,全国各地的氢产品体验中心开始配合汇康氢医学研究中心的要求,开展大量人群体验活动来初步验证氢气对糖尿病的效果,我们正在陆续地收集体验效果的检测报告。

给大家举一个效果相对比较惊人的个案。

案例分析

这位糖尿病患者年龄54岁,Ⅱ型糖尿病,血糖控制非常不好。

比较大胆的行为是,她开始使用氢产品后就停止了降糖药的使用(我们一般是要求继续服药的)。

使用氢产品,吸加喝,每天吸氢时间比较长,5小时左右,喝氢水500毫升左右。

之前糖化血红蛋白大于14,餐后2小时血糖在20左右(2018年3月14日)。

使用氢产品20天以后检查糖化血红蛋白降低到10.8(2018年4月3日)。

继续使用氢产品20天以后,糖化血红蛋白降低到8.8,餐后2小时血糖降低到6左右(2018年4月24日)。

这就意味着,在40天左右的时间里,她的糖化血红蛋白降低了至少5个单位。这个降低幅度是非常大的,大家知道,糖化血红蛋白是反映的近90~120天的血糖平均水平,是糖尿病治疗效果的"金标准"之一,分析这些检查结果,我们可以认为,氢气对糖尿病可能有一定的效果。

这个个案最为难得的是监测了近40天的空腹血糖和餐后2小时血糖变化,根据这个监测结果我们可以看到,血糖的数值总体趋势是在不断下降的,但是在中间会出现短暂的波动,可能与饮食或测量时间都有关系,波动最大的两天之间的幅度在3左右。

这也提醒了我们,在利用氢产品降低血糖的过程中,要意识到中间可能出现的血糖值波动,不能因为某几天的波动就开始怀疑氢气的降糖效果。我们反复强调,我们主要以糖化血红蛋白的数值来判定一段时间氢气的降糖效果,要能够接受治疗期间血糖上下的波动。下图是一个空腹血糖和餐后2小时血糖变化案例。

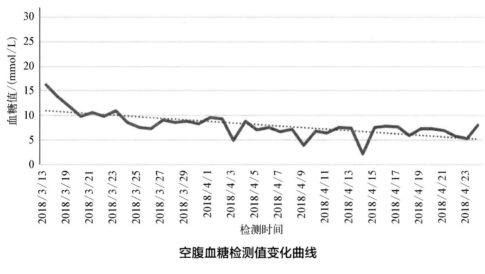

空腹血糖检测值变化曲线

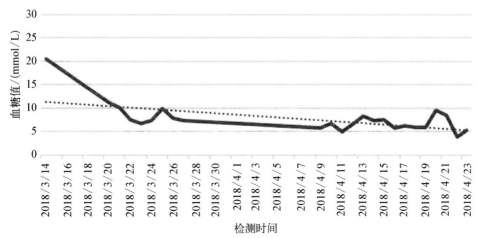

餐前血糖检测值变化曲线

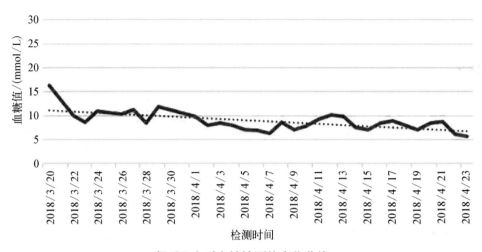

餐后2小时血糖检测值变化曲线

还是要强调,个案不能代表氢气的确定效果,只有大量的个案才能反映氢气对糖尿病降糖的整体作用趋势。

我们需要较长时间的使用,较多体验者的数据反馈,才能初步判断:

(1)氢气是否对糖尿病有效?

(2)对哪一类糖尿病患者效果比较好?

(3)长期使用氢气是否一直有非常好的降糖效果?

这些问题,需要通过今后的研究得到答案。

氢气调理糖尿病,要警惕低血糖

在我们的心理预期里,没有认为氢气对糖尿病降糖效果这样快速,在以往的氢医学研究中,也没有联合使用多种氢产品进行疾病治疗的研究报道。

糖尿病本身比较复杂,很多人并发多种其他疾病,每个人的体验效果差异也比较大,我们在沟通中,发现有一些糖尿病体验者出现了低血糖的现象,这是需要我们警惕和关注的。

什么是低血糖?低血糖是指血糖浓度低于2.77毫摩尔/升,主要表现为心悸、乏力、出汗、饥饿感、面色苍白、震颤、恶心呕吐等。

糖尿病患者在口服降糖药或胰岛素治疗的时候,由于药量控制不好也常常出现低血糖的症状。

低血糖是一定要尽快采取措施的,如果出现了要马上补充糖水、牛奶或者巧克力等食物,因为如果血糖过低还会引起意识模糊、肢体瘫痪,大小便失禁、昏迷等严重问题。

再次提醒，本案例的氢产品体验者从开始使用氢气，就把降糖药全部停掉了，如果仍然服用的话，按这个降低速度，这个糖友有很大可能会出现低血糖。

如果氢气的降糖效果比我们预想的要快速和显著，我们需要在氢产品调理过程中监测血糖变化，如果出现血糖降低幅度比较大的情况，要尽快咨询医生后减少降糖药用量。

在使用氢产品的时候，最好随身准备巧克力等食品，在出现乏力出汗和饥饿的时候尽快补充能量，防止低血糖。

氢医学对糖尿病的研究成果和展望

糖尿病已经成为慢性病之王，给社会和医疗系统带来沉重压力，Ⅱ型糖尿病是一种与衰老相关的疾病，也是糖尿病患者的最主要类型。

大量证据表明，氧化应激与Ⅱ型糖尿病的发生进展密切相关[121]，因此克服氧化应激是防止糖尿病快速发展的重要手段之一。

另外有研究发现，许多慢性病如癌症、高血压、糖尿病、动脉硬化与代谢性炎症关系密切，控制炎症可以很好地防治这些慢性疾病。

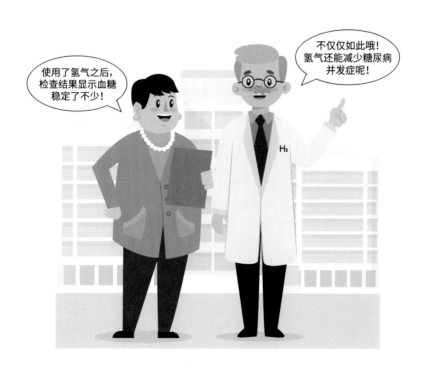

氢气为什么能够辅助治疗糖尿病？

氢气作为一种安全性极大的抗氧化物质，调控氧化应激是大量文献报道证实的氢气发挥作用的原因。

大量基础和临床研究表明，氢气呼吸、饮用或注射氢气饱和水能对抗多种氧化和炎症损伤，这意味着可能对慢性代谢性炎症相关疾病具有理想的治疗效果。

这就意味着，通过调控细胞氧化应激和抑制细胞慢性炎症损伤，可能是氢气辅助治疗糖尿病的原因之一。

关于氢气对Ⅱ型糖尿病的控制和治疗，目前已经有初步临床研究，尤其是早期喝氢水能有效纠正部分患者糖耐量异常[113]。

动物实验也发现，饮用和注射氢气饱和水对糖尿病导致的多种组织损伤，如肝硬化、肾脏损伤和视网膜病变有治疗效果。

糖尿病治疗不仅是控制血糖水平，预防心脑血管、各种器官损伤的并发症也是非常重要的目的，而针对这些问题并没有特别有效的治疗药物和手段。

随着大众对氢医学的深入了解，随着氢产品大量的推广和应用，我们可以通过大量数据的收集和分析来初步确定氢产品对糖尿病的调控效果，在获得内分泌领域专家教授认可的前提下，开展大规模的临床研究进一步明确氢气对糖尿病的功效。

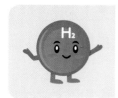

糖尿病足,厉害了,我的氢气

从事氢医学研究10多年,相信氢气是有用的,这个认知是绝对坚定的。

但是氢气的应用效果到底可以好到什么程度,这个还有待研究。

我们尝试组合应用各类氢产品进行疾病治疗,收获了很多惊喜,糖尿病足这个案例,就是其中比较典型的。

重点来啦,看案例!

本案例是一个有12年糖尿病史的患者,38岁,男性,曾经多次因为糖尿病酮症酸中毒住院抢救。

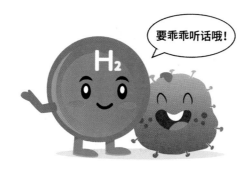

氢气可以稳定糖化血红蛋白

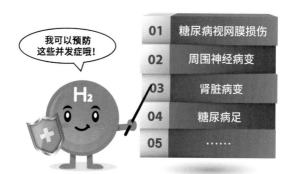

来咨询氢医学是因为糖尿病导致脚溃烂严重,下肢浮肿已经无法走路。

当时检查空腹血糖为34毫摩尔/升(正常为4.2),糖化血红蛋白为15%(正常为4%~6%)。

我们介绍了氢气的作用,建议他尝试一下,同意后开始组合应用氢产品,吸氢气+喝氢水+氢水足浴。

用氢之前整个脚发炎肿胀,表面有大小不一的溃疡面。

用氢后的结果:

使用第二天,发炎减轻。

使用第三天,糖尿病足红肿溃烂就基本缓解。

使用第七天,小腿的浮肿慢慢消失,已经可以穿上鞋子正常走路。

要知道糖尿病足是非常严重的一种并发症,基本上没有非常有效的治疗办法,临床上最后截肢的比例也非常高,我们使用前只是希望能够有点效果,没有想到短短的一周时间就有这么好的效果。

氢气的抗炎作用是目前研究报道最多的,对于各类急性和慢性炎症都有非常好的效果。糖尿病足在氢气处理后第二天就显著减轻脚部的炎症反应,这也是氢气抗炎效果的证据之一。

本案例虽然只是个案,但是更大地增强了我们对氢的信心,我们相信,将来会有更多的案例可以展示。

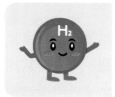

氢气,不是光降糖那么简单

从事氢医学推广,最常被问到的问题是氢气治什么病,氢气能不能治某某病,对于健康这件事,大部分人在身体还不错的时候是不关注的,只有在身体严重受损的时候才会重视起来,到处寻医问药,期盼有神医神药"妙手回春",本案例其实是冲着降血糖来的,但是收获比想象的更大,这才是氢气的神奇之处,给它一份信任,收获一份惊喜。

这位体验吸氢气的老人家年龄不算大,67岁,但是身体状态比较复杂,看看入院记录的诊断,总计7～8种疾病,有高血压、Ⅱ型糖尿病、卵巢癌术后、多处脑腔梗、冠心病、糖尿病视网膜病变等。近期住医院不是因为这些疾病,是因为视力严重下降,行动不方便摔倒,把牙都磕坏了,引起炎症后去拔牙,一次性拔了好多颗!

不过因为糖尿病并发症等原因,2018年这位老人家已经入院很多次了,越到后期入院治疗次数越多,在2018年12月开始使用氢产品,后期开始每天8小时吸氢气同时喝氢水,到现在接近10个月的时间还没有再因为糖尿病并发症住院过,但是顽固的是老人家感觉好了,就不肯去做检查,目前只知道血糖大概在6～7之间,应该是一个控制比较好的血糖水平。因为糖尿病引起了视网膜问题所以视力模糊,吸氢气以后逐渐改善,现在已经基本恢复正常。

本案例严重缺乏很多数据,比如这位老人家的眼底检查结果,还有使用氢产品以后的糖化血红蛋白的检查结果等,吸引我关注这个案例的,是氢产业经营者发过来的照片,照片上的老人家神采奕奕,与以往判若两人,这是最好的说明。说明在氢气的影响下,老人家逐步变得健康起来,我没有看到相关血糖检查等数据报告,但是如果吸氢气期间的视力开始恢复,足以证明血糖得到了很好的控制,糖尿病并发症开始逐渐好转了。

　　每一个人开始尝试用氢气,往往都是受局部治疗的思维模式影响,经常只关注其中一个问题,而且迫切想解决的也是这个问题,我曾经遇到一个人非常纠结自己的肝囊肿,觉得特别恐惧,希望用氢气来调理一下,使用之前已经说过短期可能不会有太大的改变,显然我的短期和他的短期概念不太一样。坚持使用了氢产品半年以后他又做了全面体检,检查结果显示囊肿变化不大,他非常着急地来咨询我(当然也可能是质问),他觉得非常失望,其实他的体检报告有很多指标都有改善,我看了检查报告问他:"你看你血脂已经正常了,尿酸也下降非常明显,最近是不是吸烟以后咳痰也好一些呢?"但是这些结果并没有让他非常高兴,他只是纠结肝囊肿没有显著改善,潜台词是氢气就是忽悠人的,这么久了肝囊肿还在那!最后我只能承认氢气确实无能,不可能很快把肝囊肿消灭掉,这虽然是个个案,但是体现了很多人的思维模式。他根本不关心这个囊肿是如何产生的,他只一味觉得这个囊肿让他恐惧、担心,恨不得立即弄掉,而氢气需要通过长时间的调整身体体质来达到这一点,这是个漫长的过程,当然我也得到了教训,下次再有人咨询这个问题,我会建议他先至少用两年再说!

　　回到前面的案例,那位老人家吸氢气以后,绝对不是仅仅血糖降低这么简单,她身体的方方面面应该都有了改善,才会表现出这么好的气色和神态,这也是长期坚持、认真使用的结果,所以我们再次重申,氢气,不是用来治病的,而是用来全面调理的,最终表现的,是各种指标的变化和改善,是外观可见的好气色,是可以幸福安度的晚年!

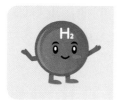

尿酸高？那你就离不开氢气了

氢医学研究发展10多年来，氢对"三高"（高血压、高血糖、高血脂）等代谢异常问题的效应一直是研究的热点。

2015年，北京解放军总医院通过罐装氢水干预高尿酸血症的研究结果证实：喝氢水可以降低血尿酸浓度，3个月连续饮用可以平均降低60左右（尿酸正常范围：男149～416微摩尔/升；女89～357微摩尔/升）。

这个研究证实了氢气降低血尿酸浓度的效果，但是在日常应用过程中，发现很多人喝氢水后血尿酸浓度降低不明显，甚至还有的人喝氢水后血尿酸检测反倒更高。

这是怎么回事？我们来分析一下。

首先看看什么是高尿酸血症。

高尿酸血症（HUA）是指在正常嘌呤饮食状态下，非同日两次空腹血尿酸水平男性高于420微摩尔/升，女性高于360微摩尔/升。

怎么发现自己尿酸高了呢？

高尿酸没什么感觉的（其实无声无息的杀手更可怕，比如肿瘤，比如动脉硬化），一般都是体检或者医院检查偶然发现的。

咦？血液检查报告单上有个箭头，显示这个指标不正常了！发现尿酸高很多人什么反应呢，根本不在乎的占大多数，高就高点呗，反正也没啥不舒服的。

那么尿酸为啥会高起来呢？

我们看看医学上怎么解释尿酸高的原因的，尿酸是人体新陈代谢的一种产物,人体在生命活动中,会产生大量的垃圾废物,通过尿液、汗液、粪便排出身体,尿酸也是需要排出去的一种,尿酸是人类嘌呤化合物的终末代谢产物。

嘌呤代谢紊乱导致高尿酸血症。

本病患病率受到多种因素的影响,与遗传、性别、年龄、生活方式、饮食习惯、药物治疗和经济发展程度等有关。

根据近年各地高尿酸血症患病率的报道,目前我国约有高尿酸血症者1.2亿,约占总人口的10%,高发年龄为中老年男性和绝经后女性,但近年来有年轻化趋势。

好的,现在我们来分析一下上面这段话。

(1)尿酸从哪里来?是人体一种叫嘌呤的物质分解产生的。

(2)嘌呤在哪里有?在身体细胞的细胞核里就有,就是传说中的遗传物质DNA。

(3)人为什么尿酸会高呢?要么生成过多,要么排泄不出去了(肾脏有问题的时候)。当然主要还是嘌呤这个东西分解的太多了,生成的尿酸来不及排出去,在血液里游荡,一检查就发现血液里的尿酸太多了。

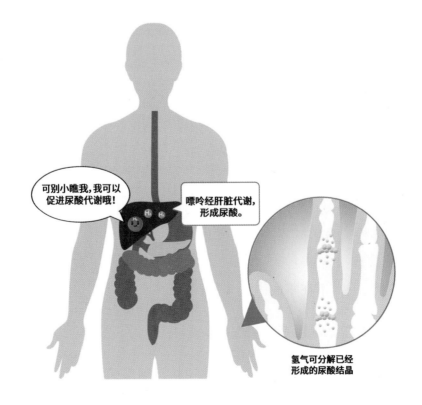

（4）最后一个问题，为什么嘌呤分解多了呢？为啥嘌呤代谢会紊乱？答案很简单粗暴——不知道！到现在科学家们还没有找到尿酸高的原因，目前只是发现，嘌呤代谢紊乱与性别年龄、饮食习惯等多种因素都有一定关系，根据这一长串问题我们可以总结说，高尿酸血症，其实是一个比较复杂的问题，目前还不知道为什么会发生这样的问题。

尿酸高了有什么问题吗？

问题其实很多，高尿酸会诱发高血压、糖尿病；是冠心病发生的关键因素；尿酸沉积在肾脏会引起肾衰；沉积在关节会造成痛风；还会刺激血管壁造成动脉硬化。

因为尿酸高了没有什么感觉，很多人对它基本置之不理，但是大家知道吗？其实它并不比高血压危险性小，同样是引起心脑血管疾病的危险因素。

讲到这个时候真是一声叹息，目前心脑血管疾病（脑中风、心梗等）发病率逐年上升，暗地里潜伏的杀手就是高血压、高尿酸、高血脂、高血糖啊。

但是因为这些病都没有什么感觉（糖尿病也是并发症出来以后才会重视的），大家很容易就经常性地忽略，一直到血管爆了或者堵了才开始重视，好容易保住性命了，就到处找法子让自己能康复。

早点保护自己，尽量不让血管出问题，难道不是更好的选择？

讲到这里，很多人会觉得不可思议、危言耸听，原来没听说高尿酸这么危险啊！那是因为高尿酸知识的普及程度比高血压差远了，但是很多人血压高了非常害怕，血尿酸高了觉得不是什么大问题，我在这里再次强调，高尿酸很危险！

高尿酸和痛风是什么关系？其实关系不算大，因为尿酸高的人中大概只有十分之一会发生痛风（关节肿胀、疼痛），大部分尿酸高的人没有任何感觉。

其实我觉得，尿酸高了痛风的人绝对是高尿酸人群中的幸运儿，因为发生了关节痛，他就不得不控制饮食，使用药物，注重养生……基本是全面发力降低尿酸。

其他没有发生痛风的尿酸高的人呢，尿酸的伤害依旧无声无息、日积月累地存在，但是因为他没有感觉，等到有感觉的时候，基本都是肾脏功能衰竭，脑中风、心梗了……

因为高尿酸的病因不明，其实临床使用的降尿酸药物分为两大类：抑制尿酸生成和促进尿酸排泄的药物。大部分的降尿酸药物都有极大的副作用和禁忌证，在治疗疾病的同时，各种并发症也相继出现。

所以说，其实没有特别好的办法能够从根本上解决高尿酸的问题，这是一个相对棘手的代谢紊乱性疾病。

2015年，北京解放军总院的人群研究首次证实了喝氢水降低尿酸的结果[23]，同时人群反馈的使用效果也同样证实了氢水的降尿酸作用，这个研究报告为氢医学又增加了一个效果证据。

氢气为什么能降尿酸？

简单来说，氢气可以修复肾脏功能，加强尿酸的排泄，另外，氢气可以从根本上纠正已经紊乱的细胞生命活动，逐步减轻嘌呤代谢紊乱这个根本问题。

为什么有时候喝了几个月氢水血尿酸也不降？

我们来分析一下，一个人尿酸高了，一般都不是短时间才出现的问题，长期的高尿酸会导致尿酸沉积在关节、肾脏等地方，或者大家想象一下，这个人身体各个地方都会有或多或少的尿酸结晶。

当使用氢产品调理的时候（吸氢气、喝氢水），初期可能由于肾脏功能改善，尿酸从尿液排出增加，血里的尿酸浓度开始下降，但是血尿酸浓度一旦下降，身体各部分沉积的结晶又可能分解（依据化学观点，氢气可能促进尿酸结晶分解），重新进入血液里，这个时候检查血尿酸，就会依旧很高，甚至比原来的浓度更高。

这可能是很多人喝氢水喝了几个月甚至一年，血尿酸浓度依然很高的原因，是因为你身体里积累的尿酸结晶太多了，需要一点点排出去，利用氢气来降尿酸，应该需要很长的时间。

当然，也不排除氢气对有些人的高尿酸问题没有作用，毕竟造成高尿酸的原因比较复杂，直到现在也没有一个明确的观点，但是即使短期血尿酸浓度没有变化，也要坚持使用氢产品。因为我们有非常充分的证据，证明氢气对各类肾脏损伤、关节损伤以及血管损伤的保护作用，能尽量减少高尿酸对身体各个组织器官的伤害[23,26,85,87,112]。

除非你有更好的办法去保护自己,否则一旦发现尿酸高居不下,基本上你就离不开氢气了,当然前提是你明白高尿酸对身体的危害,同时相信氢气有用!

高尿酸这个问题,一直是谈了又谈,其实并不是只是想介绍氢气的效果,还是希望大家能够重视这些不痛不痒的问题(高尿酸、高血压、高血脂、高血糖等),明白它们其实是造成生命危机的罪魁祸首,在日常生活中尽量采取一些简单的手段去防控,让自己能够越来越健康。

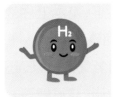

什么是脂肪肝、高血脂

首先看看最近关于氢气治疗阿尔茨海默病的一个研究，该研究指出氢气治疗阿尔茨海默病具有性别差异，简单说就是对女性的治疗效果比男性要好很多[122]。这是一个令人惊奇的发现，证明雌性激素对于女性的保护是非常重要的。

根据流行病学的调查，确实更年期前的女性，在代谢紊乱性疾病方面的患病率要远远低于男性，比如高血压、高尿酸等。

今天主要聊的是另外一个现象，就是氢气对老年人降血脂的效果相对于较为年轻的人要差一些，原因可能与老年人身体老化、代谢缓慢有关。

本文主要科普一下什么是脂肪肝，什么是高血脂，顺便聊聊为什么老年人用氢气降血脂效果比较缓慢。

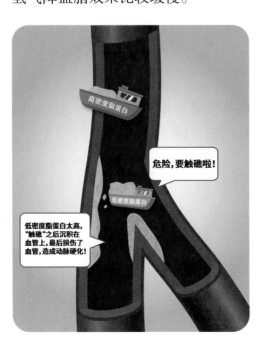

首先翻开医学生化课本，了解一下身体对脂肪类物质的吸收分解过程。

今天中午你幸福地吃饱了一顿大餐，然后懒洋洋地瘫在沙发上，这个时候，你的身体开始紧锣密鼓地调动各个组织器官应对这顿大餐。

小肠细胞努力把消化液分解得到的葡萄糖、胆固醇、甘油三酯吸收然后送到血液里，这些脂肪没办法单独在血液里面待着的，所以血液流到肝脏时，肝脏一看这么多原料来了，马上制作载脂蛋白，载脂蛋白就像一个一个的小船，上面装满了各类脂肪,然后把小船放到血液里,装着脂肪的小船就开始在血液里游荡了,身体哪个细胞需要就会自动把小船吞掉。

如果船大,装的脂肪少,就叫高密度脂蛋白(因为蛋白质紧实有弹性,密度大,脂肪疏松胖大则密度小),如果船小装的脂肪又多,就叫低密度脂蛋白,装得再多一点,船几乎超载了,就叫极低密度脂蛋白,大家想象一下,越是超载的船是不是越容易触礁沉船?所以医生说了,低密度脂蛋白太高,容易沉积在血管上,最后损伤了血管,造成动脉硬化!

好了,以上的描述如果大家看明白了,就非常好理解脂肪肝是什么了,本来肝脏的职责就是中转站,尽量把脂肪送到全身,但是肝脏自己出了问题(肝炎、肥胖、糖尿病、酗酒),肝细胞里面的脂肪运不出去了,就在细胞里堆积下来了,越堆越多,最后就变成脂肪肝了。

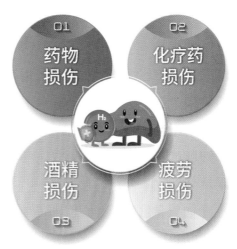

氢气对于各类肝脏损伤有保护作用

更雪上加霜的是,如果你主食吃得太饱,血液里那些葡萄糖没有细胞肯要,可爱的肝脏还要帮忙把这些多余的葡萄糖变成脂肪储存起来,最后肝脏脂肪就越来越多了。

多到什么程度呢?本来肝脏脂肪含量只有2%～4%,超过5%就算脂肪肝了,而多的人达到了40%～50%!天,这是什么概念,这些细胞还算是肝细胞吗?估计里面的细胞核都被脂肪压扁了!

好了,肝脏先出问题了,要知道那些在血液里晃来晃去的脂蛋白,如果没有细胞肯要,最后还得靠肝脏来分解掉,肝脏自己都自顾不暇了,哪里管得了血脂咋样!

血里面的脂肪小船太多了,肯定容易发生事故,这些装满了脂肪的小船在血液里不断发生"堵船"和"触礁"事件,你想血管能受得了吗?这下子大家明白,为什么高血脂是动脉硬化的主要危险因素了吧!

高血脂和脂肪肝,有的时候同时存在,有的时候可能分别出现。

很多人会说,我查出来高血脂,但是没有脂肪肝啊,其实,这个时候肝脏应该已经有问题了,不然作为血脂代谢的主力军,肝脏可以发挥非常大的调控血脂作用。

其实,造成脂肪肝或者高血脂的原因目前还不是十分清楚,但是对于这两个问题,通过饮食控制和运动,适当配合药物治疗,都可以很好地控制和缓解,相对于糖尿病和高血压来说,这两种疾病其实是比较容易治疗的。

氢气对血脂和脂肪肝的辅助治疗效果有很多文献和报道,氢气是通过改善细胞代谢异常来发挥作用的,可以从根本上纠正发生障碍的脂肪运输和储存问题。

单纯的血脂异常可以通过喝氢水在短时间内获得降低效果,这与氢气修复肝脏的损伤息息相关。而对于脂肪肝,尽量采用"吸氢气+喝氢水"的方式,即使这样,氢气调理需要的时间相对也会比较长,大概至少半年的时间才能有明显的效果。

对于有脂肪肝和高血脂的人群,氢气干预的效果应该可以这样推测,如果身体细胞对脂肪的利用效率先得到改善,大量装着脂肪的小船被细胞吞掉,那么血脂就会迅速降低。

如果是肝脏细胞的脂肪转运障碍先恢复,这些脂肪可以装配好载脂蛋白(肝脏合成的小船),那么大量的脂肪可能会进入血液,血脂还会有升高的可能。

身体各部分细胞都在氢气干预下开始修复,这个过程极其复杂和漫长,中间可能还会出现血脂忽高忽低的现象,所以利用氢气干预这两种疾病的时候,不能追求短期的快速效果,应该有长期奋战的准备。

对于血脂异常问题,为什么氢气对于老年人的治疗效果不如较为年轻的人?这个应该很好理解,老年人的细胞活力是逐年下降的,修复起来需要很长的时间。

另外造成血脂高的原因是这样定义的"脂肪代谢和转运异常",这涉及包括肝脏、小肠、甲状腺、肾脏等很多的身体器官和组织。

大部分的老年人身体都会有各种各样的问题,氢气需要先修复这些问题,让身体正常运转起来以后,才有可能慢慢纠正血脂过高的现象。

所有老人家们,血脂高不是独立存在的,是你的身体各部分出现问题的标志,等到身体逐渐康复了,血脂自然会逐渐恢复正常,所以如果相信用氢气来调整血脂,千万不能着急!明白吗?

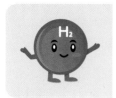

降血脂很容易？你想得美！

前几天和朋友聊了聊氢医学，讲到喝氢水能降血脂的时候，他非常轻蔑地称："血脂不需要降，多运动，少吃肉，改变一下生活方式就可以好了嘛。"我当时无言以对，回到家里憋了半天才回过神来，血脂好降？到底是哪个大神把这个信息灌输出去的？

今天先不聊氢气，先来聊聊啥是"生活方式病"，简单地说就是你的生活日常作息不够健康，所以身体出问题了。

哪些病算生活方式病呢？列举起来是比较多的，比如高血压、冠心病、肥胖、糖尿病、恶性肿瘤等。

还有一些职业病也属于生活方式病的范围。比如现代白领阶层普遍患有颈椎病、肩周炎、痔疮等，这样科普下来，其实生活方式不好引起的问题还是比较多。

随着医学信息推广路径的多样化，现在大家都知道健康和生活方式有关系，比如说熬夜容易衰老，抽烟容易肺气肿，不吃早餐容易胃溃疡，暴饮暴食容易发胖，等等。

想要健康怎么办？保持良好的生活方式就可以了嘛！

问题就是，你能保持良好的生活方式吗？

管理自己可不是一件比较容易的事情，这个世界上，能够一直保持良好生活方式的人，往往要克制很多欲望和诱惑。

坚持长久的克制，其实也是一件很难的事情，更何况很多时候生活的压力还让人身不由己，所以，你需要借助外力帮助自己。

现在来选择一下：

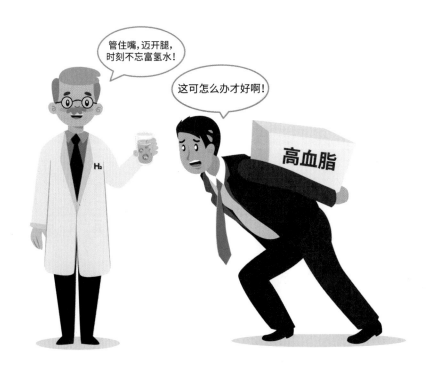

坚持每天喝氢水,同时可以小小放纵一下自己。

恒久忍耐坚持健康生活方式100年。

再严肃地灌输一个观念,在医院检查出来的,你身体任一个指标的变化,包括本书提到的血脂变高,其实都是全身问题的反映。

高血脂并不仅仅是血液里脂肪变多了,高血糖也不只是血液里糖含量太高,这些表现,其实几乎涉及身体大部分组织器官的问题。

高血脂危不危险?当然危险!作为无声无息的杀手,血液里过多的脂肪会严重伤害它的运输管路——大大小小的各种血管,出现脑和心脏血管狭窄甚至梗死的时候,就是你们耳熟能详的脑中风、心梗了!

前面说了,一直坚持一个良好的生活方式,是一件比较困难的事情,当然,尽力去做到这一点是我们每一个人努力的方向,这个时候,寻求一点外力的帮助一点也不丢脸啊!

比如熬夜的时候加强点营养,一时不慎吃了好多烤肉就拼命多吃点膳食纤维,不得不喝很多酒的时候就赶快喝点氢水,喝氢水可以保肝解酒啊。

再次郑重提醒,但凡出现了各个指标问题的朋友,你要认识到一个问题,这个指标只是反映了"冰山一角",提示有巨大的健康隐患潜藏在身体内部,这是一个整体的问题。

第一,提醒你要开始关心身体健康,用多种方式帮助身体恢复。

第二,这些变化不会在短时间内得到根本性的改变,你得有耐心做好长期奋战的准备。

如果以开放的心态来看,借助外力是一条比较好的捷径,我强烈推荐使用氢产品,喝氢水啊、吸氢气啊、泡氢水澡啊,再整合一些其他的保健手段,再稍微纠正一下你的生活习惯,你的身体会越来越棒!

进行氢医学推广越久,越发现慢病管理是一件比较棘手的事情。

首先是大家对不痛不痒的疾病不去重视,见过血压高到200还依然不好好吃药、大量酗酒的。

其次是大家都觉得用什么方法都应该"立竿见影",不管身体状况如何,一两个月还没有效果的,都是没用的法子。

最后是不能接受身体的修复反应,比如说在调理血糖过程中血糖的上下明显波动,调整脑供血不足时的头晕头痛现象,这些都是导致"对因治疗"失败的原因。氢医学在慢病管理方面,同样会遇到这些问题,最后还是用孙学军教授的佛系宣言来结尾吧!"氢渡有缘人",不相信,不坚持,干脆不要开始使用!

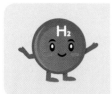

氢气无效论：氢水真不能减肥吗？

氢产业越来越热闹了，了解氢气的人也越来越多了，很想写一个氢气无效论的系列文章，当然我不是认为氢气是无效的，只是对目前的很多氢气效应方面的宣传资料做一个分析和判定，然后再提出自己的观点，欢迎大家争论。

现在的胖子是越来越多了，估计跟吃得太撑太油关系密切。胖子与大多数疾病都关系亲密，或者简单说胖子可能患各种疾病的风险都增加了，而且据专家研究，因为胖子的脂肪细胞也比较"胖大"，这个胖细胞会分泌很多种激素来捣乱，搞得身体的细胞不知道听谁的好，非常混乱，所以还是减肥吧，瘦一点，更健康！

这里要普及一些基本常识，胖子身上的肥肉分为两种，长在皮肤下面的叫"皮下脂肪"，长在肚子里面的叫"内脏脂肪"。

皮肤下面的肥肉比较好减，三天不吃饭就会薄一层，比较难以处理的是肚子里的油，这些油挂在肚子里，轻易不动地方，消化它们需要强大的肝脏功能，而且这些油比较危险。据研究报道，大部分的高血压啊、高血脂啊、肿瘤啊什么的，都与这些油有关系。所以，你得想办法把它尽量消化掉，总量控制在正常范围！

什么叫"减肥"？减的是肥肉，不是体重。

所以所有关注减肥的美女们，进行任何减肥项目，得首先准备个"体脂称"。减肥过程中，你看着脂肪比率越

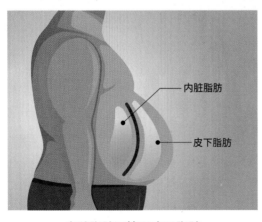

内脏脂肪不等于皮下脂肪

来越小，肌肉越来越多，身体水分越来越多，这才是健康的真减肥啊！

是有文章证明喝氢水可以减肥的，文章说喝了三个月，好几个适龄女性的身体脂肪含量都降下来了，而且有个研究自发性肥胖的老鼠，发现它喝了氢水也不那么胖了。好吧，有人向你推荐了这个"令人惊喜的发现"，仿佛茫茫海上的一盏灯塔，带来无尽的希望，赶紧喝上氢水，向白瘦美进军！

怀着美好的愿望，你坚持喝了三个月的氢水，按照科学的研究报道，你应该瘦一点了，结果一称体重，根本没有变化！说好的减肥呢？说好的甩膘呢？简直是骗子，不但没有瘦，还可能胖了一点！

首先非常不好意思，氢气打碎了你的梦想，让你的减肥梦又一次破灭，其次非常诚恳地承认，氢气短期确实对你没啥效果，也可能你胖得"比较复杂"，除了胖以外还有脂肪肝啊、高尿酸啊之类的代谢问题。

氢气进入身体后需要调整的地方太多了，没办法开展预期的减肥计划，不然你再喝几个月吧，氢气先调整你的细胞状态和队列，适当的时候就开始行动了，减肥其实只是氢气效果的副产品，你的心啊、肝啊、脾啊、肾啊的什么好了，自然全力以赴把多余的肥肉往外运。

你问我啥时候能有效？我也不知道，如果没有耐心就别喝了吧，我们可以坦然承认，喝氢水确实不是对谁都有减肥效果！

氢气"无效论"的第一篇文章，写得非常顺利。我一直坚持认为，氢气不会包治百病，也不会对所有人都有好的效果，大家就平常心尝试一下吧，起码有一点我们可以确定，它确实对你的健康是有好处的，这么简单、方便、便宜、安全的保健方法，为啥不试试？

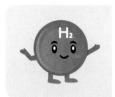

打呼噜不是问题，停下来才要命

孙学军教授的公众号"氢思语"一直在推送关于睡眠呼吸暂停的相关研究，证明氢气对睡眠呼吸暂停引起的肾脏、肝脏以及心脏损伤的保护作用。

我自2018年到现在也进行了一些吸氢气前后的人群睡眠监测，观察吸氢气对防止睡眠过程中出现的呼吸暂停的效果，初步结果显示吸氢气确实可能有一定的效果，希望和大家分享一下。

首先我们来聊聊看，什么是打呼噜？

很多人一听这个话题马上就会说，打呼噜嘛，太常见了！有几个人不打呼噜的？不是大事！

确实，睡觉的时候发出呼噜声是一个非常普遍的现象，太累、太胖、晚上喝酒诸多原因，都会让你睡觉的时候奏响激越的"进行曲"，而且声调高低起伏、绵延不断，节奏变化多端。不太严重的打呼噜，旁边被惊醒的人推一下或者拍一把，"奏乐"的人换个睡觉的姿势，呼噜声就小了或者没了，严重的打呼噜，换八百个姿势也没有用，呼噜声依旧震天响，严重的甚至透过楼板直入楼上邻居的耳朵。

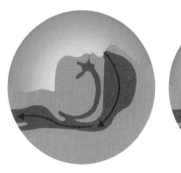
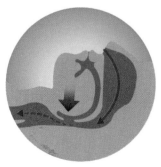
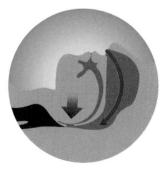

呼吸气流正常　　　　呼吸气道变窄　　　　呼吸气道堵塞

为啥会打呼噜？

简单说，就是呼吸气道狭窄甚至堵塞了，人呼吸的时候，大量气体短时间快速通过气路（包括鼻子、咽喉、气管）进出肺脏，本来是"大路宽敞"的，但是"拦路虎"实在太多了，肥胖、鼻炎、扁桃体肥大、舌肥大等，都会在气体流通的道路上设置各种障碍，导致每次呼吸气体进出都是一路艰辛。

空气一下子被堵在"羊肠小道"上了，那么多气体要挤过去，气体流速一快，那声音……大家就可以想象出来了。我们可以对比一下用嘴巴吹口哨，如果想吹的声音洪亮清脆，是不是要上下嘴唇噘起来只留一个小孔？是不是往外呼气越用力声音越大？有本事你大张着嘴吹口哨试试，看看能不能吹出点声音来，肯定不可能对吧。

那么大家也可以明白了，睡觉呼吸的时候，气道堵得越厉害，发出来的呼噜声也就越大，反之，如果你的呼噜声已经响彻云端，也就证明，你的呼吸道堵塞问题比较严重了！

现在，我们要讨论最关键的问题了：打呼噜算是病吗？

这个我们得分轻重来看。首先单纯打呼噜不算大事，按照大家的普遍理解，睡觉的时候出点声音没啥大的影响，也不影响睡眠质量，第二天该干什么就干什么。按医学的理解，睡眠时候打呼噜证明气道可能开始出现狭窄了，如果第二天没有头昏脑涨，证明这种打呼噜没有影响睡觉时氧气的交换，也没啥大问题。最致命的问题是，你可以打呼噜，但是你别停下来啊！你一停下来呼吸也停下来了，人不呼吸被憋在那儿，这才是最要命的！

气道严重狭窄到堵塞了，气流再怎么努力也不能冲过阻碍了，这就是医学上定义的"鼾症"，又称为"阻塞性睡眠呼吸暂停低通气综合征"。

用老百姓的话说就是睡觉的时候呼吸停住了，呼吸一停住氧气就不能供应，氧气不能供应，人就会缺氧，人一缺氧问题就大了。

我们来想象这样一个情景：一个人边睡觉边打呼噜，声音又响亮又高亢，忽然声音没有了，他的胸廓也不再有起伏，夜晚静悄悄，过了几秒甚至几十秒，他又忽然长长吸了一口气，呼噜声又开始此起彼伏，这样的情景相信很多人都非常熟悉。坦白说这算好的，好歹他还缓过来又开始呼吸了，还有人会在睡觉的时候大汗淋漓地憋醒，更甚至在睡眠过程中不能恢复导致缺氧猝死！

好吧，你说我吓唬你也好、夸大也好，总之，想提醒大家的是，睡觉的时候打呼噜不是大问题,问题是打呼噜不能停下来,停下来很大可能是你的呼吸被憋住了,这才是个非常严重的问题。

"养生九十九,一憋毁所有"。

睡眠缺氧对整个身体包括脑、心脏血管都是很大的伤害,也是高血压、心脏病、动脉栓塞等致命性疾病的很大诱因。

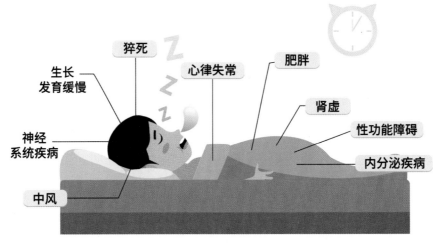

打呼噜的危害

你得重视起来,好好让身边的亲人帮你看看,你打呼噜的时候,停下来的时候多不多,停下来的时间长不长! 你得好好回忆一下每天早上起床的时候难不难受,头是不是昏昏沉沉,是不是觉得又累又烦! 如果是,你得想办法解决这个问题,咋解决呢?

临床最直接的办法是手术治疗,把那些阻塞的部分切除,比如鼻甲肥大、舌肥大、扁桃体肥大,切除以后气道就会恢复通畅,切除也不行就戴呼吸机,目前还没有有效的药物治疗针对睡眠呼吸暂停,这也算是个疑难杂症。

最后,回到我们的专业研究领域:吸氢气对打呼噜过程中的呼吸暂停有没有效果?

先看看动物实验研究,我们用大鼠、小鼠的缺氧模型证明吸氢气可以尽量减少憋气以后对身体的伤害,意思就是如果吸氢气的话,即使在睡觉过程中呼吸道堵塞憋气缺氧了,身体的损伤也会比不吸氢气要小很多。

对于人群体验,我们更想知道,如果每天坚持吸氢气,睡觉过程中发生的呼吸暂停能不能得到改善。

我们利用的是一种睡觉的时候戴在胸口的人工智能检测设备——BBS睡眠监测系统，目前总计监测了60多个患者，发现吸氢气一个月左右（2%浓度，2～4小时/天）可以减轻打呼噜过程中睡眠呼吸暂停的时间和发生次数，目前呈现的趋势是对越严重的患者效果越明显，对于没有睡眠呼吸暂停，只是单纯打呼噜的患者，吸氢气短期没有出现明显改善。

对于打呼噜严重到出现呼吸停止的人，吸氢气可能是一个可以尝试的选择。它可以帮助你尽量减少缺氧对身体的伤害，尽量减少憋气的发生。长期使用，也有可能让睡眠呼吸暂停的问题得到根本的解决，真正重视健康的人们，如果暂时不想手术，何不吸氢气试试看？

最后再反复提醒一下已经使用氢产品的朋友，我们证明的是吸氢气可能对打呼噜憋气有效果，不是喝氢水。

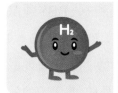 # 囊肿、息肉、结节,试试喝氢水吧

根据目前国内外的研究结果,通过喝氢水可以帮助缓解十多种疾病,包括高血脂、高尿酸、脂肪肝、肥胖、类风湿性关节炎、帕金森病、肿瘤放化疗副作用等[22-24,37,47,75,112],长期喝氢水对身体的好处是毋庸置疑的。

本节主要针对各类囊肿、结节和动脉斑块做一个分析,这些问题大部分属于退化性问题,是由于年龄增长身体老化造成的,也有很多人咨询过喝氢水是否能够让这些问题得到改善,我们通过体检报告初步分析一下。

首先看一个72岁老人家的体检结果,她喝氢水大概是8个月的时间,因为各种问题喝氢水量不算大,而且因为不太相信也比较间断,氢水的浓度比较高,大约为2.0 ppm。

分析两年的体检结果,老人家的血压,尤其是舒张压得到了明显的降低,颈动脉的增厚(动脉粥样硬化前期)0.1厘米也基本消失,但是血脂降低不明显,当然原来血脂也只是临界,不算高。

报告中吸引我们的是舒张压的变化,在小于40岁的青中年高血压人群中,单纯舒张期高血压占60%,40~49岁占35%。

一般我们可以认为,收缩压反映的是大血管的弹性,而舒张压可以反映周围血管的弹性,舒张压过高会比收缩压过高更难控制,一般舒张压超过95毫米汞柱(正常情况是60~90毫米汞柱)就可以判定为高血压。

如果喝氢水可以降低舒张压,这间接反映了氢水对全身血管的系统修复和保护,当然,颈动脉的检查也证实了氢水抑制动脉硬化等血管问题的显著效果。

其次还有一个55岁中年人三年的体检报告,她喝氢水一年左右,浓度也在2.0 ppm左右(属于氢水中浓度比较高的)。

2016年的体检报告,发现了甲状腺结节、胆囊多发性息肉、乳腺结节、肝脏多发性囊肿等多处问题。

2017年体检,这些问题都有加重趋势,而且增加了子宫肌瘤等问题。

2017年6月开始喝氢水保健,2018年的体检报告显示,部分结节消失,还有一些囊肿和结节状况恢复到2016年的水平。

针对这些检查结果我们可以这样总结:通过喝氢水一年左右,这位氢水体验者身体的状况没有继续恶化下去,部分问题还得到了缓解,如果一直坚持喝氢水,不能确定这些问题是否最后可以完全得到根治,但是起码可以保证它不会继续发展下去,在一定范围内,喝氢水可以促进恢复健康。

在这些体检出来的问题中,肝囊肿既不会影响肝功能,也不会发展为肝癌,所以这种囊肿通常不必理它,只要定期复查即可;子宫肌瘤、乳腺结节如果没有症状也可以随时观察;甲状腺结节多发性一般也不要紧,单个出现比较容易癌变;胆囊息肉相对麻烦一些,因为有恶变的可能性,需要定期复查。

所以总结来说,大部分这类问题都没有什么危险,不需要太担心,但是我们也期盼通过喝氢水,囊肿能够缩小甚至消失,这样就什么都不用担心了。

根据体检报告的结果,我们目前只能说,喝氢水抑制了这些囊肿、结节、息肉等问题继续严重发展,部分结节开始变小甚至消失,虽然并没有在一年之中把这些问题全部消灭,但是相信长期饮用下去,就可以不用过分担心这些异常的增生并发生恶变等,为了让自己放心,就喝喝氢水吧! 当然同时吸吸氢气更好!

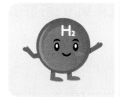

滚蛋吧，肺结节君

近年来，随着定期体检越来越受到重视，CT检查发现的肺结节也越来越多。

什么是肺结节？

医学定义它是一种病因未明的多系统、多器官的肉芽肿性疾病，常侵犯肺、双侧肺门淋巴结、眼、皮肤等器官，其胸部受侵率高达80%～90%。目前肺结节的发病率是非常高的，已经成为一种常见的肺部问题。

为什么会出现肺内结节？

目前原因不明，可能与细菌病毒感染、身体免疫紊乱有关系。

肺结节有什么危害呢？

主要的危险是它可能与肺癌的发生密切相关，大部分结节都是良性的，但是其中有10%的结节有癌变的风险，尤其是大于3厘米的结节、CT报告提示磨玻璃样或者结节有毛刺，这些都提示结节可能有一定的危险性，所以发现肺内有结节后，很多人都比较紧张，担心结节会癌变。

目前结节的治疗方法以手术为主，凡是定义可能有风险的结节，医生一般建议手术治疗，本节所要介绍的这位，就是一位肺结节大约2厘米的患者，他通过吸氢气调理，比较幸运地让结节消失了。

吸氢气能够治疗肺结节吗？

答案不是肯定的，因为目前还没有临床人群报告，只能说因为有很多个案证明有效，大家可以尝试，但是可以比较肯定的一点是，氢气可以预防肺癌的发生和肿瘤转移，通过长期的氢气吸入，可以最大限度地遏制肺结节可能的恶化现象，还有可能让肺结节不断缩小甚至消失。

前面已经报道过，那位60多岁的某先生通过吸氢气2个月，本来准备手术的

2厘米的磨玻璃样结节消失，算是一个意外之喜，但是结节会不会再出现呢？老先生并没有大意，仍然继续半年检查一次，从2017年3月，大概又过了一年半左右，他又去做了一次检查，然后非常开心地把报告发给了我们，报告显示结节依然没有扫描到。

从事氢医学研究10多年的时间，当把这些研究成果真正转化到人群慢病调理和疾病干预的时候，遇到了非常多的问题，人体的复杂性超乎我们的想象。

比如高血脂，喝氢水在3个月左右可以显著降低血脂，这是有人群研究证据的[22]，但是实际应用过程中，很多人的效果都不够理想，甚至还会升高。

经临床专家指点我们才恍然大悟，临床人群试验招募的患者，都是单纯的高血脂患者，有其他疾病的一律排除在外，而实际应用过程中呢？遇见的患者五花八门，大部分都有脂肪肝、高血压、高尿酸、糖尿病，很少有只是血脂高其他都正常的，氢气进入人体以后到处"救火"，需要调整的问题太多了，短期之内顾不上血脂了！

希望这些能增加大家对氢气的信心，只要认真使用，氢气会一直为你保驾护航，让你越来越健康！

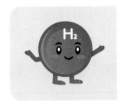

吸氢气保护大脑？有效吗？

氢气对神经系统的保护作用研究是众多学者关注的重点。

2007年，日本学者太田教授在国际权威杂志《自然医学》发表文章，证实吸入2%浓度的氢气可以显著减少脑梗死面积[1]。

2017年，太田教授又参与发表了氢气治疗脑缺血的临床文章[105]，实现了氢气脑损伤保护研究从动物到人群试验的成功转化。

在这10年间，还有许多研究报道证实了氢气对脑组织的保护作用，包括改善记忆，预防老化，治疗阿尔茨海默病、帕金森病、抑郁症等。

可以说，对于大脑来说，氢气是一个非常好的保护手段。

氢气与大脑

氢气保护大脑的作用优势在哪？

氢气作为自然界最小的分子，可以自由地通过大脑和血管之间的屏障，不要小看这个屏障，大部分的药物和营养物质都很难通过这个屏障进入脑细胞的。

我们在吸入氢气的时候，氢气通过肺的气体交换进入血液，然后通过血液循环进入大脑，整个过程畅通无阻。

随着吸氢气时间的延长，脑组织里面的氢气越来越多，一般我们吸氢气一个小时的时候，大脑里的氢气就达到最大的溶解量了。

所以在针对脑的问题吸入氢气的时候，我们建议吸氢气时间尽量大于一个小时，让氢气尽可能地发挥最好效果。

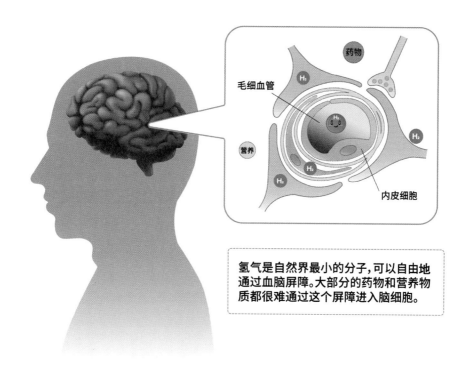

毛细血管

药物

营养

内皮细胞

氢气是自然界最小的分子,可以自由地通过血脑屏障。大部分的药物和营养物质都很难通过这个屏障进入脑细胞。

脑中风

现在我们来分析一下氢气脑保护效果的价值吧,首先看看脑中风的研究。

脑中风是目前死亡率最高的疾病之一,一旦发作往往危及生命,很多患者即使抢救及时,也可能会因为脑细胞的坏死出现半身不遂、偏瘫、失语等身体功能障碍。

我们的研究发现吸入氢气可以显著减少脑梗死的面积,这意味着什么?意味着在脑血管出问题的时候吸氢气,可以有更多的脑细胞存活下来。

脑细胞对人体功能至关重要,每个脑区都负担一定的机体功能,存活的脑细胞越多,生存的概率越大。

更有可能的是,患者可能本来会全身瘫痪,因为有了氢气保护,最终只是偏瘫,也有可能本来是偏瘫,但是吸氢气以后只是轻度四肢功能障碍。

所以在一定意义上,吸入氢气是可以救命的,也可以让脑中风患者尽可能地降低身体障碍的风险,获得较好的生活质量。

提高记忆力和预防脑老化

再来看看提高记忆力和预防脑老化,这个效果意义更为重大。

大家知道,氢气最大的应用优势是安全性,近百年的氢气安全性研究证明氢气对人体没有毒性和不良作用,在这个前提下,氢气的应用不存在副作用的问题。

大家想想现在的学生一族,课业繁重,升学竞争压力大,需要吸收和消化的知识点较以往呈几何数量增长。

如果在写作业的时候吸吸氢气,减轻一下大脑疲劳,提高一下记忆力,是不是很好的事情?

还有那些依靠"烧脑"来完成工作的职业(比如IT从业者和各类脑力工作者),在工作的时候顺便吸吸氢气,是不是不用担心有一天脑子不好使了,不用怕江郎才尽了?

阿尔茨海默病与帕金森病

最后聊聊阿尔茨海默病和帕金森病,这些都是老化性疾病,人年龄一大,脑子也跟着衰老了,出现了各种各样的问题。

对于阿尔茨海默病和帕金森病,目前医学都没有什么好的解决办法,这个时候试试氢气吧,对于这类脑老化问题,氢气可能更有效果。

除了研究报道,我们的个案效果更为惊人。

吸氢气一年的重度阿尔茨海默病患者,可以自如地与人交谈(原来不认识子女)。

吸氢气四个月的老人家,可以清晰地记住昨天谁给的压岁钱(阿尔茨海默病患者没有短期记忆)。

我们对吸氢气的期盼是:阿尔茨海默病和帕金森病的患者,能够通过吸氢气获得生活自理的状态,能够拥有一定的生活质量,安度晚年。

吸入氢气,不需要很高的浓度,科学研究证实,2%浓度的氢气吸入就可以显著发挥对身体的治疗作用,为了你的脑健康,尝试吸吸吧!

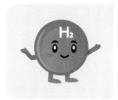

天这么冷，长点心（氢）吧

冬季是心脑血管疾病高发季节。曾经有一个视频很火，这个视频主要科普了一旦发生急性心梗的自救措施，非常简单实用，适合在人群中大范围推广。我也积极转发了这个视频，同时想借此聊聊氢气对血管的保护效果。

什么是心脑血管疾病？咱们先看看医学的解释，它是心脏血管和脑血管疾病的统称，泛指心脏、大脑及全身组织发生的缺血性或出血性疾病。

高脂血症、血液黏稠、动脉粥样硬化、高血压等是导致心脑血管疾病的主要原因，这是一种严重威胁人类，特别是50岁以上中老年人健康的常见病，具有高患病率、高致残率和高死亡率的特点。

即使应用目前最先进、完善的治疗手段，仍可有50%以上的脑血管意外幸存者生活不能完全自理，全世界每年死于心脑血管疾病的人数高达1 500万人，居各种死因首位。

好了，现在我们用朴素的语言解释一下这个问题，首先我们得明白一点，全身的大小血管很多是不能随便破了或者堵了的，手破了皮流点血也就算了，一旦心脏或者脑袋里血管破了、堵了，就可能没命！

那我平常也没感觉它堵不堵啊，咋办？经常做做颈动脉超声看看，哪个地方有动脉硬化斑块了，就证明全身血管不太好了，你得注意了！

那是什么造成血管不好了呢？除了岁月带来的衰老，还有高血压、高血脂、血黏度过高这些罪魁祸首！他们不断凶残地对血管发起冲击，日积月累地下来，血管就会越来越脆弱，出现变硬了、长斑了（动脉粥样硬化）、管径变细、血液流不动了种种情况。

你先是偶尔觉得头晕胸闷，自己也不当回事，等待血管爆了或者堵了，就是大事了,这是要命的问题!

如何预防心脑血管疾病? 首先你得调整自己的生活方式,少抽烟、不喝酒、适当运动、不熬夜。其次你还得严格控制各类危险因素,比如高血脂、糖尿病、高尿酸、高血压,这些都是血管杀手,必须把它们尽量控制在正常范围内。

最后要提醒大家的是,在冬天,很多人会冬令进补,血管不太好的老人家尽量不要选择大补的热性食物或者补药,虽然你看起来红光满面,但是实际上这些东西给血管造成的压力非常大,不小心会出大问题的!

现在来谈谈我们的核心问题,就是氢气对血管的保护作用,在氢医学领域这方面的研究是非常深入和广泛的,动物实验和人群研究都证明,氢气可以有效控制造成血管损伤的高危因素。除了对血压控制效果不确定,对高血脂、糖尿病、高尿酸都有较好的控制效果,其次氢气可以预防血管损伤,防止血管硬化,还可以让血管上的斑块稳定下来,不会轻易脱落造成血管栓塞,对于血管保护,氢气是非常简单和重要的一种手段。

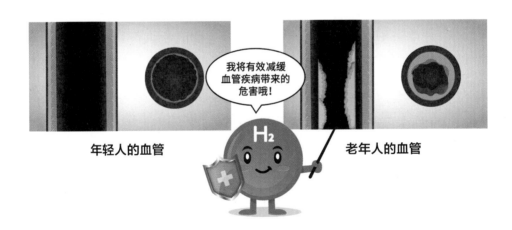

我将有效减缓血管疾病带来的危害哦!

年轻人的血管　　　　　　　　　　　老年人的血管

那么氢气多长时间可以改善已经硬化的血管呢? 很多人反映,喝氢水很长时间了,颈动脉斑块并没有变小。我的观点是:这个斑块没有继续变大,血管没有越来越狭窄,本身就是一种改善了。

我们看看这个案例,有位老人家60岁左右,喝高浓度氢水(2.4 ppm左右)8个月后去复查颈动脉超声,结果是略微增厚的血管恢复正常了,虽然这种增厚只是动脉硬化的前期阶段,但是我们身体内大大小小的血管,很多可能都处在这个阶段,通过喝氢水这样一个简单的方法,就可以让血管越来越好,何乐而不为?

经常会有人问到,如果喝氢水或者吸氢气调理血管问题,多长时间见效?

我的回答是不确定,因为无法知道一个人开始调理身体的时候,血管问题到底是怎样一个程度,但是可以预计,但凡关注自己身体问题的,大多数已经有了一定的不适或者疾病,他们的血管基本不会太健康,所以利用任何方法调理血管,需要的时间都会非常漫长。

举例来说,一个高血压、糖尿病的胖子开始用氢产品调理身体,首先得解决伤害血管的疾病,进而控制好血糖、血压,然后修复身体出了问题的各个器官(肝脏、肺脏、胃肠道、脑、心脏等),在这个过程中慢慢修复血管……到了这里我只想说,如果不能接受"病去如抽丝"这个真理,还是不要使用氢产品吧!它实在不能带给您惊喜!

最后还是要着重提醒一下,50岁以上的爸爸妈妈们一定要记住,家里要常备复方丹参滴丸或者速效救心丸等。

在睡眠时如果出现心脏病突发,那种剧烈胸疼,是足以把人从沉睡中痛醒的!这个时候立刻口含十粒复方丹参滴丸,或者硝酸甘油片2片,或者阿司匹林3片(300毫克)嚼服!接着立刻联络急救中心,然后坐在椅子或沙发上静候援助,千万别躺下!这个时候吸氢气也是可以缓解的,吸氢气是心梗、脑中风和心搏骤停发作时非常好的辅助手段,有据可查!

最后啰唆一句,心脑血管疾病都是杀手,日常无声无息地逐渐积累,爆发的时候直取性命!而氢气是无声无息的"保护伞",在潜移默化过程中保护血管,防止"火山喷发",相信氢气,坚持用氢气,好处多多!

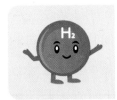

氢气能让动脉斑块消失吗？

在给大家科普氢医学的时候，经常会强调氢气对血管的好处，尤其是对动脉粥样硬化的防治效果。

动脉出现斑块是动脉硬化的主要表现，长了斑块也不会有什么感觉，很多人都是在超声颈动脉检查的时候发现自己的动脉上有斑块的。

随着医学常识的普及，大家都知道长了斑块有危险，预示着血管健康不太好了，所以经常听到的问题就是"用了氢气，这个动脉斑块能小吗？能消掉吗？"，当时的回答是"能减少斑块的数量，能让斑块稳定，减少脱落引起脑梗、心梗风险……"。

随着年龄增长，如何判定血管健康？

一般我们体检都会做颈动脉超声检查，这个检查除了可以了解颈动脉血管健康程度，还可以反映全身动脉，尤其是心脏冠状动脉的硬化情况，是一个非常简单、方便的血管健康判定方式。

颈动脉超声检查结果可以提醒大家注意血管问题，当然这不是血管问题的唯一判定方式，CT血管成像（CTA）、磁共振血管成像（MRA）、数字剪影脑血管成像（DSA）也同样是判定血管问题的检查方法。

颈动脉检查发现了斑块怎么办？

一定要重视，根据医学观点，颈动脉斑块是颈动脉粥样硬化的表现，好发于颈总动脉分叉处，目前认为与老年人缺血性脑卒中的发生密切相关。临床上，通过对颈动脉的狭窄程度及斑块的形态学测定，来对颈动脉斑块进行评价，判断其危害性。

颈动脉的斑块能治吗？

目前没有针对斑块的治疗办法，保守治疗是要求控制血压、血糖、血脂，降低血黏度,减少对血管的损伤,如果斑块实在太大的话就需要手术剥离或者支架植入。

氢气对动脉斑块有用吗?

根据研究报道,氢气可以抑制动脉斑块形成,减轻斑块的炎症反应,减少高血压、高血脂等对血管的刺激,也通过调整血糖、血脂、血黏度等问题间接保护血管健康[22,25,27]。按照目前的研究结果,氢气应该是对动脉斑块有一定作用的,但是具体效果如何,可能反应在每个人的身体上都有差异。

氢气能不能让动脉斑块消失?

最近一位老师提供了他的检查报告给我们,里面的结论比较振奋人心,这是我看到的第一个动脉斑块消失的检查结果。

报告显示两个结果:① 颈总动脉大的斑块缩小了,而且从低回声变成等回声斑块。② 颈内动脉那个2毫米左右的斑块消失了。

我们来分析一下这个结果,首先小斑块消失了比较好理解,证明血管越来越健康了,大的斑块从低回声变成等回声是什么意思呢?

根据医学观点,低回声斑块含有相对较多的脂质成分,炎性物质较多,斑块容易破裂,更加趋于不稳定;回声较高的斑块,纤维组织含量较多,脂质成分较少,不容易破裂,斑块稳定。

简单来说就是用了氢气以后,动脉上的小斑块没有了,大斑块变小了,而且不容易脱落引起脑梗了,更加安全了。

那么这个老师是怎么用氢气的呢? 通过沟通了解,他每天喝氢水比较多,一天在2升以上(相当于4瓶矿泉水),每天吸氢气2小时,每周吸3次左右,这个老师由于工作的关系,经常熬夜写材料,用脑比较多,喜欢吃鳗鱼等油脂含量高的海鲜,开始喝氢水一段时间后血尿酸恢复正常后就不再忌口,可以总结来说,在使用氢气的同时,并没有在生活方式方面做很多的限制,基本维持原来的生活状态。

使用氢产品调理血管问题需要什么?

需要信任和坚持,只有相信氢产品会带来健康,才会真正坚持使用,这位老师在喝氢水加吸氢气半年的时候也曾经进行颈动脉超声检查,打电话来说检查结果没有什么改变,我记得当时的回答是"只要斑块没有继续增大就是好事情"。又坚持了一年终于看到了一点效果,这样的效果,也给了我们氢医学研究者一定的信心。

任何问题都不是一下子出现的,衰老、不良环境以及疾病对人体的摧残是日积月累形成的,想要把这些问题纠正,也需要日积月累的坚持。

无论选择什么保健手段,都不能轻易说"用了好几个月了也没有什么感觉""估计没啥用"等。只要方法是正确的,天长日久,终究会把各种身体问题一一纠正和改善,请沉下心来,拭目以待!

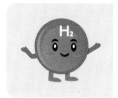

氢气抑制血小板活化？是好事还是坏事？

在西安召开的第六届氢生物学大会上，山东第一医科大学赵小民教授探讨了氢气对血小板活化的体外效果，发现氢生理盐水腹腔注射延长了小鼠和大鼠的尾出血时间，抑制三氯化铁诱导的血栓形成，抑制各种因素（ADP、胶原、过氧化氢）引起的血小板聚集和活化分子的激活[127]。我觉得这是一个重要的发现，需要好好讨论一下。

在探讨氢气对人体生理活动影响的时候，我们发现了氢气对血液循环的改善，以及比如脑兴奋性等一些生理功能的改善，这些改变一定程度上会引起氢体验者的一些感觉变化。这篇文章又补充了一个新的生理功能变化，就是氢气可以抑制血小板活化，延长出血时间，这个发现会对我们使用氢气有什么影响吗？

首先我们得了解一个问题，血小板活化是干什么用的，血小板是血液大家族中重要的一分子，掌管着人体止血、凝血的重要大权。正常情况下血小板处于静息状态，只有在血管壁遭受破坏时，他们才受激活而活跃起来。血小板如果过少的话，各种出血的缺口将无法堵塞、修复，使患者生命垂危，导致严重创伤的患者大出血抢救和治疗失败。所以，血小板活化是重要的生理功能。

那么氢气抑制血小板活化是不是有危险？前面已经说过了，血小板正常情况下是不活化的，只是有出血了，有创伤了才兴奋起来的，患有高血压、高血脂和高血黏度这些疾病的患者的血小板受疾病影响，往往黏附聚集功能增强，容易形成血栓危及生命。所以这种情况下，抑制血小板活化可能减少心脑血管疾病发生，血小板活化会产生大量自由基，因此抑制血小板活化可能也是氢气抗氧化的一个重要表现。

深入推测，正常人使用氢产品会不会影响血小板功能？应该是不会的，再次强调，血小板活化是应对损伤的一种方式，正常情况下血液中的血小板处于静息状态，各种干扰因素(高血糖、高血脂、高尿酸等)可能会导致血小板异常的激活，加速血栓形成，这个时候抑制血小板活化就是一种保护作用，长期用氢气来抑制血小板活化，可能也是防止动脉粥样硬化和血栓形成的一个重要因素。

那么，氢气抑制血小板活化这个现象，需要我们在使用氢气的时候注意什么呢？如果这些研究结论真实可靠，首先我们要考虑在出现严重创伤大出血、需要尽快止血的时候尽量不要使用氢气产品，因为氢气可以延长出血时间，导致血液丧失过多，对止血不利，另外在各种血液病、肿瘤、感染导致血小板数量显著减少，尤其是血液病导致血小板特别低的时候，我们使用氢气可能会影响血小板的功能，这些患者在皮肤碰撞和内脏损害的时候，止血功能就会受到影响，所以对于血常规检查显示血小板含量非常低的患者，我们不建议使用氢产品。

我们反复强调氢气对人体的安全性，是基于针对正常情况的人体，氢气没有任何毒性，但是各类研究发现氢气对人体的生理功能是有影响的，这种影响对于健康人可能不会有任何问题，但是对于身患各类疾病的人群，就需要不断摸索和验证这些生理功能改变是否对患病机体有危害。前文一直提到的氢气调理反应就是氢气影响人体功能以后，各类疾病人群的身体不适感觉的反馈，这些反馈值得我们重视，这里又提出了血小板活化的问题，也希望大家重视。

孙学军教授曾经讲过，氢气人人可用，针对疾病预防和亚健康领域，氢气应用不会有什么问题，但是目前很多推广者将氢气作为疾病干预手段应用，甚至针对很多重症患者尝试应用，这是对氢医学抱有极大的信任，我们不能去打击这种积极性。但是希望大家尽量要保护好自己，在推广过程中不断学习，警惕各种风险出现，在给重症患者使用氢产品时要秉承"病去如抽丝"的理念，不要急于求成。

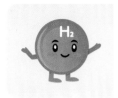

中年健康焦虑症，为啥不喝氢水呢

中年是一个非常尴尬的年龄，君不见网上到处围攻中年人的"油腻、棉毛裤和加了枸杞的保温杯"！

我也是中年人，深深地体会到了"岁月不饶人"这个真理，身边的同龄人纷纷开始关注健康养生讲座，或早或晚地吃点这个那个的保健品或食疗秘方什么的。

每年的体检报告都要深度解读、横向分析，对报告提到的每一个问题都异常恐慌，不舒服的时候经常担心是不是这个病那个病……

我们给这种现象起个名字就叫"中年健康焦虑症"。

人到中年，很多东西都悄无声息地发生改变，从心态到身体的变化，可以说个三天三夜。身体不抗折腾了，熬个夜就一个星期缓不过来。开始发福，基本上吃一斤饭长半斤肉（转化效率相当高），减肥变成终生事业（既然是终生事业，证明一直在努力，没有成功过）。更重要的是心态，目前工作走到这个状态和高度，完全不能失败；生活中上有老下有小，全是负担啊负担，根本不能想象自己倒下会咋样，简直就是世界末日！

心理学认为，不能接受可想象的最差的结果，就会导致极度的恐惧。

想想以上所描述的中年状况，引起焦虑还算轻的，不抑郁就不错了。

天天面对各类雾霾致癌、食物有激素、吃肉不健康之类的报道，还有自己完全不能克服的各种"优良习惯"（吃饱了窝在沙发上静止不动，半夜一点还不睡觉等），以及明知道自己的疾病抵抗能力比起早年直线下滑、脆弱无比……

亲爱的同龄人们，克服焦虑的唯一办法，就是对自己好一点，保护您大步走向衰老的身体，各种保健的手段，只要是安全的，可以用起来。

针对有闲钱有时间的男士女士们，保健品、推拿、针灸、理疗、足浴以及各类

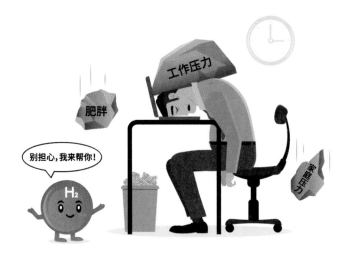

中年健康焦虑

声光电磁热的物理方法,可以尝试用用。

中医和物理治疗最大的优势,就是基本上没有风险,大不了没用,但是大多数可以保证无害,大家坚持下去,感觉会越来越好!

那么,转折来了,对于钱不多、又没有时间的"氢友"们,我隆重推荐喝氢水的方法去保护自己。

为啥呢?

方便啊,你总是要喝水的,肯定可以坚持下去,而且一次性投入买个氢水机或者氢水杯,可以用好几年,健康成本低啊!

什么,你说你是喝茶的!

没关系,只要保证早起和睡前那杯水是氢水就可以了,你总不能一大清早就起来喝茶了吧!

不需要喝很多,但是这样的长年累月喝下去,你会体会到氢水带来的惊喜!

当然喝氢水不是唯一的选择,之所以大力推崇它,就是由于它容易实现和坚持。

你可以将喝氢水结合其他法子一起保护自己,放心,喝氢水与各种保健方法都不冲突的(研究证实,喝氢水可以显著减少肿瘤放化疗副作用,还可以增强疗效,氢水和化疗药都不冲突,何况保健品等)。

我坚持自己一直以来的观点:喝氢水一定对健康有好处,但是对身体的康复和疾病的调理效果不是立竿见影,需要相对长的一段时间。

看了本书,何不试试喝氢水呢?

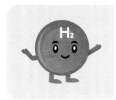

世界太危险，喝点氢水压压惊

健康这个话题其实是恒久弥新的，不管中医西医如何众说纷纭，有一点大家是统一的：良好的生活方式和运动，健康的饮食和情绪控制，是维系健康的关键要素。但是即使做到了这样，依然有辣眼球的报道打击大家的信心。

比如血管硬化的问题，大家都知道三高（高血脂、高血糖、高血压）是动脉出现硬化的主要原因。那么如果没有三高呢？是否可以高枕无忧？答案来了，最近《美国心脏病学会杂志》报道：对4 000余名中年受试者进行血管检查，其中一半左右的人（也就是2 000人左右）完全是理想健康状态[119]。他们的血压、血糖、胆固醇和体重都在正常范围，日常生活保持健康生活方式（饮食清淡、不抽烟、不酗酒等）。采用超声和心脏CT对这些健康中年人进行检查的结果发现，有一半符合亚临床动脉粥样硬化标准，也存在脑中风和心梗的风险。

首先告诉大家科学研究探索是无止境的，这篇文章的结果也不一定完全可信，还需要更多的证据。但是这篇报道其实给了我很大的心理安慰，作为中年人，我和很多同龄人一样经常陷入基本不想动、偏偏吃得比谁都多的状态，非常羡慕那些意气风发的秀健康、秀美丽、秀肌肉的"冻龄中年人"。现在终于有机会自我心理安慰了，哼，别看你们看起来青春永驻，但

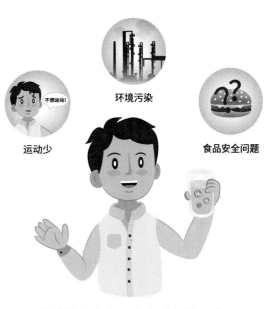

各类健康隐患，一杯氢水轻松预防

是！自然规律仍然是不可抵抗的，残酷的事实摆在那里，岁月不饶人，机体开始出现老化是不可避免的，看看，人家科学家研究了，你们也不比我这个胖子好多少嘛！

以上纯属胡思乱想，不过有一句话倒是对的，衰老是不可避免的，机体的老化会带来各种问题和疾病。现在，衰老并不是中老年的问题，年轻人的各种坏习惯和生活方式，也会让身体过早地进入衰老状态。现在很多疾病的发生都越来越趋向于年轻化，文章也告诉大家，造成疾病的危险因素比较多，可以说是防不胜防。虽然你避开了众所周知的一些危害因素，但是依然可能出现健康方面的问题。所以说，世界中有很多避无可避的健康风险，保健自己，是一件非常必要的事情。

最近几年，自然医学和心理学开始关注情绪对疾病的影响，这其实与中医传统的"七情致病"（如喜伤心，怒伤肝）是息息相通的。如果大家信任一项保健方式，一般来说效果也会比较好，当然前提是这种方法本身就是科学有效的。喝氢水可以调节肠道菌群的基因表达，从而影响身体的整体状况，也同样通过调节肠道菌群来改善情绪和各种抑郁焦虑倾向。如果在听到各种触目惊心的健康隐患时可以安慰自己"太可怕了，幸好我天天都喝氢水"，那么氢水就从身心两方面发挥"健康保护伞"的作用了！

最后还是要申明，氢水可以保护健康。作为研究者我们认可它的有效性，但是氢水没有立竿见影的效果，需要长期的饮用来获得身体的改善。氢水不是神药，我们之所以推广它，只是认为这是一种非常方便可行且成本较低的保健和康复方式，希望作为一种保健手段，可以给我们未富先老的国家减少一些医疗负担，可以惠及大众，让每个人尽可能获得健康的状态。

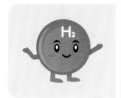

骨质疏松，氢气来助

关于氢气对骨质疏松防治的话题，一直是我关注的重点内容，或者说，对于衰老引起的各类身体问题，我都希望探讨氢气是否可以对其发挥重要的作用，这是氢医学未来应对老龄化社会的巨大优势。"氢思语"公众号报道了氢气对抗骨质疏松的细胞学研究，结合以往报道的氢气对于卵巢摘除大鼠（模拟人类更年期）的骨质疏松保护研究，我们看到了氢气在骨质疏松防治方面的应用可能性，当然，我们仍然还需要更多的证据来支持这个想法，这篇文章的内容，主要是科普骨质疏松这个疾病，顺便科普氢医学在这个领域的应用。

随着人口老龄化的加剧，各种老化性疾病的发病率逐年递增，骨质疏松是其中一种常见的问题，骨质疏松症是英文名称Osteoporosis的直译，实际上是指"多孔的骨头"。对这种疾病的定义是：由于钙质不断溶解并离开骨骼所引起的骨结构基质的退化。随着病情的发展恶化，骨折风险也会增加（这个定义很好理解，简单来说，就是骨头的钙跑了以后骨头不够硬了，好像房屋的梁柱时间长了腐朽了一样，大风一吹就容易倒了）。而且已经发生骨质疏松的骨骼，发生骨折以后很难愈合，出现并发症后会有生命危险。

骨质疏松需要我们的重视和关注，一直以来，临床针对骨质疏松的治疗药物分为两大类，一类是抑制骨钙流失的药物，比如钙剂、活性维生素D、雌激素等，还有一类是促进骨形成的药物，比如甲状旁腺激素、合成类固醇等。这其中很多药物副作用较大，而被大多数人接受并应用的服用钙补充剂的方法，被大量的流行病学研究证明并不能降低骨折的风险。应该可以这样认为，骨质疏松目前是一种比较常见的，没有很好防治措施的慢性衰老性疾病。

"补钙"一直是一个非常热门的保健话题，目前关于补钙是否可以防止骨质疏松的研究争议也比较大，很多流行病学研究结果证实：单纯补钙不能有效防治骨质疏松的发生发展。有专家认为，衰老和异常的骨骼细胞不能有效地利用钙质，这才是骨质疏松的关键问题，这个时候大量补钙，多余的钙质可能还会造成身体一系列问题（就像盖房子要先架钢筋再往上面糊水泥，骨骼这些细胞不会正常工作了，钢筋搭不起来，再多的钙质也没有办法进入骨骼沉积下来，补进去这么多的钙质不能吸收利用，游荡在血液里也有风险，比如可能会沉积到血管壁上，在肾脏和草酸结合形成结石等）。按照这个观点，我们目前对老年人补钙的话题要更加谨慎，不建议大剂量的补充来防治骨质疏松问题。

骨质疏松也是与氧化应激关系密切的一种疾病，有学者报道了包括维生素C在内的抗氧化剂对骨质疏松的改善效果，认为抗氧化是一种比较有效的治疗手段。而我们知道，氢气是一种独特的抗氧化物质，对缓解骨骼内的氧化应激压力应该有更好的效果，目前我们已经证明氢气能够通过抑制破骨细胞活性减少骨钙的流失，未来还会有更多的保护性机制被发现，展示氢气在骨质疏松防治领域的巨大应用前景。

除了学术方面的研究成果，我们在氢产品实际应用过程中也发现，很多长期喝氢水或者吸氢气的老年人，连续几年的体检报告中骨密度值没有显著的下降，而且他们并没有刻意补充钙剂，这个现象提示我们，应用氢产品，哪怕只是坚持喝氢水，都可以对预防骨质流失有一定的效果，一般数据认为，骨质流失大概从45岁左右开始，超过这个年龄的人们，为了保护骨骼，可以开始坚持喝氢水了！

最后，根据目前的营养学研究进展建议大家：对于老年人，尤其是已经有骨质疏松问题的老年人，适量补充钙剂，每天400～500毫克就可以了，最好分几顿吃，一次吃太多吸收也不好。同时一定要补充维生素C和蛋白质这些营养，特别建议要应用氢产品，至少要坚持喝氢水，这个方法简单、方便，容易坚持，应该是目前已知的比较理想的防治骨质疏松的方法了，当然，很多老年人还有各种慢性病，能够吸氢气结合喝氢水更好，还是那句口号，吸加喝，强强联合，效果好！

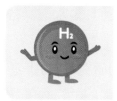

敷氢水面膜，精华吸收好

年轻美丽是每个女性永恒的追求，氢医学的研究重点，10多年来一直放在疾病防治领域，对于皮肤美容方面的关注和研究比较少。近几年因为氢产品的不断研发上市，我们逐渐关注氢水泡澡对皮肤疾病的效果，同样由于氢水泡澡的大规模推广应用，发现氢水护肤的效果远比想象中更好。

如何在美容领域应用氢气？

我们在氢水应用过程中发现，如果在使用精华素等高端护肤品之前，用高浓度的温氢水浸透纸质一次性面膜，敷面5分钟以后再使用精华产品，产品的吸收速度和吸收的量都会显著增加，长期使用后皮肤测试仪检测显示皮肤的毛孔粗大、皱纹等问题都有改善明显。

医疗美容目前是美容领域的热点和焦点，利用激光、高频电、冷冻、注射等美容技术进行皮肤管理以后，通常会出现皮肤轻度的红肿热痛等炎症反应，这个时候及时利用氢水面膜敷面15分钟左右，皮肤的炎症反应会非常轻微，后续如果坚持每天敷氢水面膜，皮肤改善的效果也非常理想。而没有敷氢水面膜的体验者就会出现不同程度的皮肤红肿，而且后续的皮肤抗皱和祛斑效果都不够理想。

为了检测氢水的皮肤保护效果，我们制作皮肤损伤小鼠动物模型，然后给动物泡氢水澡，初步发现氢水泡澡可以增加皮肤毛孔通透性，增加皮肤SOD、

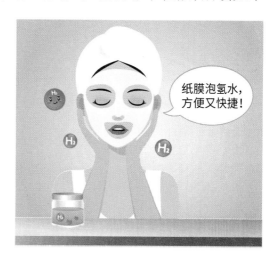

GR等抗氧化酶的活力,促进皮肤细胞增殖修复,这些结果告诉我们,氢水泡澡的皮肤保护效果比我们预想的要好得多。

虽然身为女性,但是我一直不太关注氢气在皮肤美容领域的研究和应用,感谢氢产品的不断问世和推广,回馈给我们大量的体验数据,让我们能够深入了解氢气对皮肤的良好作用,也为广大爱美的人们提供一个新的方法,那就是敷氢水面膜,泡氢水澡!

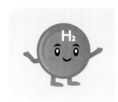

红斑狼疮，氢气也有效？

氢医学研究发展10多年，大部分的研究集中在炎症性疾病和代谢性疾病领域，相对来说，对于免疫异常导致的各类问题的研究比较少。

近期一个关于红斑狼疮的好转个案给了我们很多信心，对于免疫性疾病，氢气可能也有一定的效果。

什么是免疫病？

首先我们得了解一下什么是免疫病？

免疫病全称是"自身免疫性疾病"。

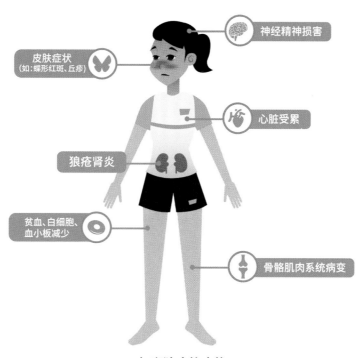

红斑狼疮的症状

简单解释,就是你自己身体里的免疫系统昏头了,分不清哪些是外来的入侵者(细菌、病毒等),哪些是自己身体本来的细胞(大脑、肾脏、血管等),一概统统发起猛烈攻击,最后导致身体出了各种各样的问题。

怎么治?

目前只能利用激素和免疫抑制剂来压制免疫系统这种"发疯现象"。但是长期用药压制,又会影响身体本来挺好的抗病能力。

所以得了免疫病是非常棘手的,长期用药副作用非常大,不用药又不行,会危及生命。

红斑狼疮就是一种比较常见的免疫病,常常累积在身体的多个系统组织,导致心、脑、肾脏和关节的严重损害,目前主要的治疗药物也是激素。

案例分析

这个案例的患者是一个16岁的小姑娘,而且所患的疾病是红斑狼疮中最严重的一种——系统性红斑狼疮。

这个疾病往往会因为狼疮肾炎、狼疮脑病及长期大量使用药物的副作用而危及生命。

一旦因为着凉发生感冒、上呼吸道感染等,都是非常致命的。在这种情况下,有人介绍她尝试了氢气方法。

因为以往对于红斑狼疮没有研究报道,只是基于氢气对人体安全性有保证的基础上进行尝试而已。

氢气的惊喜

经过一个月的氢气调理,期间小姑娘没有什么不良反应,而且自我感觉精神状态和体力都好了很多。

在大概一个月左右,又一次进行了24小时的尿蛋白定量,这个检查是反映肾脏功能的重要指标,结果发现尿蛋白降低了很多。

用氢气前尿蛋白检测结果:24小时的尿蛋白定量0.79克。

用氢气一个月后尿蛋白检测结果:24小时尿蛋白定量0.3366克。

这是一个良好的信号,证明氢气对红斑狼疮的肾脏损伤有了一定的修复。

这样的效果,也给患者带来了希望的曙光,因为只是初步结果,后期我们还会继续跟踪,我们希望氢气真正可以在治疗上面发挥作用。

案例总结

仍然套用孙学军教授的一句话:个案不能代表结论。

从这个案例,只是初步发现了氢气对红斑狼疮肾脏的保护作用,它可以显著地修复红斑狼疮造成的肾脏功能异常。

后续我们会继续跟踪报道和追加案例,最终系统总结一下氢气对这种难治性免疫疾病的效果。

随着氢产品的广泛推广和应用,在实验研究之外,氢气的使用效果更给了我们极大的惊喜,我们越来越相信,作为一种疾病治疗和康复手段,氢气将会不断创造更多奇迹。

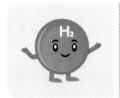

"姑息疗法"被认可,氢气防治肿瘤的春天也不远了

2018年的中国临床肿瘤协会（CSCO）会议在苏州召开。

在这次会议上,CSCO肿瘤支持与康复治疗专家委员会正式成立,提出了肿瘤"姑息疗法"的概念,这意味着国内肿瘤治疗的专家们开始逐渐关注和重视改善患者的生存质量,而不是一味地只是想将肿瘤细胞"赶尽杀绝"。

晚期肿瘤患者生活质量的改善和生命周期的有效延长,会很大程度上减轻大家"谈瘤色变"的心理,良好的心态,对肿瘤治疗也是有效的帮助。

什么是"姑息疗法"？

我们先看看理论化的解释,"姑息疗法"是指对那些治愈性治疗无反应的患者安全、主动的处置。

目前国际上已将"姑息疗法"作为肿瘤标准治疗的一部分,等同于放化疗。

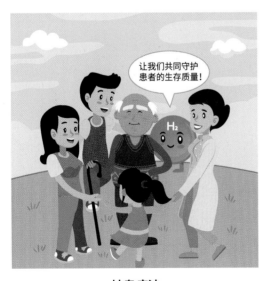

让我们共同守护患者的生存质量！

姑息疗法

在肿瘤治疗技术与设施日益精进,肿瘤作为"慢性非传染性疾病"的大时代,"姑息疗法"的价值越发凸显,从控制患者疼痛及有关症状,到对患者心理、社会和精神问题给予重视,"姑息"的目的是为患者和家属赢得最好的生活质量。

我们用比较通俗的语言解释一下,就是对那些手术、放疗、化疗、免疫治疗、靶向治疗(这基本上是全部招数都用了)都没用的肿瘤患者,不能不管他们,要尽量让他们在这种情况下生活质量高一些,尽量减少痛苦,减轻患者家属的精神和生活负担。

还有的专家认为,肿瘤晚期最大的问题是疼痛,控制了疼痛,等于是完成了"姑息疗法"的一半任务,所以建议加大吗啡等镇痛剂的用量,我认可这个观点。

疼痛会将患者折磨得完全没有生活质量,天天痛苦不堪,这个时候需要考虑的不是吗啡的成瘾性,而是如何让患者不要受折磨,况且现在的吗啡缓释剂可以控制将吗啡成瘾性的概率降低,为何不用?

随着肿瘤发病率的不断攀升,"姑息疗法"的概念也将肿瘤定义为"慢性非传染性疾病",针对这一类疾病,所采取的手段也趋于缓和(应该是原来比较粗暴,看见肿瘤就手术切,切完了就放化疗,希望肿瘤细胞全军覆没,现在发现这样比较困难)。

将肿瘤患者的情况进行精准分析,慎重采取手术治疗,也是目前肿瘤治疗的发展趋势。

肿瘤的辅助治疗一直是氢医学研究的重点,其实,氢气可以全程对肿瘤进行防治,比如目前的研究结果,喝氢水可以预防肝癌、大肠癌、胆管癌等消化系统肿瘤,吸氢气可以预防雾霾和吸烟引起的肺癌发生[73,123]。

一旦发现肿瘤,氢气可以帮助减轻放化疗的副作用,减轻患者痛苦,预防复发和转移。对于晚期的肿瘤患者,氢气还可以尽量减少痛苦,改善生存治疗,帮助尽量延长生命,对于肿瘤患者来说,这是一个安全的、相对来说比较有效的辅助治疗方法。

随着"姑息疗法"这样一个概念得到认可,肿瘤的支持与康复治疗慢慢得到医学专家的关注,很多非药物性治疗手段也会逐渐应用到肿瘤支持康复领域,氢气作为其中的方法之一,随着后期临床试验研究证据的不断增加,必将获得更多的认可和肯定。

希望氢医学获得越来越多的关注,希望氢气防治在肿瘤领域的春天可以尽快到来!

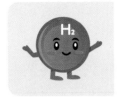

雾霾导致肺癌？吸吸氢气呗

随着肿瘤发生率的日益攀升，对肿瘤的恐惧心理可能是每个人心里最大的焦虑，近几年增加速度最快的肿瘤类型是肺癌。

由于肺癌早期基本没有任何表现，很多人常常在体检和常规检查的时候发现已经是肺癌中晚期，基本的治疗原则只能是尽量延长生命。

在"谈癌色变"的时候，我们除了担心和恐惧，还需要尽量找到可以预防和治疗癌症的方法，氢气应该是一个比较好的选择。

首先科普一下肺癌的相关知识，肺癌是发病率和死亡率增长最快，对人群健康和生命威胁最大的恶性肿瘤之一。

近50年来许多国家都报道肺癌的发病率和死亡率均明显增高，男性肺癌发病率和死亡率均占所有恶性肿瘤的第一位，女性发病率占第二位，死亡率占第二位。

肺癌的病因至今尚不完全明确，大量资料表明，长期大量吸烟、大气污染与肺癌的发生有非常密切的关系。

再来科普一下氢气在呼吸系统问题上的研究成果，氢气可以缓解肺气肿、支气管炎、哮喘等疾病的症状，可以减轻肺部炎症，减少吸烟引起的肺部问题[66-67]。还有人群的研究报道证实氢气可以减少雾霾对肺的伤害[73]，这些研究成果可以作为证据，证明氢气对呼吸系统的各类问题都有非常好的效果。

吸入氢气，顾名思义是通过呼吸系统的气体交换把氢气摄入到身体的血液里，在吸入氢气的过程中，首先肺部就充满了一定浓度的氢气，这些氢气会直接对肺部的细胞产生作用，及时修复发生损伤的细胞，减少肺组织的炎症反应。

前面已经说了，肺癌的发生与吸烟、雾霾对肺组织的刺激密切相关，在没有办法说服家人戒烟，也不能绝对避开雾霾环境的情况下，通过吸入氢气及时修复

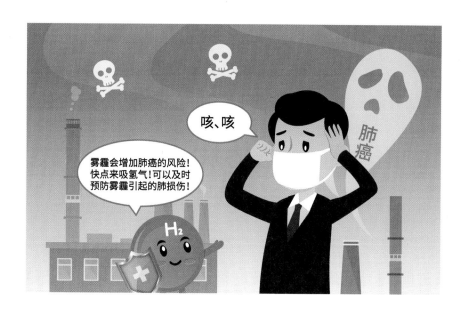

和保护脆弱的肺脏，是一种可以最大限度地减少肺癌发生的方法，预防肺癌，吸氢气是一个非常理想的手段。

对已经确诊的肺癌，甚至是已经转移的肺癌，氢气吸入仍然有很好的用武之地。

氢气吸入可以配合化疗和靶向治疗，减轻患者的不良反应，改善生活质量。动物实验研究也发现，氢气吸入可以抑制肺癌转移灶的增大、增多[76-77]，抑制了转移灶，也意味着可以尽量延长生命。

总而言之，肺癌这个肿瘤类型，由于病因不明，其实在预防方面基本上没有什么好的手段，氢气吸入应该是一个比较理想的方法，如果大家对健康比较重视，希望能够有效预防空气污染、吸烟等对肺的伤害，可以尝试每天吸吸氢气，其实吸氢气除了可以保护肺，还可以保护大脑，防止老化。

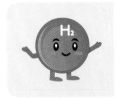

为了生存的努力,值得我们鼓掌

疾病尤其是重症疾病,基本上是很多人生命中的"黑洞",决定能够活多久的除了治疗方法,金钱是一个重要的考量因素,这个因素会残酷把很多人关在了生门之外。我们这个故事里,是一个努力去寻求生命机会的人,是一个因为信任氢气而获得显著改善的氢产品受益者,还有一群无偿提供帮助的氢产业人,为你们的伸手相助点赞!

据这个氢气体验中心的负责人介绍,这位朱女士来吸氢气,自己描述是因为糖尿病,因为一系列并发症导致心脏血管狭窄,需要做心脏支架结果手术中发现堵塞的位置太多而放弃治疗。当时来的时候脸色发青、暗沉,后期看到检查报告才知道她是一位小细胞肺癌患者,刚刚在医院进行了系统性的放化疗后出院,根据检查报告可以看到肿瘤的控制效果不算理想。

因为患者比较忌讳谈到自己的病情,所以前期工作人员没有介绍氢气的抑制肿瘤效果,只是建议她尽量长期吸氢气,言谈中发现她的经济情况非常不好,中心负责人提供体验馆作为住处,朱女士在体验馆坚持每天20小时使用吸氢机进行调理,初期吸氢气的时候也是非常怀疑,中间因为做咽喉镜导致咽喉不适,吸了几天氢气改善效果不显著觉得没有什么用,所幸在家属的劝说下坚持了下来。

大家知道小细胞肺癌是比较特殊的肺癌类型,约占肺癌的20%,相对于非小细胞肺癌,小细胞肺癌生物学行为恶劣,增殖指数高,早期易发生转移,较非小细胞肺癌更多且更早地发生脑转移,尽管初期治疗对化疗敏感,但是很容易产生耐药性和复发,预后较差,称为"肺癌之王"也不为过,是一种非常棘手的肿瘤类型。和朱女士在2018年3月住在同一病区的小细胞肺癌患者,到2019年10月已经都相继离世,可见这种肺癌的生存率是非常低的。

　　朱女士的经济情况确实不乐观,连续半年好转以后就开始继续上班打工赚钱,吸氢气的时间不能保证像原来那么长,喝氢水一直在坚持,脸色现在非常红润有光泽,去医院常规体检的时候,因为担心医生对氢气这种手段的排斥和质疑,朱女士说自己一直在吃中药,检查各种指标显著好转,医生仍然强调吃中药对病情其实没有什么帮助,朱女士的情况可能因为日常调理得比较好,由此可见很多医生可能不仅仅会排斥氢医学,连中医的效果也是不相信的!

　　这应该也算是一个绝处逢生的故事,因为所患肿瘤的特殊性,按常理控制病情比较困难,所幸遇到并信任了氢气,可以保持一个比较好的状态,还要给氢气体验中心的负责人点赞,关键的时候伸出援手,无条件支持朱女士使用氢产品并提供免费吃住,这份有爱的付出,值得每个氢产业从业者敬佩,还是我经常说的,从事大健康产业,我们要有一颗慈悲心,在获得利益之外,可以从帮助他人中获得成就感,会觉得更快乐!

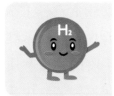

吸氢气对乳腺癌有帮助?

随着氢产品陆续研发上市,各类疾病调理案例不断出现,对于氢气在治疗肿瘤方面的效果,我们一直强调是减轻放化疗的副作用,但是在体验案例收集过程中,发现吸氢气同时还可以促进化疗的效果,减少转移灶的数量。这样的效果,增加了我们对氢气的信心,我们可以推测,氢气可能还可以和化疗一起协同控制肿瘤,同时抑制肿瘤的复发和转移。

首先科普一下乳腺癌,这是一种发生在乳腺上皮组织的恶性肿瘤。乳腺癌中99%发生在女性,男性仅占1%。原位乳腺癌并不致命,但由于乳腺癌细胞丧失了正常细胞的特性,细胞之间连接松散,容易脱落。癌细胞一旦脱落,游离的癌细胞可以随血液或淋巴液播散全身,形成转移,危及生命。目前乳腺癌已成为威胁女性身心健康的常见肿瘤。

全球乳腺癌发病率自20世纪70年代末开始一直呈上升趋势。美国8名妇女中就会有1名患乳腺癌。中国不是乳腺癌的高发国家,但不宜乐观,近年我国乳腺癌发病率的增长速度已经高出高发国家1～2个百分点。

国家癌症中心和卫生部疾病预防控制局2012年公布的2009年乳腺癌发病数据显示:全国肿瘤登记地区乳腺癌发病率位居女性恶性肿瘤的第1位,女性乳腺癌发病率(粗率)全国合计为42.55/10万,城市为51.91/10万,农村为23.12/10万。乳腺癌已成为当前社会的重大公共卫生问题。

下面讲解两个乳腺癌患者的吸氢气体验回馈。

第一个体验者48岁,发现时的乳腺肿瘤超声检查为10厘米左右,病理鉴定为浸润性癌,癌细胞已穿破乳腺导管或小叶腺泡的基底膜并侵入间质,发现以后医生建议化疗后手术。

患者进行了4次多帕菲+环磷酰胺化疗以后检查,肿瘤没有显著缩小;进行第5次化疗的时候,配合了2%氢气吸入,每天8小时甚至更多;在第6次化疗结束以后检查,发现肿瘤缩小到3厘米左右,而且患者状态非常好,没有出现乏力、恶心、呕吐等化疗副作用,结构不清晰的疑似淋巴转移灶也开始变得边界清晰,形态规则。

患者心情非常开心,一直追问是否可以不要手术,对于这一点我们的态度很明确,必须按照医生的要求化疗后尽快手术,因为对于各类肿瘤,氢气的效果可以保证的是减轻放化疗的副作用,帮助抑制肿瘤复发和转移,不能确定它对肿瘤的抑制效果。

另一个体验者也是乳腺癌,56岁,她的效果比较迅速,吸氢气半个月,每次4小时左右,同时每天喝氢水比较多,3 000毫升左右,半个月超声检查发现锁骨下、腋窝的淋巴结肿大消失,但是乳腺肿瘤暂时没有缩小,需要增加吸氢气时间后再检查看看。

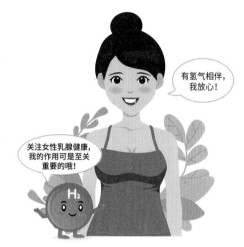

常常被诟病的一点,就是为什么我们经常发的都是一些基础研究报告和人群案例报告。为什么不做严格的大样本临床人群研究? 原因很简单,目前氢医学发展时间不长,氢产业刚刚起步,氢气还没有被人们熟知和认可,很多医学专家也在质疑氢气效果的真实性。而一个严格的大样本临床研究,需要投入大量的资金和人力物力,需要临床医生紧密的配合,这些都在目前的环境中难以实现。但这确实是我们努力的目标。

这两个乳腺癌案例中的患者,都通过长时间吸氢气获得了一定的控制效果,这里也要强调一下,我们认可氢气的肿瘤抑制效果,是通过吸氢气来实现的,我们暂时不认可氢水饮用对肿瘤的临床辅助治疗效果。氢气能够帮助到这些患者,是我们最高兴的事情,同时案例的不断出现,也会增加我们对氢医学的信心。

最后还是要说,个案毕竟是个案,不能通过个案的效果得到结论,说氢气对乳腺癌有效,我们发表个案的目的,是希望增强大家对氢医学的信心,吸引更多的人参与到这个产业里来,也是希望乳腺癌患者可以在其他治疗之外,尝试增加吸氢气这样一个手段来控制肿瘤的发展和转移,获得更好的生活质量。

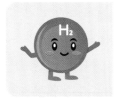

姐妹情深，抗癌路上的一路扶持

一直以来我很少以故事形式写些案例，因为出于学医的职业习惯，我们习惯于用事实和证据说明问题，觉得有些感性的描述会影响我们对于结果的判断，更担心会误导体验者对氢医学的认知，这个案例目前还没有拿到检查性证据，姑且就讲一个故事吧，希望是个可以温暖到大家的故事。

这对姐妹是我在一个氢养生馆遇见的，妹妹大概30多岁，脸色特别差，问起来知道她是个胰腺癌患者，手术切除估计没有达到预期效果，手术结束后医生没有进行后续的其他治疗，委婉地提醒她回家好好休息就好，妹妹不甘心就这样等着，了解到氢气可能是个帮忙控制癌症的方法，身边没有找到合适的氢气设备可以使用，于是跨越千里来到这个氢养生馆所在地区，在附近租了个房子体验氢产品。

我理解这个妹妹对生命的渴望，但是大家知道胰腺癌号称"癌中之王"，一旦发现后没有什么理想的治疗手段。我的回答是这样的，氢气可以帮助你不那么痛苦，我们生了这样的病，一方面期望出现奇迹，为活下去而努力，另一方面我们要面对现实，起码用了氢气，可以让你以后的日子会尽量舒服，能够不那么痛苦地离开人世，是不是也算是一种幸运？我不能确定这样的回答是否能够激励到这个妹妹，她还在手术后不久，估计伤口愈合情况还不好，告诉我吸氢气以后感觉肚子会疼，我建议她先少量吸氢气适应一下，慢慢增加时间，最终可以的话最好抱着吸氢机天天用，不知道氢气是否可以创造奇迹，但是希望她加油。

姐姐是陪着妹妹来的，全程沟通过程中都在询问各种妹妹的保养问题，比如应该吃什么，可不可以活动，出现疼痛可不可以用止痛药等，可以体会到她对妹妹的关心和爱护，我没有冒昧地问其他亲属怎么没有陪同，只是感慨很多时候兄弟姐妹也是重要的后盾，在你无所依靠的时候也支撑你前行。这个姐姐来了不到一个月，已经是氢医学的铁粉，她兴奋地告诉我她有子宫腺肌症，从十几岁开始每次月经都会很痛，每次都要吃好几片止痛药，这一个月她每天吸氢气6小时（晚上睡觉吸），这次月经基本没有什么感觉，说起来就高兴得不行，感觉解决了一个大问题。两姐妹还要尽快把老爹接过来，因为老人家身体也有很多问题。真心给他们点赞，尤其是妹妹，自己这样的情况还要惦记父母，是孝顺的娃！

最后讲讲氢养生馆的负责人，她和我沟通过程中一直反复说自己调理别人没有底气，因为啥也不懂所以一直很小心，我觉得这是一个非常清醒的态度，毕竟还有很多无知者无畏的人，在冒着风险大胆地使用氢产品，不懂并不可怕，要知道很多知识和经验都会在过程中慢慢积累，人也会不断成长，这需要时间和努力，坚持就会胜利。更令人感动的是因为手术和治疗已经基本耗光了积蓄，两姐妹没有钱购买或者租用氢设备，这位负责人就每天晚上下班把机器送到出租屋，早上再去拿回来（白天店里要用），这样的守望相助，值得每一个大健康从业者尊重！

我不太擅长讲这个充满温情和爱心的故事，也不是展示氢医学的奇迹性案例来鼓舞大家的信心，我想表达的是，从事大健康行业实际上需要有一颗悲悯之心，能够从帮助他人过程中获得成就感和价值感，我也想说这个故事里的每一个人都让我有点感动，这样的感动，会带来对氢医学转化的未来前景的希望和信心，会觉得从事这样一个专业是一件快乐事！

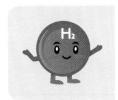

对抗胃癌，氢气的联合效果可能更好

在很多文章里，我们都提到了关于氢气与其他方法的联合应用效果，尤其重点介绍了氢气与中医药的联合抗癌效果，我们认为，针对任何疾病，氢气都不是唯一的手段和办法，很多时候联合应用几种方法可以产生1+1＞2的效果。

徐克成教授的《氢气控癌：理论和实践》问世以来，大家对氢气在肿瘤方面的应用热情倍增，觉得找到了应对肿瘤的重要办法，但是从研究角度来看，氢气对肿瘤的直接杀伤证据是不够充分的，我们进行氢气环境的肿瘤培养，需要相当长的时间才能观察到肿瘤细胞的死亡和变化，如果说氢气对肿瘤可以发挥效果，可能是通过全身性的免疫调整来实现对肿瘤细胞的抑制。能够实现改善免疫力的方法其实很多，我们可以尽量在不增加患者身体负担的前提下联合使用。

本案例的体验者官先生的病情比较复杂，1998年因为炎症切除左肺1/3，2014年甲状腺癌全切，2017年心脏主动脉瓣置换，2017年末查出患贲门癌中期，2018年3月做了胃大部切除手术。手术前开始服用氯化血红素这个保健食品，2018年12月补充吸氢气这个方式，2019年3月，开始用奥沙利铂化疗，一直到8月结束，一共化疗了5期。体验者吸氢气期间检查数据如下表所示。

血红蛋白、肿瘤标志物等数值变化

日期	血红蛋白(Hb)	白细胞计数	CA-125(0-35)	CA-199(0-37)	CEA
2019-2-26	133	4.73	32.73	132.30	—
2019-3-25	110	8.58	27.05	96.86	85.14
2019-5-8	128	3.74	16.87	45.38	41.55
2019-6-3	136	4.24	26.65	26.16	29.13

分析这些检查数据，我们发现虽然中间化疗初期血红蛋白含量有所下降，但是因为有效补血加上氢气防护，患者的血红蛋白含量后期一直保持在一个比较稳定的数值。大家知道化疗引起全血细胞的减少是非常要命的，白细胞在整个化疗期间基本保持稳定，3月25日的一过性增高可能是化疗的反应，白细胞的稳定对于肿瘤治疗更为重要，一旦出现白细胞显著减少只能停止化疗，所以血象保持稳定，一方面是放化疗的需要，另一方面证明患者有较好的身体状态。

我们再聊聊胃癌这种肿瘤，胃癌是起源于胃黏膜上皮的恶性肿瘤，在我国各种恶性肿瘤中发病居首位，好发年龄在50岁以上，认为与腌制食品和幽门螺杆菌感染密切相关（所以大家查到幽门螺杆菌阳性都比较害怕，长期使用氢产品，有转阴可能）。胃癌细胞对放疗不敏感，一般都是手术切除以后配合化疗或者靶向治疗，而且胃癌相对于其他系统肿瘤有自己的独特性，我们在氢气环境中培养胃癌细胞的观察实验显示氢气对它的影响不显著，而且目前的案例显示氢气对这种肿瘤的控制效果远远不如肺癌和乳腺癌等，所以建议联合其他方法共同使用。

患者同时应用吸氢气和补充营养这两个办法，看起来效果是非常不错的，癌胚抗原是最常见的胃癌肿瘤标志物，与肿瘤的进展是正相关的关系，CA199也被称作是与胃肠癌相关抗原，当它与CEA一起进行检测时可以作为恶性肿瘤预后判断和疗效评估的指标，我们可以看到患者的这些指标在不断下降并接近正常值，反映肿瘤的控制情况是不断改善和好转的，也证明患者的康复效果比较理想。

还是要反复强调，氢气不是万能的，针对肿瘤和一些疑难杂症，在不增加患者身体负担的情况下，尽量多采取几种方法联合使用。应该说两者的联合效果会更好，以前我们也提倡过在身体极度衰弱的情况下要补充一些小分子活性肽改善身体状态，同样是这个道理，希望这些叠加和整合带来更好的疾病控制效果，给重度肿瘤患者更多生的希望。

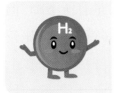

前列腺癌骨转移，试试氢气

在推广氢医学的过程中，我其实觉得很多案例的效果超出我的想象，出于严谨的科研态度，这个时候总会不断提醒自己这是个案，不能代表结论，不能因为一个奇迹就误导大家对氢气的认知，很多时候安慰剂效应、心态、体质特殊都可能是原因，这也代表了大多数医学人员的思维模式，但是我还是愿意把这些"奇迹"展示给大家，因为这也是氢气创造的，可以鼓励到很多人的传奇故事。

这个故事的主人公是一个70岁的前列腺癌患者，若干年前发现以后进行了系统治疗，今年常规检查发现出现了骨转移，核磁骨显像检查显示有多处转移灶，老人家已经出现无法忍受的全身疼痛，身体消瘦且无法进食，检查还有乙肝小三阳，便秘比较严重，大概5天才能排便一次。最初进入氢产品体验馆的时候脸色苍白且精神不佳，因为不敢让老人家知道病情所以没有系统治疗，只是服用一些镇痛的药物。

这是一个肿瘤晚期的患者，大家知道，恶性肿瘤骨转移常常是一个肿瘤晚期发生的现象，据文献报告，在美国每年诊断新的癌症患者超过百万，其中约50%的患者最终发生骨转移。骨转移一旦发生不宜继续进行放化疗，主要以免疫治疗为主，针对骨转移基本没有很好的治疗方法，主要是以镇痛和护理为主，尽量减少患者的痛苦。

2018年2月患者开始吸氢气，经过一段时间后吸氢气时间增加到8～10小时（目前关于吸氢气时间没有太多的研究证据，我们的初步动物实验结果显示长时间吸氢气抑制肿瘤转移的效果较好），前期甚至每天20小时，吸氢气2个月以后疼痛感基本消失，而且患者食量大增，体重增加了8斤，脸色恢复正常，精神状态也非常好，每天能保证1～2次的排便。吸氢气之前睡觉无法自己翻身，现在基本可以生活自理，还能每天给家人做饭，坚持自己外出锻炼身体，对于现在的表现，家人的感觉是比没有得病之前还要好。一度怀疑是之前医院误诊了，这个氢气干预的效果确实太棒了！

科学是严谨的，还是需要用证据来说明问题，患者发现骨转移的时候前列腺癌相对特异性标志物——总前列腺特异性抗原（PSA）的数值是 2 333，这是一个非常高的数值，要知道正常值范围是"0～4"，PSA 的数值与恶性程度密切相关，这么高的数值证实了前列腺癌发展到了非常严重的程度，吸氢气 2 个多月以后这个数值降到了 27.75，这是一个显著的改变，结合老人家的外在表现，说明肿瘤得到了一定程度的控制。

其实如果想证明氢气的效果，应该还需要骨转移变化的核磁检测和超声检查报告，但是民间案例收集比较尴尬的是一旦患者出现显著的好转，就会视医院为畏途，基本上不肯去做一些比较麻烦的检查，我们也不能为了展示氢气效果强制老人家去受苦。很多人会质疑说检查结果不全不能说明问题，这一点我们确实没有办法，所以这个只能说是民间个案展示，不能说明氢气一定对前列腺癌骨转移有治疗效果。

但是无论如何，这样的效果的确是令人惊喜的，不断地从个案中积累信心和惊喜，也是我们推广氢医学的动力，希望这样的个案越来越多，希望氢气可以造福更多这样处在水深火热中的肿瘤患者！

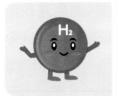

准备生宝宝的女孩看过来，这里的氢气很精彩

　　我在讲课的时候经常讲到我们人口老龄化程度十分严重，据推测到2035年，中国老年人比例将高达28.5%，超过3.4亿人，大约每4个人就有一个老年人；到2050年，这一比例将达35.1%，超过4.4亿，大约每3个人就有一个老年人。与之相对应的是少子化，就是指生育率下降，造成幼年人口逐渐减少的现象。根据中国卫生统计调查，我们国家从1999年开始进入少子化状态，2002年进入严重少子化，到现在为止，应该是连续严重少子化状态将近20年！我们不评述这个现象会带来什么后果，我们只想说，物以稀为贵，现在，我们需要生育的每一个宝宝都是健康强壮的！

　　作为一个科学爱好者，我关注人口老龄化和少子化好久了。大家不要觉得这是国家的事情，和自己没有什么关系，这个现象会影响生活的方方面面。我曾经在写要关注老年人健康的文章里想象过一个场景：一对独生子夫妇生了一个孩子，还有双方父母四个老人，如果其中同时有两个老人家生病住院了，这对夫妇就会无法照顾。现在人均寿命还在不断延长，假如上面还有一辈人需要陪伴和照护！大家可以想象一下，这样的问题如何解决。

　　好了，现在不是讨论如何保护健康，预防老龄化危机的，而是想总结一下氢气这个手段在生育方面的研究成果，呼吁大家关注氢气在优生优育方面的作用，希望通过氢气助力孕育更多的健康宝宝！

　　2018年中国健康大数据提到了女性健康的问题，认为近七成的女性都会受妇科疾病的困扰。我觉得这个问题有非常多的原因，与生活方式其实是密切相关的。比如很多女孩子最喜欢在夏天穿超短裤，然而夏天人们大部分时间都孵在空调环境里，这里"凉凉"的温度很容易受寒；还有女孩子喜欢露肚脐和脚踝，其实这两个部位都是身体的薄弱区；再就是吃大量的冷饮和疯狂节食减肥，其实关于减肥这个问题我一直想说"你都吃不饱，哪有力气减肥"，身体没有大量的酶和强大的肝脏来消耗脂肪，你说你减掉的是啥？水分和蛋白质啊，你不反弹谁反弹，天长日久如果没有内分泌失调，那就是奇迹！

我们只是提示这些现象，但是我们也改变不了这些问题，因为美丽是女性毕生追求，她们根本不听我的啊！我只是想说服一下育龄期准备生宝宝的女娃子们，看这里，看这里！俺们这里有个好办法，可以帮助你生个健康的胖娃娃！

氢气在生殖系统方面的研究是比较广泛的，2008年孙学军教授团队（我也是其中一员）的研究就证明氢气可以治疗新生儿缺血、缺氧性脑病[129]。胎儿在子宫内和出生时发生脑缺血、缺氧是导致急性新生儿死亡和长期大脑功能障碍的重要原因，这是世界上氢领域研究的第二篇论文。后来多个研究又发现喝氢水也可以保护胎儿在子宫内免受伤害[130-132]，这是"氢水保胎"观点的研究证据。后来又有研究证明喝氢水可以增加精子活力，减少缺血、吸烟和放射线等对男性生殖系统的危害，对性功能障碍也有一定效果[133-135]。还有研究发现氢水具有保护女性卵巢功能、提高生育的能力，对化疗引起的卵巢损伤有保护作用[136]。总结这一系列研究可以认为，氢气可以保护胎儿，可以增加精子活力，改善卵细胞的生存环境，增加受孕概率，在生殖领域大有可为。

我这里想提倡和呼吁的是，为了给孕育宝宝创造一个好的环境，建议准备生育宝宝的"准妈妈"们尝试一下用氢产品调理身体，泡氢水澡。氢水泡浴对提高体温、促进女性盆腔血液循环、缓解盆腔炎症可能有比较显著的效果，通俗地说这叫改变"寒凉"体质，给宝宝准备一个"温暖"的"房子"，同时"准妈妈"们可以坚持每天适量喝一些氢水，有研究证明氢水可以改善卵巢功能（当然"准爸爸"也可以喝），这样的氢气调理方式再配合一些营养调理，可以尽快让"准妈妈"达到一个较好的"备孕状态"。因为氢气的安全性，即使已经怀孕还不知道的情况下，也不会对宝宝有任何伤害，如果对氢气有了一定的信任，怀孕以后还可以继续喝氢水，因为有研究证明，氢水可以保胎！

孙学军教授在讨论氢气生殖领域的研究的时候就提出了氢气对优生优育的应用前景，我在这里只是宣传一下，基于氢气的生理安全性和使用便利性，强烈呼吁准备生宝宝的女孩们关注一下氢气，希望更多的健康宝宝来到世间！

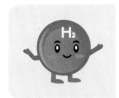# 龙凤氢气宝宝来了

我一直在强调,随着人口老龄化和少子化的危机来临,我们更需要关注孩子的健康。为此我们曾经提出一个用氢气作为一种保健手段干预孕期女性和新生儿的设想,称之为"母婴成长计划"。

下面讲述氢气与一对龙凤胎宝宝的故事,之所以敢用氢气,源于对氢气的强大信心,也是受孙学军教授家氢宝宝故事的鼓励,当然更有这位宝妈给予的无限信任。

就在前几天,我一个关系非常好的战友顺利剖腹生产一对龙凤胎宝宝,足月38周,男娃接近5斤半,女娃将近6斤,头发浓密,看着不太大,但是抱起来很压手。据主刀专家讲羊水非常清澈(说明胎儿有良好的发育环境),这是一个非常值得庆祝的事情。

在漫长的怀孕期,我作为这个宝妈最好的朋友,一直全程跟踪她的身体情况,全程指导她使用氢产品调整身体状况,也全程惴惴不安,担心胎儿的身体状况。

想要生育宝宝的时候这个宝妈的年龄是42岁,其实已经算是高龄了。宝妈宝爸的身体状况都不算好,在自然受孕不成功的情况下,选择用试管婴儿的方式受孕。第一次胚胎植入失败后身体状况不理想,休养期间体重迅速增加了近30斤,医生判定子宫血管张力太大不宜受孕,又花了将近大半年的时间锻炼加吸氢气、喝氢水,把体重控制在正常范围,然后进行了第二次胚胎植入。讲到这里十分佩服宝妈的毅力,试管婴儿是个非常烦琐和遭罪的过程,居然有勇气再经历一次!

好在宝宝成功着床了,而且是双胎,万里长征成功迈出第一步。也许是我喋喋不休的唠叨,氢水保胎发挥了作用,孕期的宝妈继续坚持把饮用水都换成了氢

水,喝得非常认真。但是担忧并没有减少,这么大年纪了,又是双胎,整个孕期问题可多了去了,也不能光指望氢水啊,于是又加了一种小分子活性肽,加大剂量当营养品吃,遵循的原则是:非常时期,想尽一切办法补充营养,保证胎儿够用!

综合来说,宝妈的整个孕期是比较顺利的,早孕反应(恶心、呕吐)基本上没有怎么出现(当然这不一定是氢气的作用),胎儿发育一直在正常范围,后期肚子太大开始压迫胃部,吃东西量比较少的时候开始加大小分子活性肽的量,每天吃7～8次小分子活性肽配氢水,进入6个月的时候为了防止早产,又增加了氢气吸入每天1小时。宝妈也是拼了,小肽那么难吃都面不改色地使劲吃,不但坚持到足月生产,直到最后生也没有出现腿肿的现象。

有氢气保驾护航的氢气宝宝出生3天进入月子中心以后开始喝氢水冲的奶粉,每天用氢水洗澡,月嫂说宝宝比较好照顾,晚上基本不太闹(这应该是身体健康的标志),有新生儿轻度黄疸出现,但是宝宝吃好睡好,黄疸很快就消退了,看着可爱的氢气宝宝,真感觉做了一件有成就感的事情!

总结来说,宝妈的整个孕期虽然有氢气全程陪伴,但是除了氢气以外,宝妈在营养方面的补充也非常好,两者的有效结合成功孕育了足月降生的龙凤胎宝宝,特别希望越来越多的孕妇可以相信氢气保胎的效果。

长海医院妇产科副主任医师、副教授刘玉环专家对上述氢气干预下龙凤胎宝宝的故事进行了如下点评:

42岁,高龄妊娠且双胎,顺利孕至38周足月,新生儿达单胎正常体重,羊水清、活力好,实属不易。正常双胎妊娠50%以上伴发早产,何况这么高龄。据说孕期一直喝氢水加吸氢气,应该是氢气助了一臂之力。

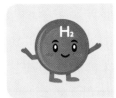

吓死我了，基因检测，赶紧喝氢水吧

随着生活水平的提高，大众对健康的关注度越来越高，国家也在大力推广疾病预防和早期筛查的相关技术和手段。

其中基因检测作为重要的身体状况评价方法之一，高大上的名字引起了很多人的兴趣，基因检测机构也如雨后春笋般层出不穷。

基因检测的结果如何解读，如何避免报告提到的肿瘤风险？

这个时候，氢气的用武之地来了。

在本节的最前面，我们先看看基因检测。

什么是基因检测？

首先介绍一下流行的基因检测的概念，基因检测全称为"疾病易感基因检测"。

从人体口腔黏膜内的脱落细胞中提取DNA物质进行特定的检测，从遗传的角度判定其对疾病有无易感性，预知未来患病的风险，对受检者进行常见疾病的风险预警，针对性进行健康干预指导。

人们可据此有针对性地主动改善自己的生活环境和生活习惯，预防和避免重大疾病的发生。

怎么解读这段话呢？

简单来说，人生是不完美的，每个人都是带着一定的缺陷来到世界上的，有的人肠胃不好，很容易拉肚子；有的人心脏不够强壮，跑马拉松会有生命危险；有的人气管敏感，闻到异味就喘……

随着身体进入衰老阶段，首先出现问题的，往往是最脆弱的那个部分。

好吧，我给你做个基因检测，看看你将来可能哪里最容易出问题，然后你小心点保护，比如肝脏功能弱，就不能喝酒熬夜啦！不然容易得肝癌！

再说得通俗点,基因就像种子,黄瓜种不可能变成茄子,基因是无法改变的,健康干预和保护就像土壤,你得尽量把种子种在黑土地而不是盐碱地里,另外注意施肥浇水,这个黄瓜秧才能茁壮成长多结黄瓜,而且不容易被虫子吃掉。我都告诉你这是黄瓜种子不耐旱了,你跟没听到一样一点水不浇,黄瓜秧最后蔫死了怪谁?

基因检测作为疾病风险评估手段,有自己的价值所在,它清楚地告诉你你的疾病易感基因是什么,让你知道自己到底哪里比较脆弱,抗压性小,平常尽量不要挑战它的底线(比如肺癌风险高的人最好戒烟)。

但是由于医学知识的缺乏,各类心脑血管疾病和肿瘤风险评估给检查者带来了极大的心理压力,经常担忧报告里那个高风险的疾病光顾自己,这就得不偿失了!

我有一个朋友查出来胰腺癌的风险比较高,吓得天天睡不着觉,恨不得每个月做个胰腺超声检查,我觉得长期下来出现精神障碍的概率更高才对!

还有一个比较棘手的问题是不良生活习惯。做了基因检测了,知道身体哪个器官比较容易出问题,接下来就应该好好重视了吧!

但是怎么重视,基因检测公司会提供一系列生活方式调整方案,但是这个非常难以实现,很多人用"人在江湖,身不由己"来形容自己。

最简单的例子,明知道晚睡、缺乏运动、暴饮暴食、吸烟、喝酒、应酬这些是坏习惯,但是很多人根本无法克服,基因检测完了就能下定决心改变自己吗?如果

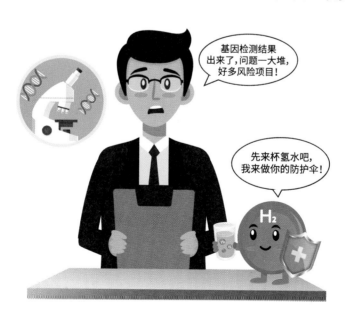

是这样,呼吁大家都去做一做!

有心去做基因检测的人群,应该是对身体健康比较重视的人群,希望通过基因检测来了解自己的身体风险,尽量避免伤害到身体容易出问题的地方。

除了尽量调整到健康的生活方式,还需要利用一些预防保健手段来获得"健康保护伞"。

作为一种不影响日常生活节奏的方式,喝氢水可以很好调控肠道菌群,预防消化道肿瘤,帮助降低血脂、尿酸,降低吸烟和雾霾对肺的影响,保护饮酒对肝脏的损伤,预防阿尔茨海默病和心脑血管疾病。对于基因检测后心里惴惴不安的人们,应该是一个比较好的选择。

当然对已经确诊的疾病,我更推崇将氢气吸入作为疾病治疗手段,氢气吸入可以在较短的时间内发挥对心梗、脑中风等危急重症的治疗作用,也可以治疗糖尿病、阿尔茨海默病等顽固性慢病。

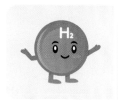

氢水到底有没有用

从事氢医学实验研究大概10年的时间了，近几年随着氢产品的研发上市和推广，氢对健康保护作用的观念传播开来。很多质疑和诘问也相继而来，很多人对这么简单的氢气能够保护健康心存疑虑，因为知道我是从事这个学科的，很多微信文章和报道都会第一时间有人转给我看，讲实话每次看完这样的报道，第一时间心情都不错，氢气用于健康领域是个新生事物，不被怀疑是不可能的。花心思研究过氢气的人才有可能写出来锦绣文章，无论结论如何，起码证明大家开始关注氢气这个东西了！

从2007年发表第一篇文章证实氢气能够治疗脑中风开始，到现在氢医学发展已经10多年了，10多年的研究对于一个学科来说，其实是一个短暂的时间周期，尽管发表了1 200多篇论文，有了一些临床应用的报道，科学界对氢气的评价依然很谨慎。就像国内氢医学研究第一人——海军军医大学孙学军教授的观点：即使我们已经做了很多研究，今天依然只能断定，氢气对人体健康是有益处的，可能对改善某些疾病症状有用。

注意到科学家的严谨了吗？"可能"！

氢企业

相对于从事氢医学研究的专家学者的保守，氢产业的经营者们要开放多了。他们之间一部分人相当热爱和迷恋氢气，觉得这个东西无所不能，更大一部分人出于营销的需求，会不自觉地夸大氢气的作用。这个可以理解，氢产品需要获得消费者认可，企业才能盈利。

氢水/水素水

所有的氢产品中，氢气溶解于水制作的氢水，是目前市场上最常见的氢气应用方式。因为简单方便容易坚持，普罗大众非常容易接受，氢水机、氢水杯、罐装氢水都属于这一类氢产品。受日本"水素水"（氢气在日本被称为水素，水素水是氢水的别称）的影响，氢水产品在国内市场上的推广相对更迅速，自然也会受到更多的质疑和反对。因为利用水来宣传和炒作的产品太多了，我听过的就有"小分子水""低频共振水""磁化水"……诸如此类的概念举不胜举，可能很多消费者一听到"某某水"这个名词就已经开始反感了。从这一点来看，能否说氢气是受了无妄之灾呢！氢气才是我们想推广的重点，水只是氢气进入身体的一种方式啊。

很多人问过我，喝氢水到底有没有用？

我的回答是：喝氢水不一定短期有什么用，但是一定对健康有好处。

目前氢医学的研究结论是：氢水能够很好地调节肠道菌群，预防各种消化系统肿瘤（结肠癌、胆管癌、肝癌等）[82]；氢水还能够调节肝脏功能，对各类代谢问题有效果（高尿酸、高血脂、脂肪肝、糖尿病）[22-24,37]。

这两个效果是我比较推崇的，而且人群研究证据比较充分，很多其他可能的神奇作用，可能要消费者在使用过程中自己感受了。当然科学研究永无止境，各位专家还在继续努力挖掘更多的证据，放心，我们会加油的，这样的回答，您是否满意？

我之所以对喝氢水比较推崇，是因为这种方式比较好坚持！坚持，实际上是最困难的一件事，举个自家的例子：作为一个孝顺女儿，最焦虑的是老妈的糖尿病，根本没有办法控制住她的饮食，曾经给她买过若干保健品、理疗设备，基本都是"三天打鱼，两天晒网"。后来开始给她买氢水产品，从开始的罐装氢水到现在的氢水机，所有手段里发现这个坚持得很好，因为每天都要喝水，所以她基本上每天都能喝至少600毫升氢水。这下子我就安心多了，因为糖尿病焦虑的绝对不是我老妈而是我（作为医学人士，深深地恐惧糖尿病并发症啊），到现在她坚持了多年（2013年开始喝），血糖还算稳定（不肯控制饮食又不好好运动的情况下），平常只吃二甲双胍（一般糖尿病患者单吃这个药血糖都下不来）。最羡慕的是这几年她的体重以每年3～5斤的速度，从150斤逐渐到了130斤左右，没有反弹这一说，完全是减肥者的梦想啊。

接上一段,必须提醒的是,我举例的重点是为了说明喝氢水这个行为容易坚持,并没有说人人喝了都减肥。大家要注意重点,氢水并没有神奇地治愈了我妈的糖尿病,只是帮助她让血糖稳定了,好多年不用增加药物(大部分糖尿病患者是不断地增加药物种类,后期药物控制不了血糖,开始用胰岛素的),身体更健康而已。这也是我的希望,我希望年老的父母有个一直存在的健康"保护伞",这个"保护伞"最好覆盖范围大(能对很多身体问题都有用),不容易倒(基本每天都能用),资金投入不要太大(工资有限,太贵了他们舍不得),有这个"保护伞"在,他们能够尽量少生病和少进医院,这样父母和子女都轻松,大家不都是这样想的吗?

再次重复我的看法,喝氢水对健康一定有帮助,但是对于改善疾病状态,有的需要一定的时间。比如说喝了两个月血脂可能会降低,喝了一年脂肪肝查出来从重度变成中度了,也有的疾病可能喝了很长时间都没有什么效果,这也是正常的,氢气不可能包治百病的。还有更重要的,对于各种身体问题,一定有比氢气更好更有效的办法,喝氢水绝对不是可以替代一切的法子。我们推荐它,是因为氢气是一种对身体没有不利影响,可以长期使用,容易坚持的健康手段。长年累月地应用下来,可以无声无息地改善你的身体状况,帮助获得健康。最重要的,氢水肯定比吃保健品便宜,还容易坚持多了! 何乐而不为?

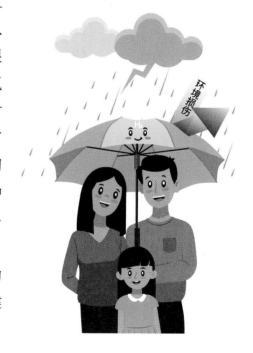

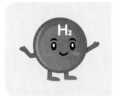 # 氢气到底是怎么发挥作用的?

在宣传和推广氢医学的时候,最常被问到的问题就是"氢气为什么能治病?",目前关于这个问题的官方回答是"大量证据证明氢气具有选择性抗氧化能力……"。其实这不是最权威的答案,我们应该努力证明氢气到底怎么进入细胞的,进入细胞以后又如何触动一系列的细胞反应,这个证据目前我们还没有拿到,也是我们氢医学发展和努力的方向。

作为自然科学领域的一员,我们承认目前的氢医学研究是相对薄弱的,很多学者对氢医学研究有质疑,这是正常的。

氢医学发展到今天有10多年的时间,我们主要积累的是一些效果数据,比如氢气对啥病、啥问题有效果,而在氢气为什么有效这个问题上还没有大的突破。但是我们得说句公道话,本来科学这件事,就是不断探究和发现真理的过程,需要漫长的时间积累和大量的科研人员投入,这是谁也急不来的事情。

大家看看氧气的研究,努力300多年了,才终于发现细胞上面有个专门的氧气感受器分子,顿时全体热泪盈眶、欢欣鼓舞,而我们对氢气的研究才十几年的时间。

但是话说回来,氢气的效果表现确实令人费解,它的作用非常之广泛,已经发表的总计1 200多篇文献,涉及的疾病类型有200多种,给人一种氢气是"万能神药"的幻觉。而氢产品在人群应用过程中的发现更是令人惊奇,很多没有研究证据的身体疾患在使用氢产品以后也发生了显著的改善。

但越是深入观察和研究,越觉得用西医的局限性效果(比如高血压药就治高血压,降糖药就是降糖)来定义氢气是有些问题的,还是尊敬的钟南山院士对氢气的定义最为睿智：氢气是一种"对因治疗"。

氢气根本改善的，可能是身体所有细胞中某些已经失调的状态，反映到人体整体就是某个具体问题的改善，它的作用并不是针对性和单一的。

如果这个时候我们拿一群健康的大鼠来做实验，让这些大鼠同时又是得了糖尿病又是肝硬化又是脑中风，那么实验结果可能显示的是：在氢气的作用下每个疾病都有所改善，但是改善的程度可能不同。

这也就提醒我们，即便我们认可氢气的作用是非常广泛的，但是在具体针对某些疾病所发挥的作用，用相同的手段（比如吸氢气2小时），效果是不同的。我们需要人群体验回馈的大数据，来找到相同方法作用下最早出现效果的疾病类型，还要找到氢气作用效果最好的到底是身体的哪些问题。

最近孙学军教授报道了一些显示为无效的氢气疾病研究，这是提醒大家对氢气的疾病治疗效果要有清醒的认识，它并不是一个"万能神药"，不可能对所有的疾病都能发挥治疗作用。

除此以外还需要提醒大家的是，即使有发表的文献证明氢气对某种问题有效，在宣传氢气效果的时候也要谨慎，因为很多文献都是动物实验的结果，推广到人群它的应用效果还不能确定。

另外在做科研的时候，证明有效的方法是通过检测数据的统计学差异，而这种统计学差异是否符合临床效果判定也是未知的。

比如我们知道氢气可以抑制炎症反应，血液检查发现用氢气3天以后白细胞从20降到了15，这个效果是有统计学意义的，是可以发表文章说证明氢气具有抗炎症效果的。但是临床要求的白细胞正常值是10以下，只有把白细胞降低到10以下才算达到治疗目的，那么在医生的眼里，针对这个问题氢气治疗就是无效的，没有根本解决问题。

收到的氢气效果反馈越多，越觉得不能把氢气单纯看作针对某个疾病的特定药物或者干预方法，把氢气作为"非药物疗法"引入大健康领域可能更有价值。它所调整的，是身体各个组织细胞的功能状态，反映到整个机体就是

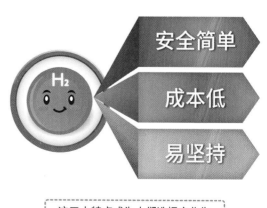

这三大特点成为人们选择它作为健康"保护伞"的重要因素。

某些检测指标的变化,比如血脂的降低、脂肪肝程度减轻、睡眠和肠道问题的改善等。

就像泡脚,就像打太极拳,谁也不能说这些方法治疗了什么,但是毫无疑问,这些办法可以让人们更多地获得健康。从预防疾病角度,作为一种简单的干预方式,氢气符合安全简单并且成本低、容易坚持的特点(比如喝氢水,每天替代饮用普通水,可以潜移默化地改善身体状态)。

这些特点是人们可选择它作为"健康保护伞"的重要因素,但凡有一点健康观念的人,总会感受到社会压力和人口老龄化带来的危机吧,给自己一点疾病防护措施,尽量少去医院,何乐而不为呢?

不过从氢气研究的角度来看,其实氢气的作用效果还是非常奇特玄妙的,有学者在用氢气培养细胞的时候,发现在同样的氢气环境下,正常细胞有了氢气,活力会增加;而肿瘤细胞的生长会受到抑制,这完完全全是区别对待!为什么会出现这种现象的原因我们还在摸索,但是这样的效果体现了氢气"看细胞下菜碟"的能力。

孙学军教授也曾经提到过,氢气应该是一种"内环境稳态调节剂",针对异常的细胞(比如肿瘤),它会尽力将细胞的状态纠正到正常状态。

这个作用不仅仅是一句"清除毒性自由基"能说清楚的,那么问题来了:氢气怎么知道啥样的细胞状态是正常的? 或许作为生命起源的一部分,氢气在我们的细胞里留下了古老的遗传记忆,这种记忆会在氢气到来的时候自动回应,让细胞在它的帮助下逐渐获得正常的生长状态。而肿瘤细胞呢,已经失去了正常的细胞功能和记忆? 所以氢气进入之后就开始全面封杀?

氢气的研究和应用推广也是在质疑声中一路前行的,对于我个人来说,氢气研究这件事,了解越深入就越喜欢。作为一个学医多年的人,我对疾病的恐惧和防范可谓深入骨髓。我深深了解预防和早期干预的重要性,而对氢气效果的信任,在很大程度上缓解了我的焦虑,起码我和我的家人有了一个比较坚固的"健康保护伞"。

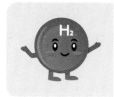

氢气到底有什么用？你知道吗？

虽然大众依然对氢医学缺乏了解和信任，但是越来越多的人开始关注和了解氢医学了。信任也好、质疑也好、抨击也好，都说明氢医学开始逐渐走入大众视野，我相信点滴的思考和交流对氢医学的发展会有助力。

在对200多种疾病研究并积累了1 200多篇文献以后，氢医学研究遇到了机制研究的瓶颈，简单说就是我们希望知道氢气进入人体以后是怎样发挥作用的，遇见了谁又变成了谁，可是氢气太小了，我们给它贴上任何可以发光的标签（可以帮助找到氢气跑到哪去了）都嫌太大，不能锁定它，氢气进入人体以后就是石沉大海啊！

如果它参与了细胞的生理活动再来个七十二变（比如与氧气结合变成水了），你怎么辨认这个氢气就是你找的那一位？这在一定程度上影响了氢气研究的发展。

此外，氢气的临床研究开展也比较少，缺乏大量的人群使用效果数据。所以到现在10多年的时间，我们的结论仍然是：氢气对人体是有用的，有什么用，对哪些病最有用，如何使用最好等问题，还有待在未来进行确定性的研究。

但是氢产品应用领域的各类反馈数据，很多是比较令人惊喜的，一方面是因为氢产品使用大多数都是组合形式（吸氢气＋喝氢水＋氢水泡澡＋氢胶囊＋氢水足浴＋氢汗蒸），另一方面基于氢气对人体的安全性，我们鼓励更多的氢气进入人体，比如延长吸氢时间，增加喝氢水量和溶氢浓度等，这些方法和手段可能都进一步增加了氢气的效果。

有肿瘤专家专门总结了氢气对各类癌症的辅助治疗效果，而我们总结反馈的使用个案也发现，目前的氢气对疾病的辅助效果可能已经超出了目前氢医学研究的范畴,比如我们发现氢产品对肺结节、甲状腺结节、难治性骨肉瘤、乳腺癌、红斑狼疮、骨质疏松、睡眠呼吸暂停等的防治案例,这进一步增加了我们对氢气应用的信心。

所以在氢气应用领域,基于氢气安全性的基础,我们鼓励在任何疾病上都可以尝试使用氢气来帮助康复,但是不能承诺氢气的短期使用效果,我们只承认作为一种辅助手段,氢气对人体健康是有益无害的。

回顾氢医学的发展历程,我们来分析已经发表的文献结论,从2007年日本科学家太田教授证明2%氢气吸入对脑损伤有保护作用开始,陆续有研究者发现了氢气对各类疾病动物模型的效果,近1 200多篇文献的成果涉及200多个疾病类型,给氢方式包括吸入、口服、腹腔注射等多种方式,这些结果说明什么呢?

一方面说明氢气发挥作用的范围非常广泛,对很多疾病都有效,什么方式摄入也都不是问题,这其实不符合现代医学的研究思路,大家知道很多细胞因子和药物都是有特定作用靶点的,治高血压的药物一般对肝硬化是没有什么效果的。而氢气不是这样,降血脂,也治帕金森病,还预防肿瘤,效果多种多样。

另一方面也说明,针对具体某个系统的某个疾病,氢气的研究还非常薄弱,往往没有非常扎实的理论基础和详细的可参考的应用方案,举个例子,我们的实验结果证明氢气可以增加细胞对胰岛素的敏感性,促进细胞的葡萄糖吸收,人群研究也有喝氢水可以缓解糖尿病的研究证据[37, 113],但是真正应用到糖尿病患者个体,遇到的问题要复杂得多。

我们来重现一个问答情景:

某年某月某日,一位患糖尿病的阿姨看到某报道说氢气可以治疗糖尿病,激动地来咨询用法。

问(患者):老师好,我听说氢气了,想问氢气真的可以治疗糖尿病吗?

答(某老师):是有文献证明氢气对糖尿病可能有效……

问(患者):氢气我怎么用?吸氢气还是喝氢水比较好?

答(某老师):呃……研究是喝氢水,不如试试边吸边喝看看?

问(患者):好的,每天我吸几个小时?喝多少氢水?

答(某老师):呃……试试吸两个小时,喝……文献说喝800毫升……

问(患者):好的老师,多长时间血糖能降下来呢?

答(某老师):嗯……糖尿病是查糖化血红蛋白,3个月复查看看?

3个月以后,患者拿着报告单来了!

问(患者):老师你看看,这是医院的检查结果,没啥变化!好像还高了点!还有你看,血脂也比以前高了!我觉得你这个氢气没有啥用!

答(某老师):嗯……你看呵,虽然我们有研究证明氢气可能对糖尿病有效,但是针对每个人可能效果就不一定了……另外可能时间还不够长……

问(患者):不过……我用了这个东西以后好像精神好多了,胃口也好了,也不能说没啥用。

答(某老师):啥? 你再说一遍! 胃口好了,你原来吃多少? 现在每顿饭吃多少?

问(患者):嗯……原来吃饭没啥胃口,最近胃口好了,就是觉得比原来吃得多了,多了多少我也不会算,还有晚上起夜也少了……

答(某老师):哦! 是这样的,阿姨,糖尿病患者要控制饭量,不能胃口好了就随便吃,这样血糖很不容易降下来,吃得多了血脂也会高起来的,还有晚上夜尿多证明肾脏功能下降,你看现在起夜少了,说明氢气也可能帮助改善你的肾脏功能了,建议你控制不要吃得太多,然后再坚持用3个月看看……

以上的对话,是在推广氢产品应用中最常见的一幕,作为医学研究领域的一员,我们最习惯的是以理论研究为底气,以临床检查报告证明效果。但是在大众应用的过程中,人群个体的身体复杂性超出了我们的想象,针对每一个个体,氢产品体验发挥的效果和起效时间千差万别,仅仅是针对糖尿病人群,我们就有用氢气1个月血糖稳定降到正常范围的,也有连续使用氢产品半年了血糖没有显著下降的。当问到这个血糖顽固的老人还继续用吗,他说用了氢产品人比较舒服,想再继续试试看……

仍然要重复和强调我们的观点,首先坚决不承认氢医学是伪科学,但是同时也要清醒认识到氢医学还比较薄弱,需要更多更深入的研究来支持学科发展。

历经10多年的研究,能够证明的只有一点:氢气可能对人是有用的,但是不能确定氢气到底对哪种疾病效果最好。

作为一种疾病的预防和康复手段,氢气最大的优势是安全有效,成本较低,对于某种疾病,我们只要对患者总量30%的人有效(临床肿瘤药物的有效比例也不过如此),它就有应用和推广的价值,局限在某一个人,我们不能确定和承诺氢气的使用效果,我们只能说,氢气对身体是有好处的,会促进身体的逐步康复。

　　总而言之,我想要告诉大家的是,作为一种大健康的保护手段,我们不能过多地把氢气看作是药物,追求对某种疾病的短期确定疗效,但是我们对氢气充满信心,在这个人口老龄化不断加剧,居民医保支出不堪重负的当下,氢气将为国计民生带来巨大助益,也将在大健康领域占据一席之地!

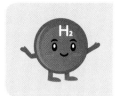

吸氢气有啥用？可以帮助救命啊！

在日益丰富的氢产品中，我一直关注的是吸氢气，尤其是低浓度氢气吸入，作为已经获得日本厚生省认可的医疗行为，氢气吸入有可能在未来进入医疗体系，发挥重要的危急重症辅助治疗作用，吸氢气，真的是可以帮助救命的！

在大肆宣传氢气吸入的好处之前，我先回答几个问题：

第一个问题，氢气吸入浓度越高越好吗？

不是的，要知道氢气是有易燃易爆特性的，空气中燃爆范围比较广泛（4%～74%），因此在使用气体吸入这种方式的时候，我们大力推广2%浓度的低流量吸氢设备，可以保证使用安全无风险。

另外也不是氢气吸入浓度越高效果越好，高浓度的氢气吸入不但有爆炸风险，而且在使用效果上并不比低浓度好多少（很多实验证据即将发表），简单来说，如果2%浓度吸氢气2小时和80%浓度（这是最高了，人体必须保证20%的氧气浓度）吸氢气1小时效果相同，我们宁愿多吸一个小时，以时间换安全，也不会选择吸入高浓度氢气。

第二个问题，如何实现2%的氢气吸入浓度呢？

这个非常简单，我们利用产氢设备产出100%纯度的氢气（100%的纯氢没有爆炸风险），然后流量控制在300毫升/分钟左右，人体每次呼吸的时候，正常呼吸大约是2秒吸气、2秒呼气，在吸气的2秒钟内，需要吸入500毫升左右的总气体量，鼻氧管会提供10毫升左右的氢气，从鼻氧管间隙间吸入的空气总量约500毫升，这样计算下来混合进入人体的氢气浓度就是2%左右。

氢气发生器产生的纯氢气没有爆炸风险，吸入的氢气浓度也是安全范围，重要的是因为机器流量比较小，吸氢气过程中排放到外界的氢气含量也不会高，对使用空间大小和通风好坏没有要求。

第三个问题,所有氢气发生器的产氢技术一样安全吗?

科普一下氢气的产生方式,高浓度的氢氧混合气是通过碱液(水中加入氢氧化钾等强碱)电解方式产生的,这种气体本身就会遇到静电燃烧爆炸(静电是无所不在的),这种产氢技术在工业上都已经逐渐淘汰;由于功率比较大,电解过程产生热量多,一些强碱的蒸气还会混合着气体流出来,对身体的不利影响更大,这种技术肯定不可能应用到医疗领域。

氢医学目前认可的,是纯水电解技术,这种技术产生的氢气纯度高,没有杂质,产氢效率高,不会产生大量热量影响机器运行,可以较好地维持2%浓度的氢气吸入,是非常安全的产氢方式。

吸氢气有啥用?

这是一个令我骄傲的话题,从开始氢医学研究,我就坚持认为氢气吸入的价值和不可替代性。

首先对于各类危及生命的重症,比如心梗、脑中风、心搏骤停,在抢救过程中吸入氢气都可以很好地缓解严重程度,或者说是可以帮助救命的。

其次对于各种疑难杂症,比如说肿瘤、类风湿、尿毒症、阿尔茨海默病等,通过吸氢气都可以得到改善,吸氢气可以减轻放化疗副作用,帮助抑制肿瘤复发、转移。

大家都知道重度阿尔茨海默病是没有任何办法的,而通过长时间的吸氢气,可以非常显著地让老人家的症状得到转归,恢复较好的生活品质,对于我们这样一个阿尔茨海默病患者数量众多的大国,这个效果是非常有价值的,可以让许多老人家安度晚年!

总而言之,吸氢气,尤其是低浓度安全地吸氢气,对疾病人群来说是"刚需",很多情况下是不可替代的必要手段,氢气吸入也将是未来彰显氢医学地位的重要疾病干预方式,希望更多身患疾病的人们把它当作"救命稻草"去勇敢尝试一下,氢气吸入可以获得奇迹!

随着氢产业不断发展壮大,必然会出现各种良莠不齐的氢产品和氢企业,我们必须睁大眼睛,利用科学的方法去检测和鉴定氢产品,要在保证安全性的基础上选择使用,而不是贪图便宜,要知道在产氢领域,加强碱以后的产氢效率和成本远远低于纯水电解,很多不良商家为了追求利润,会用加强碱的方式生产和制作氢气吸入设备,一旦出现事故,这种设备会抹黑整个氢产业,需要我们警惕!

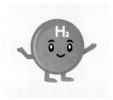

吸氢气＋喝氢水，强强联合，效果奇佳

前段时间，氢医学带头人——海军军医大学的孙学军教授在"氢思语"公众号介绍了氢气对帕金森病的治疗效果，再一次强调了氢气干预手段组合应用的重要性，认为吸氢气配合喝氢水可以很好地缓解帕金森病的症状。

在收集人群体验数据的时候我们发现，不仅仅是帕金森病，很多疾病通过吸氢气＋喝氢水的联合干预，都获得了非常好的改善和缓解。

因此在这里再次呼吁，针对大健康领域的慢性疾病调理，可以采用"喝氢水＋吸氢气"的组合应用方式，会收获令人惊喜的效果。

氢医学经过了10多年的研究历程，给了氢产品应用极大的医学证据支持。近千篇文献涉及利用氢气治疗60多种疾病类型，这是氢产品推广者最大的信心所在。

但是大部分研究采取的都是单一的氢气干预方式，或者氢水，或者氢气。所以说，氢医学研究成果只是告诉我们氢气对这个疾病有效果，至于效果可以好到什么程度，还需要通过人群研究来证实。

基于1＋1＞2的理念，我们尝试在疾病调理过程中采用氢产品组合应用的方

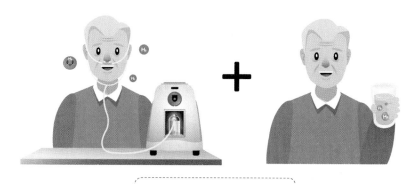

吸氢气＋喝氢水，1＋1＞2

式,发现效果令人惊喜。

氢气与糖尿病

首先聊聊糖尿病,以往有文献和案例证实喝氢水对糖尿病有效果,但是短时间内喝氢水对降低血糖的效果还不够显著。

我们采取"吸氢气+喝氢水"的方式给糖尿病患者进行糖尿病辅助治疗,发现这种方式可以在1~2个月内显著降低糖尿病金指标——糖化血红蛋白的数值,一般三个月内血糖降低的有效率在90%以上。

这对许多血糖控制不良的糖尿病患者来说非常重要,因为血糖控制不良导致的多种并发症(失明、肾衰、足溃烂)会给患者带来非常大的痛苦。

所以说,对于糖尿病患者,氢气干预是一个非常好的"保护伞"。

更令人惊喜的是,有一位通过这种方法血糖稳定的老人,开始慢慢减少胰岛素的用量,血糖控制依然非常良好。

可以这样期盼,经过几年的氢气调理和干预,可能用很少的糖尿病药物就可以控制好血糖,甚至可以不再使用药物,仅仅通过"吸氢气+喝氢水"就可以了。

氢气与肿瘤放化疗损伤

再聊聊肿瘤放化疗损伤防护,以往的人群研究证据证实喝氢水就可以改善放化疗的不良反应,患者的恶心、呕吐、皮疹和衰弱等问题都显著地缓解了[75],可以说改善了患者的生存质量。

为什么要推荐肿瘤放化疗的患者吸氢气、喝氢水呢?

是因为我们在实验研究中发现,氢气吸入可以抑制肿瘤细胞的增殖和转移。

抑制转移这个效果非常关键,这意味着肿瘤细胞向身体各个部位的扩散受到压制,对身体正常细胞的掠夺减少,身体的免疫力可以维持,身体不会很快衰弱下去,就可以延长生命。

我们不能期望氢气可以治好肿瘤,我们希望的是通过"吸氢气+喝氢水"应用方式,让肿瘤患者可以获得很好的生活质量,尽可能地延长生命。

我们身边一个肺癌多处转移(发现时已经显示肝、骨、脑、肾多处转移灶)的老人家,坚持每天"吸氢气+喝氢水",认真配合医院化疗和靶向治疗,现在已经过了一年半的时间,仍然每天可以买菜做饭看股票,这样的效果就是对氢气调理最大的激励。

氢气与阿尔茨海默病

最后聊聊阿尔茨海默病,这是一个老化性的疾病,随着人群寿命的延长,阿尔茨海默病的发生率也是逐年攀升。

患病老人在后期完全不能生活自理,需要人24小时陪护和照顾,给家庭和社会带来巨大负担,这个疾病目前也没有有效的治疗方法。

氢医学有文章报道了喝氢水就可以预防阿尔茨海默病,改善早期的阿尔茨海默病症状,动物实验也发现氢气对阿尔茨海默病有效果。

我们的目标主要针对已经比较严重的阿尔茨海默病患者,我们希望通过"吸氢气+喝氢水"的组合方式,可以显著缓解阿尔茨海默病患者的症状,让他们获得较好的生活质量。

目前的几个体验案例效果都比较好,在半年时间内几个老人家的症状都明显改善,未来我们会积累更多的人群使用数据来支持氢气对阿尔茨海默病的不可替代性。

以上这几个疾病,是目前收集到的效果比较显著的疾病种类,相信将来会发现氢气调理对越来越多的疾病的良好效果。

很多人会问,为什么要一起组合应用,反正不都是氢气吗?

目前我能给的回答是:

(1)氢气可以抗氧化调控细胞活力,减少细胞损伤,纠正细胞异常的代谢。

(2)吸入的氢气可以进入全身各个部位,对所有的细胞发挥作用。

(3)氢水进入肠道,除了以上氢气的作用,同时还可以调控肠道菌群,这是吸氢气不具备的效果。

所以"吸氢气+喝氢水"是一个双管齐下的身体康复过程,带来的效果更显著。

在氢气进入大健康领域,作为养生手段来辅助调整和康复疾病的前提下,可以这样说,我们有研究报道的疾病,都可以尝试用氢气来进行调理和康复。

除了"吸氢气+喝氢水",氢水足浴、氢水汗蒸、氢水泡浴都可以尝试组合应用,基于氢气安全无毒,对人体没有任何不利作用的强大优势,它将会在健康产业占据一席之地。

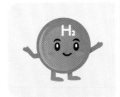

氢产品使用后的身体反应

在宣传和推广氢医学的时候，第二个常被问到的问题就是"用了氢气有啥反应？"，目前关于这个问题的官方回答是"氢气使用没什么明显的反应，氢气发挥效果也不是立竿见影的……"。

但是实际使用氢产品，尤其是吸氢气以后的各种反应层出不穷，孙学军教授认为这是副作用，我觉得不能叫副作用，因为这些人体反应（比如头晕、头痛、口干、皮疹等）都会在一段时间内消失。

而且如果调整使用氢气的剂量和时间，反应就会得到缓解，之后再增加使用氢气的时间和剂量，反应不会再出现，我认为这是一种类似中医所讲的"暝眩反应"，是所用的方法发挥效果，疾病向好的标志，也可以称为"氢气调理反应"。

首先回答一个问题，用氢气以后人体到底有没有马上出现的反应，答案是有的。

这些人体反应需要通过仪器才能检测到，日本学者利用便携式吸氢气装置（流量估计为50～100毫升/分钟），检测了17例青年女性短短10分钟吸氢气前后的人体生理变化。该研究发现人的疲劳感降低，大脑兴奋度、注意力、短期记忆力改善，大脑压力分数降低，前额血流量增加，指端末梢皮肤温度升高，这完全可以给中考、高考的孩子们使用！

那么每天吸氢气，坚持两周会有什么效果？这些日本学者又检测了老年人吸氢气2周前后的大脑状态，发现记忆增加，认知能力、视觉和听觉都有改善，而且脑细胞的炎症也大大减轻了[29]，这也意味着脑细胞的损伤老化速度减慢了，长期使用，可能有助于预防脑老化问题。

这些研究结果证明：即便是短短10分钟、20分钟的吸氢气，对人体的生理

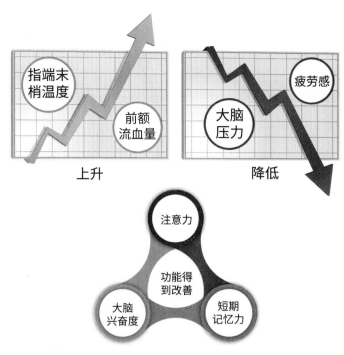

17位青年女性10分钟吸氢后生理变化

功能也会有一定的调整效果。氢气通过呼吸进入人体以后，可以畅通无阻地到达人体的每个部位，包括被血脑屏障严密封锁的大脑细胞。以上研究主要只是检测了氢气对脑血液循环和功能的影响，可能我们检测其他器官组织，也会得到很多的结论。起码我们知道，氢气进入人体以后，会很快影响人体的某些功能。使用氢产品以后人体不是没有反应的，只是有些反应比较轻微，自身不能察觉而已。

其次，氢气不像药物，没有立竿见影的身体指标改善效果。

比如降糖药，吃了以后血糖很快就会下降，而使用氢气辅助降糖，可能就需要2～3个月的时间才可能看到效果。你去做个按摩或者理疗，结束后马上就会觉得舒服，你尝试吸氢气2小时，如果身体状态比较正常，可能没有任何感觉（我每天吸氢气4小时，也没什么感觉）。但是要命的是，如果你身体有些问题，还会有很多不好的感觉出来，像头晕、头痛、皮肤过敏、关节不舒服、口干、拉肚子等，还有痛风发作的。

最后，我们发现减少使用氢产品的剂量和时间，这些反应会减弱或者消失。如果给人体一个调整的时间，慢慢增加使用的力度，即使后来使用到当时发生调理反应的剂量，人体也不会再出现这样的反应。所以我坚持认为，氢气对人体没有副作用，可以放心使用，只是对于比较虚弱、年龄偏大而且健康问题比较多的人群，尽量不要追求短期的效果，一定要从较小的剂量和较短的时间开始尝试，慢慢增加，坚持使用，不用担心太多，只要坚持一定时间，氢产品自己会说话！

氢气研究和推广都缺乏很好的认知度，只能在质疑声中艰难前行，我们能做的，只是尽量反馈更多的使用证据和人群个案，让有需求的人们在困顿之中可以多一个选择。

还记得那个肾衰透析的老人吗？一定每天要吸氢气4小时以上，她说她吸了氢气比较舒服；那个重度肺气肿的老人，吸氢气好几个月了肺功能检查并没有改善，他说他还是想用，因为一个冬天没去医院输液觉得很好；那个红斑狼疮的小姑娘，病房里的同伴大多数都走了，她还在坚持；那个肺癌骨转移的老人，肿瘤标志物从2 000降到几十，他看到了生的希望；还有那个肝癌晚期的老人，从发现患病就开始吸氢气，临去世还一直指着吸氢机想要用……

个案，都是个案而已，我们坦白承认现在也缺乏大样本的人群使用证据，我们也永远不说氢气是唯一的选择，只是在宣传和推广氢医学效果的道路上，我们会一直坚持我们希望它造福大众的目标和初心，一直坚持前行的脚步。

曾经对氢医学的发展状况是焦虑和心急的，曾经特别想让更多的有影响力的专家认可氢医学，也特别想能有一个大样本多中心的临床人群疾病研究来夯实氢医学的地位……可是这些都不是个人能力能够达到的，也需要漫长的时间来积累和验证。

今天能做到的，不是展示氢医学的高端大气来获得认可，而是低下头来耐心地用效果告诉更多的有需求的人，让更多的人从氢产品的体验中获益。

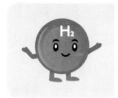

敲黑板，吸氢气注意事项123

从开始进入氢医学研究到现在10多年了，我一直对吸氢气情有独钟。有一个观念不知道大家能不能理解，作为从事医学研究的工作人员，最大的梦想是发现一个别人没有发现的东西，治疗别人或者别的办法都治不了的疾病，这样才能显示学科及学科专家的成就。从事氢医学开始，我的梦想就是证明氢气不可替代，吸氢气是实现这个梦想的工具。

继续讲讲我对吸氢气的执念，2014年前后，孙学军教授建议我们作为专业人员，可以尝试去帮助企业发展，孙教授介绍了上海一家研发吸氢设备的企业，让我尝试作为医学顾问与他们接触，服务一段时间以后因各种原因不再继续，看到了作为个体与企业接触存在的风险，2017年我们筹备成立非营利组织——上海汇康氢医学研究中心，这个机构隶属于上海科协和民政部门，目前有常驻专家十余名，合作专家50多个，已经成功举办两次氢医学论坛，我们希望通过这个公益性组织来尽力促进氢产业和氢科研的发展。在这个过程中，我仍然不甘心，到处宣传吸氢气的好处和价值，希望大家重视吸氢气的效果。

然而问题很快出现了，吸氢气这个办法最奇葩的现象是，健康人吸没有感觉，不会因为吸氢气感觉舒服或者放松，但是疾病人群吸氢气出现了各种千奇百怪的不适反应，有的还非常严重，这其实是我们始料不及的，这些反应是如何产生的呢？出现这些反应说明了什么问题？这些反应有危险吗？一系列问题需要解释和回答。

大家很快对这些现象进行了讨论，目前得到的结论基本有以下两点：第一，我们一直强调氢气的安全性，是说氢气对人体没有毒性，不会影响正常的生命活动，但是吸氢气以后可以观察到人体的生理功能出现改变，目前初步发现的是血液循环加速和大脑兴奋性增加,血小板活化抑制等,这些反应对于健康人来说影响不大,身体会很快调整和适应,但是对于患有各类疾病的人群来说,这些生理变化可能是对身体的挑战,这些挑战有时候会引起一系列不舒服的感觉。第二,出现的现象可能反映了身体某个部位有问题,比如吸氢气后口干、烦躁可能是肝脏功能不太好,吸氢气以后腰痛可能是腰部有过损伤,吸氢气以后头晕可能是脑供血不足,等等。需要强调的是,第二个结论是基于人体整体观念的推测,不能作为判定结论。

这些反应对患者有没有风险?严格来讲不能说没有风险,首先我们要重视这些反应,通过调整方法和剂量尽量减少这些反应出现,在体验者使用吸氢设备之前要提醒他们可能出现的情况,另外这些反应中大部分还好,只要不严重就可以继续使用。其中最需要重视的是血压增高、头晕、胸闷这几个问题,因为很多体验者,尤其是老年人的血管情况不太好,吸氢气以后血液循环加快可能会造成血管的负担。我们知道心脑血管疾病(脑出血、脑梗、心梗)是非常危险的,所以一旦出现这些反应,要尽快停止吸氢气或者减少剂量。

讲到重点了,给体验者吸氢气到底要如何应用才最安全,我们总结了如下四点。

第一,氢气的浓度和时间与血流反应密切相关,对于身体患多种疾病、非常虚弱的体验者,我们建议开始吸氢气量为200毫升以下,吸15分钟(原来建议是300毫升,30分钟,结果发现很多人仍然有严重反应),吸氢气前后要测量一下血压情况,如果吸氢气以后血压升高,或者这个过程中有不适感或者回家以后出现了不适感,就暂时不要吸氢气了,先喝氢水调理一段时间比较好。

第二,吸氢气不要急于求成,从15分钟开始慢慢增加,每隔2~3天增加一倍剂量看看(年轻人可以快速增加,老年人尽量缓慢),如果增加过程中出现了严重不舒服或者胸闷、头晕,尽快回到原来的剂量和浓度再适应一段时间。

第三,吸氢气时间越长越好,这是我们根据目前的实验研究结果给出的初步结论,但是这个建议是针对各种疑难杂症和重症患者的。少吸一点有没有用?有的,对于保健和一些慢性病调理,每天1~2小时的吸氢气就可以发挥对身体的保护作用,吸氢气是个需要长期坚持的方法。但是不能一开始就长时间吸(曾经有个老人家第一次吸氢气就吸了6小时,结果血压从130上升到200,从业人员还振振有词地说康老师讲要多吸,我真是要哭了,我说过多吸,但是反复强调要慢慢增加，为啥听话只听一半呢）。敲黑板！这个最重要！不是每个人都需要长时间吸氢气，尤其是动脉硬化的老年人，因为血管调理周期非常长，除了某些危急的疾病（肿瘤、免疫病等），一般开始吸氢气的一年都建议每天1～2小时就可以了。

第四，作为给别人带来健康的氢从业者们，重要的是要先保护好自己，不要因为对氢气盲目的信心和热情而给体验者带来风险，这是对整个行业的打击。我们再次强调吸氢气对于正常人体没有不良反应，但是对于患病机体不能这样认为。举个例子，一般人脚破个口，可能几天就好了，糖尿病患者如果脚破个口可能最后就烂成一个大洞。除了谨慎尝试使用之外，还要再次提醒一点，因为研究发现氢气抑制血小板活化，各种疾病导致血小板特别低的患者，不建议用氢气。

坦白说，给狂热的氢气爱好者们泼冷水是一件艰难的事情，我能体会到他们对氢气的无比信任，还有对各种有效案例的无比惊喜，也知道很多时候他们也在嘀咕我小题大做、危言耸听，但是作为医学领域的从业人员，我们习惯性要把所有风险降到最低，我们同样对氢产业有憧憬和热情，希望每一个从业者都在这个产业中获益，我坚定认为吸氢气是一件美好的事情，可以给人带来更多健康和快乐，大家要在严格注意的前提下继续坚持。

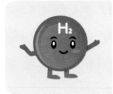

好好算算，你吸进去多少氢气

2019年6月1日，广州复大肿瘤医院名誉院长徐克成教授组织举办了《氢气控癌》一书的新闻发布会，钟南山院士、汤钊猷院士等为这本书写序支持氢气可以帮助控制癌症的观点，氢医学发展到今天，首次得到这么多院士专家的认可，这对氢产业的发展是有良好触动的。书中介绍的主要氢气摄入方式是吸入氢气，看到大家对这个方式疑问比较多，我们今天来科普一下。

氢气作为一种已经被大量研究认可有生物学效应的气体，它进入人体的方式大致有三种，饮用溶解了氢气的水溶液，通过呼吸系统吸入和通过皮肤泡浴进入人体。

针对这三种方式，我一直坚持的观点是：喝氢水是一种良好、易坚持的养生保健方式；氢水泡澡对很多皮肤、关节问题效果不错；吸氢气则在一些领域可以发挥对疾病的辅助治疗作用。所以总结来说，在保证安全的基础上，吸氢气对于已经发生的疾病（包括肿瘤）都可以尝试应用。

吸氢气是如何实现的？怎么判定吸入浓度是多少？

这个相对复杂一些，我们来用理论数值计算一下，正常情况下，人的平静呼吸频率大约是每分钟15次（通常范围为12～20次，我们用平均值），那么每次呼吸的时间大概就是4秒，我们同样理想地平均分配一下，就是吸气2秒、呼气2秒，那么问题来了，吸气这2秒吸入肺部多少气体呢？我们主要根据体重计算，一般是6～8毫升/公斤体重，那么一个70公斤体重的人大概这2秒就需要吸入500毫升气体。看到这里很多人晕了，这么多数字怎么计算啊？这个医学问题大家不用管，反正你就知道一个70公斤的人吸气的时候要吸入500毫升气体就够了。

好了，现在大家开始想象一个场景，一个体重70公斤的健康人坐在那里，旁边放了一台可以产氢的机器，假设这台吸氢机是产生100%纯氢气，流量是300毫升/分钟，换成用秒表示就是产氢气量5毫升/秒，这个人把吸氢管挂在鼻子上开始吸氢气。

大家注意！现在他开始吸气了，吸气时间是2秒，用了2秒吸进肺里多少气体呢？500毫升！机器2秒产了多少氢气呢？5毫升/秒×2秒=10毫升。吸进去的其他490毫升是什么呢？当然是空气了，所以大家明白了吧！氢气机只是提供了一点点气体而已，大部分你吸气的时候仍然吸的是空气！每次这个人吸气的时候，吸入了490毫升空气和10毫升的纯氢气，总共500毫升的气体，在2秒吸气时间进入了肺部，那么100%纯氢气与空气一混合，被空气给稀释了多少呢？这个就是小学生计算题了，总共500毫升气体里有10毫升100%浓度的氢气，10除以500等于2%！这样大家明白不？你平静地呼吸啊呼吸，带着吸氢管的时候，每次吸气的时候都吸入了浓度为2%左右的氢气。

根据上面的一系列推算，我们可以这样总结：

第一，我们有理论基础。基于大量氢气研究文献报道，日本厚生省把浓度为2%的氢气吸入界定为医疗行为，可以发挥对疾病的辅助治疗作用，目前适应证为心搏骤停后的脑损伤防护。

为啥是定为2%？而不是1%、3%、4%，因为大量研究文献证明2%氢气浓度的效果足够好。

第二，根据我们的理论推算，一个正常成年人（70公斤体重）通过吸氢机摄入氢气气体，利用300毫升流量的纯氢气发生设备，就可以实现2%左右（这个数值肯定是上下波动的，因为我们计算用的都是平均值，人体状况千差万别，就说体重是50公斤的人吧，吸入的氢气浓度一般比70公斤的浓度高一些）的有效吸入浓度。

第三，如果大家实在看不懂我是怎么计算出来的，那么就记住一点，一般一个健康成年人，利用一台300毫升流量的制氢设备就能实现研究证明有效的2%浓度。每次呼吸，都会有混合2%氢气的空气进入你的肺！然后随着气体交换进入你的血液！同样要提醒，因为有了2%左右的氢气，这个时候吸入的空气被稀释到原来的98%了，如果认为空气中氧气浓度是20%，现在就变成19.6%了，这样轻度降低的氧气浓度一般对身体没有什么影响。

以此类推,我们就可以计算出每一台产出不同流量的纯氢气发生器,到底可以有多少氢气进入我们的身体,600毫升的机器,4%左右;1 200毫升,8%左右;1 800毫升,12%左右;3 000毫升,20%左右。

这个时候再关注一下氧气浓度,氢气机流量到了1 200毫升的时候,氧气被稀释成了18%左右,虽然根据国家密闭环境工作条件的职业要求,规定是氧气浓度要在18%~21%之间,貌似18%也不一定有啥事情,但是不要忘记了,大部分吸氢气的都是身体有一定问题的人,他的呼吸系统有很大可能是不太好的,吸入这样浓度的氧气可能就会造成缺氧,所以说,不要一味追求氢气高流量,要考虑实际应用情况。

这个时候就有人说了,那我另外补点氧气不就行了,那样就可以随便使用各种流量的氢气机了,坦白说,如果氢气不那么活泼的话(氢气在空气中的燃爆浓度范围非常广泛,4%~74%),我肯定举双手赞同,反正氢气成本也不太高(水电解就可以产生氢气),对人体没有不利作用,多点也没啥坏处。问题是氢气是一级防爆气体,在空气环境中的燃爆范围太广,一旦爆炸威力巨大,我们虽然可以有效防止明火,比如吸氢气时严禁吸烟什么的,但是静电这个东西无处不在啊,空气干燥的时候静电非常不好控制。静电也会引起爆炸的。

所以基于安全性,如果没有明确证据证明某种疾病氢气只有达到多少浓度才有效,我们优先选择安全的氢气吸入方式,制氢机产生100%浓度的氢气不在氢气燃爆范围(4%~74%),吸入的氢气浓度尽量控制在4%以下,这样最大限度地保证氢气使用的安全性。

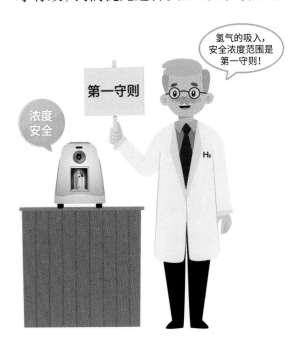

氢气的吸入,安全浓度范围是第一守则!

第一守则

浓度安全

还有人问我使用只产生纯氢气的吸氢气设备时,吸入纯氢气没有氧气是不是会有危险?这个问题非常可笑,目前市场上的氢气产生设备大致分为两类,一类是氢气和氧气分两个途径排出机器的,研发人员把氧气通过气孔排到空气中,保留近100%纯氢作为可利用的吸入气体,另一类电解产生的是氢气和氧气的混合气,氢气、氧气的浓度比在2∶1左右(也就是氢气66.6%左右、氧气33.3%左右)。

两类机器只是产生气体的成分有差异,根据上面的计算公式大家可以知道,这些机器只提供了人体吸气那一刻的少部分气体,大部分气体是空气,氢气机不是呼吸机,没办法根据呼吸节奏提供每次吸气的全部气体,所以最终通过呼吸进入人体的都是氢气和氧气的混合气体。

无论使用什么氢气吸入设备,最终都需要保持20%左右的正常人体需要的氧气浓度,如果氧气浓度低于空气正常浓度会咋样? 人类万年的繁衍已经适应了现在的空气环境,我们尽量不要打破这个平衡,采取吸氢方式进行健康调理的时候,尽可能保证不影响应该进入人体的氧气浓度,这也是2%~4%的氢气浓度达到的效果。

最后一个问题,吸氢气的时候进入了人体多少呢? 其实每次使用氢气机的时候,基本上吸入的氢气浓度和呼出来的差不多,不可能像大家想象的氢气全部都被人体吸收了。每次呼吸,肺和血管进行气体交换的时候,进入血液的氢气量是非常少的,按照气体的运动规律,每次呼吸进去一点,下次呼吸再进去一点,溶解的氢气随着血液循环达到全身各个器官。

一般吸氢气一个小时的时候,脑子大概就溶解了最大量的氢气了(即使是最大量,也只是微摩尔级别的,氢气溶解度其实非常小),随后继续吸氢气的话,脑子就会一直维持最大溶解氢气的状态,也就是饱和状态。像膝关节、髋关节这些地方的血液供应不好,可能吸氢5~6小时也没有多少氢气过去,效果就没有大脑那么好了,还不如直接泡氢水澡,直接从膝关节皮肤吸收效果更好。

对于吸氢气对各类疑难杂症(包括肿瘤)的辅助效果,我初步的观点是吸氢气的时间越长,效果会越明显。在人群体验中我们发现,对于肾脏衰竭的患者,很多人做了肾脏透析,肾功能依然不正常,初期每天吸氢气1~2小时,肾功能没有什么改善(肌酐和尿素氮依然很高),但是延长到5~6小时,这些指标很快就显著降低了!

用氢气培养肿瘤细胞,时间短了肿瘤细胞根本岿然不动,对你不理不睬,该增殖的时候随便增殖! 要长时间坚持在氢气环境中培养,很久很久以后……肿瘤细胞终于坚持不住了,开始蔫了(细胞空泡化,凋亡,这才无法存活了),这完全是持久战啊!

肿瘤研究初期我们做动物肿瘤实验,曾经每天给动物吸氢气4小时,肿瘤还是转移了。一发狠用了10小时甚至更长时间，才得到肿瘤转移被有效控制的结果。

当然这些证据还不够充分，我们还需要深入探讨不同氢气浓度的效果差异，按照目前的研究证据和人群观察数据，我们初步的结论是：对于包括肿瘤在内的各种疑难杂症，基于氢气对人体的安全性，在保证2%或者以上的吸入浓度的基础上（更低浓度目前还没有足够的研究证据），利用吸氢气进行辅助治疗时可以尽可能地延长时间，吸入浓度高于4%的氢气要尽量注意安全，远离明火和静电，防止发生燃爆风险。

总而言之，必须感谢徐克成教授对氢医学转化应用所做的努力，也感恩有这么多的院士、专家对氢医学的支持，作为一个从事氢医学研究推广多年的普通人，也希望大家更加深入了解吸氢气是一个促进身体康复的方法，仍然是那句话，氢气不神奇，长期坚持使用可以潜移默化改善体质，帮助大家获得健康，氢医学发展依然薄弱，但是我们一直在路上，努力坚持！

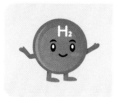

老人家,吸氢气,您得慢慢来

从事氢医学研究和推广至今,我一直致力于对吸氢气这个手段的重点推荐,我始终认为,吸氢气可以让全身各处细胞都长期处在氢气环境中,这有利于细胞功能的改善和身体整体的修复,从而发挥对很多疾病的缓解效果,以往的文章对吸氢气以后的反应提出过"氢气调理反应"的观点,这篇文章希望能够提醒大家,尤其是老年人,在吸氢气的时候需要注意的一些问题。

吸氢气是否会改变人体的一些生理功能?

答案是肯定的,日本学者发现吸氢气10分钟就会出现大脑兴奋性的增加和前额血流量的变化,我们也在利用末梢循环检测仪检测的时候,发现吸氢气5分钟以后就可能会出现末梢血流速度的加快。

这样的生理反应是否会带来身体的不适?

如果是正常的身体状态,一般不会有什么不舒服的感觉,但是对于身体已经出现一系列问题的吸氢气体验者呢,答案就不一定了。

很多吸氢气体验者反映:吸氢气以后出现血压增高和头晕、头痛等现象,比较极端的情况是一个老年人连续吸氢气几个小时以后血压增高幅度非常大(既往没有高血压病史)。

这个现象引起了我们的重视,高血压的检测方法比较简单,通过血压计就可以随时监测血压情况,我们进行了一系列的人群观察,得出的初步结论是:低于40岁的年轻人一般没有出现吸氢气后血压增高的现象,这种现象在老年人群体中会出现,尤其是刚刚开始吸氢气的老年人,一部分人出现了吸氢气前后血压的波动。而随着吸氢气次数的增加,这种血压波动幅度开始逐渐降低,说明人体在吸氢气过程中也在不断地调整和修复。

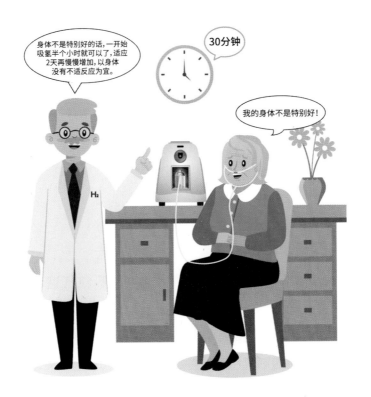

为什么老年人会出现吸氢气以后血压的波动,而年轻人一般不会?

目前还没有确定的研究结论,我觉得与老年人的血管硬化应该是相关的。我们观察到吸氢气以后血流速度会有所加快,这个时候大家可以把血管想象成一个水管,如果管道有弹性,在血流加速的时候管道可能会适度扩张,减轻管壁压力。如果管道是硬水泥管,那么在水流速度加快的时候,管壁的口径无法调整,压力自然会升高,这可能是造成吸氢气以后血压升高的一个原因。造成血压变化的机制其实非常复杂,上述也只是我们的推测,但是我们必须重视这样一个身体反应,因为血压波动是有一定风险的。

血压增高对人体有什么样潜在的危险?

大家知道,目前世界上致死率和致残率最高的疾病,仍然是心脑血管疾病,也就是关键大血管的堵塞或者破裂,这是一个无声无息的杀手。

血管的硬化和狭窄在不是非常严重的时候,基本上没有感觉,在很多情况下,许多人根本不重视或者不在意自己的血管健康,也根本不知道自己血管的情况,如果血管上的斑块已经非常大,血管壁某些地方薄弱的话,这个时候出现显著的血压升高,就非常有可能造成血管的破裂和堵塞,严重时甚至危及生命。

如何预防这些风险?

　　一般情况下一个人来尝试吸氢气，我们没有好的办法去判定他的血管是否有问题，血管硬化程度是否严重，在这种情况下，我们一般建议第一次尝试吸氢气的时间在30分钟左右，常规在吸氢气前后测量体验者的血压情况，如果吸氢气前后血压的波动幅度比较大，建议这位体验者先喝氢水一段时间；在初次喝氢水前后，也建议测量一下血压情况，因为也有人反映喝氢水以后出现头晕的情况，虽然这种情况不多，但是基于血压测量的便利性，还是希望体验中心的工作人员能够善于利用血压计这个工具，避免因为吸氢气不当造成风险。

　　前面已经说过，吸氢气以后血压增高在老年人中更常见，其实除了血压问题，其他的吸氢气身体反应在老年人群体中也是更普遍的（比如头晕、关节疼痛、口干等），这与老年人的身体衰老程度可能密切相关。

　　虽然我们认为这些吸氢气以后的调理反应对人体无害，但是还是希望尽量减少这些反应在老年人群体中的发生率。人体是一个非常复杂的体系，我们不能急于在短时间内将身体的问题都调整好，尤其对于年纪偏大，身体疾病种类较多的老年人，我们需要更多的耐心和关注。虽然我们一再强调吸氢气时间长点会比较好，但是一定是因人而异的，老年人使用氢产品，请关注身体反应，关注血压，慢慢来比较好。

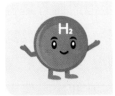

最好的养生方式，是坚持

首先了解一下养生这个名词的背景，根据目前的大健康调查报告，人群中大约有七成以上的人处于亚健康和慢性疲劳状态，国家和社会舆论都在呼吁要注重身体健康，增强全民身体素质，而现在市场上对身体健康有益的保健品、理疗方法、中医调理等非常多，能选择的范围也非常广泛，对于如何选择好的养生方式，我聊聊自己的看法。

首先来了解一下我自家的养生历程。随着父母年龄的增大，我很重视对他们身体的保健，为此购买了一系列理疗产品、保健品之类的，家里按摩椅、艾灸仪、泡脚机、电位仪一应俱全，还有一大堆各种各样的保健品，一半以上至今还在抽屉里放着。

因为使用频率的问题还经常发生冲突，诸如"天天在家没事干，就不能按摩一下！""花了那么多钱，一瓶就不吃了，你们究竟想干嘛？"……

最后大家都非常不开心，父母觉得我浪费钱，我觉得他们没有物尽其用，对自己的健康不认真负责。最后争执的结果，那些仪器和保健品依然被束之高阁，在我家柜子里、床底下静静地积灰……

这样的情景，应该不会只有发生在我身边，大多数人的家里，大概都有一堆当时一时冲动买下来，又不好好使用的养生产品。

因为身体保健和疾病治疗不同，疾病治疗是刚性需求，比如说我只要不吃药血压就会飙升，身体会不舒服，所以我一定会记得天天吃降压药；疾病预防和亚健康调理是一个缓慢的康复过程，一天不吃或者不用没有太大感觉，而每个人的惰性都是非常强大的，很多的健康养生方法很好，但是由于种种理由，都很难长期坚持下去。

那么对一个人来说,如何选择适合自己的养生方式?

其实这个问题非常简单,大部分的养生方式,其实都对健康有很好的保障,而无论选择哪一种,只要坚持下去,都会取得较好的效果。

简单来说,要想身体好,坚持1～2种保健方法,保持一定的使用频率就可以了。比如说打太极拳,每周打3～5天,无论春秋寒暑都坚持练习,长久下来就会身体轻盈,精神矍铄。

那么另一个问题来了:我没有时间和毅力坚持打太极拳怎么办?

你可以跳绳啊,或者原地奔跑一分钟,每天仰卧起坐30个……讲到这里,最致命的问题出来了,懒惰和拖沓对很多人来说是不可克服的特性,坚持几天几个月可能可以,坚持几年几十年就非常困难了!

因为与父母在保健养生方面存在观念冲突,我也在反思如何让他们能够坚持一些健康简单的养生方式,而不是老是因为惰性放弃。思考到后来,我决定尝试给他们选择不占用时间精力,可以在吃饭、睡觉、喝水等日常生活中完成的身体保健方式。于是,我把家里的饮水机更换成氢水机,给他们购买了比较舒服的、对睡眠比较好的保健床垫,然后劝说他们在睡觉的时候顺便吸氢气(老妈反映白天吸氢气超过2小时就烦躁坐不住了)。购买各类保健品都是粉末的(老爸反映各种营养品胶囊吃了胃不舒服),可以添加在汤里、粥里、饭里,比如说,我买了大豆提取蛋白粉和面粉混合烙饼,把膳食纤维粉混在小米粥里让他们喝等方式。

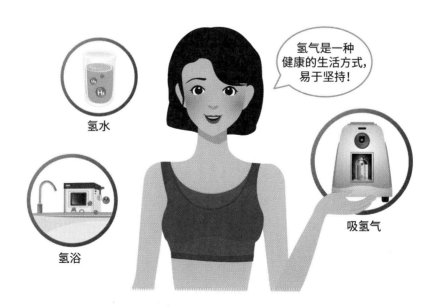

氢气是一种健康的生活方式,易于坚持!

氢水

氢浴

吸氢气

这样观察一段时间，发现效果非常好，父母也坚持得很好。晚上吸氢因为带着鼻氧管有点影响睡眠，但是经过一段时间也习惯了，有时候忘记了把保健品混在饭里吃，我就用水冲一杯补上，他们也很容易就喝下去了。

反思我一直以来的做法，我发现我的思维是有误区的，我总是认为"你们退休在家，也没什么事，怎么会没有时间理疗保健？"而实际上父母觉得他们在家也很忙，根本没有时间做理疗。

退休的父母尚且如此，更何况那些上班族？那些要陪孩子、要做家务、要完成工作的妈妈们？还有那些日理万机、应酬不停的公务员和企业家们？是不是更加难以坚持养生保健？

应该说大部分人都是等到难以忍受的时候再去医院治疗吧！那个时候，基本上疾病都相对严重了。同理，能够获得痊愈的机会也就非常小了，大部分是缓解症状用药维持了。

总结一下我的看法，最好的养生方式，是不占用时间和精力，不改变现有的生活方式，能够在生活过程中（吃饭、喝水、睡觉）顺便完成的。

这样的方式能够让大多数人坚持下去，于潜移默化中保护自己的身体，抵御衰老和各类外来刺激造成的伤害，让那些每天觥筹交错的人们少受点酒精伤害，让那些疲惫不堪、忙忙碌碌的人们多一点精气神，让那些高血压、高血脂、高尿酸的血管能少点问题……选择一种能够坚持的养生方式，是对自己最好的馈赠！

最后依然要画龙点睛地提到我们的氢气，无论是喝氢水还是吸氢气，包括氢水淋浴和泡澡，都可以说是不占用时间和精力，可以在生活中顺便完成的保健方式。

尤其是喝氢水，只是简单地把每天要喝的水换成氢水，就可以给身体一个坚实强大的"保护伞"，很多专家认为水本身就是一剂良药，有了氢气的添加，更会是如虎添翼！给你带来健康的身体！

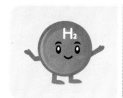

"氢气治病"治什么病？
——论现代临床医学与氢医学的关系

    疫情之下，很多的线下氢科普活动都已暂时停止，我们尝试利用线上平台进行了一次氢科普讲座，讲座结束后很多"氢友"提问，其中有几个问题引起了一些思考，比如"氢气降压吗？氢气对呼吸困难有用吗？氢气可以治疗乳腺癌吗？"。这些问题，证明了现代医学"立竿见影"手段和理念对人们的影响有多大，也证明了人们把氢气当作"救命稻草"的心态，根据这些问题，我想再次谈谈对"氢气治病"的看法。

    首先作为一名出自临床医学专业的医务工作者，我想谈谈自己对现代医学的理解，现代医学，通俗点讲就是大家口中的"西医"。目前，现代医学已经形成了非常完善的救治体系，我们必须承认，现代医学体系最大限度地体现了"救死扶伤"的内涵。在无数次挽救生命、疗愈伤者的过程中体现价值，特别是流行病学中各类疫苗的研发应用，为生命保驾护航，这是其他方法不可替代的。

    很多人对临床医疗现状有不满和诟病，我觉得引发这个现象的重要原因是理念问题，在大部分人的心目中，医院就是包治百病的地方，有病看医生就能好。一方面心里有了底气，平常糟蹋身体可以肆无忌惮，反正有事可以去医院嘛！另一方面对医院有着过高的期望值，一旦没有达到目的就会产生大量不满情绪，质疑医生的水平和治疗方法，许多医疗纠纷就是这样产生的。归根结底，这么多年来我们一直忽视疾病预防的宣传教育，一直不断强化医疗机构的"权威性"。普罗大众形成这样的观念不足为奇。

    我们来了解一下现代医学的发展思路，建立在生物学-医学模式下的现代医学医疗手段和药物研发，首先需要解决危及生命的各种生理功能异常，各种手段和药物都有快速起效且针对性强的特点。比如抢救一个突发心搏骤停的老年人，要利用电击除颤、呼吸机正压通气和心脏按压等手段尽快恢复呼吸和心跳，同时建立静脉输液通道，随时根据病情变化给药。这些药物同样有机理明确、起效迅速的特点，这些方法协同作用，很大程度上可以挽救生命，这些措施，体现了现代医学的"救命性"优势。

大家理解了吗？通过各种办法迅速把生理指标恢复到正常范围，这是一个"救命"的思路，也就是大家平时所说的"对症治疗"。这样的治疗方法在危急重症抢救和手术治疗方面优势巨大，但是从研发到应用都很少考虑造成这些异常的整体内在身体原因，在长期的慢性疾病管理方面就会出现问题。

很多学者研究发现，各类降压、降糖、降尿酸药物的使用，虽然可以控制这些指标在正常范围内，但是长期使用并没有减少心脑血管疾病（脑中风、心梗）的发病率，这样的研究成果提示我们，针对慢病管理，除了利用药物控制指标，我们还需要一些方法和措施来慢慢纠正引起这些疾病的原因。两者结合才是慢性疾病治疗的有效手段。

氢气到底怎么治病？氢气具备现代医学手段的特征吗？很显然不是。氢气目前没有发现特定的靶点或者信号通道，不具备快速起效、控制生理指标的特性。作为一种全方位的身体干预手段，氢气的效果广泛性是最大特点（同时改善很多问题，高血脂、关节炎、脑中风等），还是引用尊敬的钟南山院士的观点"氢气是对因治疗手段"，是针对病因发挥作用的方法，我们不能期待它的"立竿见影"和"药到病除"。只有坚持长期使用，才会从根本上调整身体的异常，获得真正的健康机体。

氢气怎么用？情况不同，使用方式是不同的。危急重症的患者，针对重症和疑难杂症，氢气的使用时间可以尽可能长一些。比如心脏骤停的患者，2%氢气浓度连续吸入18小时（目前有比较扎实的研究依据，证明氢气可以对心搏骤停后综合征，尤其是脑损伤有很好的保护作用。日本厚生省批准的氢气吸入医疗设备对应的疾病、就是心搏骤停脑保护）。还有晚期慢性疾病（肺气肿、阿尔茨海默病）人群，疾病越严重，吸氢时间越长。对于亚健康和早中期慢病人群，坚持每天1到2个小时的吸氢气依然有较好的改善效果。对于身体状态相对正常的人群（比如体检就是血脂高点），那也不一定要吸氢气，坚持喝氢水就好了。信任"病去如抽丝"，信任氢气的有效性，坚持使用，比什么都重要。

回到前面提到的几个问题，"氢气降压吗？氢气对呼吸困难有用吗？氢气可以治疗乳腺癌吗?",我的回答如下：如果你现在明确有高血压,那么你需要做的是口服降压药让血压尽量稳定在正常值范围,同时需要认识到,高血压是身体给你的警告,提示你的身体的健康状况开始走下坡路,可能其他问题也会陆续出现,这个时候你需要做的,是调整不健康的生活方式,给身体更多的休息时间,同时认真使用氢气等辅助手段,让这些手段协同作用,潜移默化地改善你的整体状态,最终,有机会让高起来的血压恢复到正常范围,有机会可以减少甚至停止降压药的使用!

如果你现在有呼吸困难,严重的时候要用呼吸机辅助或者吸氧气,可以同时利用氢气慢慢改善肺功能,尽可能让更多的肺组织和细胞维持功能。

如果你现在已经确诊乳腺癌,在配合医院治疗的同时,让氢气帮助你巩固免疫力,改善体质,防止放化疗等引起的损伤,系统治疗共同抑制肿瘤的转移发展,获得更好的生活质量和更长久的生命!

我们需要现代医学,它很大程度上是"救命利器",带给患者生的希望,我们同时也需要其他可以"对因治疗"或者"标本兼治"的手段,它会通过潜移默化让我们获得健康的机体和良好的生活品质。

我们应该建立对"疾病"这个问题的正确观念,你眼睛盯住的那个指标或者问题,只是冰山一角,疾病是一个身体异常的综合反映,很多药物带来的短期的指标恢复不代表身体已经健康,我们要加强"对因"调理,对自己的身体问题多一点耐心和坚持,要知道氢气给你带来的,是有可能整体恢复健康的希望。现在你说,氢气能治什么病?

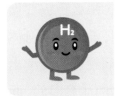

"对因"？"对症"？氢气究竟对啥？

氢医学发展到今天，很多人群体验反馈的效果超出了我们的预期。甚至可以说，目前氢产品的应用范围已经超出了氢医学的研究范畴。基于氢气安全性的前提，孙学军教授曾经说过"氢气百病可治"，这句话的意思是，任何疾病在安全的前提下都可以尝试利用氢气配合治疗。还有另外一句就是"氢气不是包治百病"，这句话才是我们反复提醒和强调的重点。我们理解人们对氢气疗效的期盼和期望，但是基于疾病人群身体状态的复杂性，我们不建议给予氢产品体验者过高的承诺。作为一种整体健康调整手段，氢气产生的疗效是与使用者的身体情况密切相关的，健康改善的程度取决于坚持使用的时间，所以说应用氢产品调理身体需要耐心，身体需要慢慢修复，坚持使用很重要。

对于疾病，多年来我们受到临床医疗思维的影响，更看重快速解决方法的效果，比如手术治疗。但是对于很多慢性疾病，不是简单的切除就可以解决问题的（比如肠道息肉、子宫肌瘤，切除之后还会长）。对于高血压、糖尿病、高血脂等疾病，除了降糖、降压、控制指标，还应该进行全面系统的干预和调整。

之所以聊到这个话题，是希望能够与氢产品应用者沟通几个观念：我们应该如何看待疾病这个现象？我们应该采取什么方法去"治疗疾病"？到底什么是"对因"？什么是"对症"？两者的根本区别是什么？

（1）我们先来看看中西医对疾病的治疗思路，了解一下"对因""对症"的差异，以高血压为例。我们来看看中医的治疗思路：血压高了→为什么会高？→老中医望闻问切→到底哪里的毛病引起血压升高呢？（肝阳上亢？气阴亏虚？肾阴不足？气虚血瘀？痰浊阻滞？）→确定原因，开出中药配方（一般十多种中药组成）→开始服用药物进行调理。再看看西医的研究思路：血压高了→容易血管爆掉危及生命→得把血压降下来→研究发现血压高的时候血管绷紧了→血管绷紧,血液里的钙离子进到细胞里→设计个小分子物质,阻挡钙离子进入细胞→钙离子进不去,血管松弛了→血压下来了。

分析这两个思路,很容易就能发现,遇到疾病,中医重点考虑什么问题导致血压高起来,是"对因",西医重点考虑尽快纠正异常,是"对症"。中医的思路是外在表现的问题必然有内在原因,这些原因纠正了血压自然会下来,西医的思路是根据现象见招拆招,优势是快速起效解决当前异常,因此才要求终生服药。

(2)我们应该如何看待和处理疾病?继续以高血压为例,一旦发现血压过高,我们一方面尽快服用降压药降低血压,防止全身血管因为压力太大出问题,另一方面清醒认识到这是身体出现异常的信号,需要引起我们重视。我们可以通过中医辨证找到血压高的内在原因,坚持用中医方法调理(中药、针灸等),同时补充其他干预手段(运动、营养等)来慢慢纠正这些问题。多管齐下以后,我认为好的高血压治疗效果,应该是降压药物的剂量越用越小,身体状态越来越好,最后可以小剂量降压药维持甚至停止使用降压药物。

就好比是一锅水烧开了,一方面尽快加入冷水让沸腾停止,这叫"扬汤止沸",另外要一根一根慢慢把锅下面的木材抽出来,这是"釜底抽薪",最后木材抽得足够多了,水就会停止沸腾,这个时候就不需要再继续加冷水了。

(3)既然疾病治疗的方法已经完善,为什么心脑血管疾病(脑中风、心梗)没有得到有效的防治?发病率居高不下?俗语说"病来如山倒、病去如抽丝",所谓的"釜底抽薪"只是一个比喻,实际上"抽薪"的过程漫长而且复杂,需要极大的耐心和毅力才能坚持下去,非常不容易实现。以中医调理高血压为例,基本上不可能几副中药吃下去血压就能降下来,一般吃药时间都比较长,疾病的中医辨证和药方调整对医生来说也是比较大的挑战。前面说了,患病的身体是极其复杂的,辛苦的中医师好不容易确定你的高血压是因为肝阳上亢+肾阴不足+痰浊阻滞,除了按时服药,他还需要你经常来给他看看用药调理的效果,根据体质变化不断斟酌更换药方,这个过程需要耗费时间、精力、财力。更悲惨的是,中医发现身体康复过程中有一个著名的现象,叫"瞑眩反应"(就是中药康复调理反应,会在身体好转过程中出现)。想象一下,你天天吃着苦巴巴的汤药,血压还没降下来,又添上了头痛、腰疼、拉肚子等问题,这个时候,如果不是对中医疗效有极大的信任,估计已经很难坚持下去了。

普罗大众的选择,源于个体是如何看待"疾病"这个问题的。如果把血压升高看作单一的一种疾病,千方百计地想办法让血压降下来,就会急于看到血压降低的结果,然后觉得万事大吉了。如果把血压升高看作是身体发出的信号,就会认识到这个时候身体已经出现透支和异常,需要尽快采取各种方法和手段来纠正这些问题。上面我们说了,单纯的传统中医治疗有实施的不足之处,应用更多的手段多管齐下,可能效果会比较理想,这个时候,氢气就可以上场了。

(4)我们经常强调的观点,认为氢气是一种"内环境稳定剂"。从"对因""对症"的角度,氢气到底是"对因"还是"对症"呢?根据研究成果我们知道,针对高血压这个问题,氢气既可以减少血压升高对血管的伤害,及时保护血管,又可以纠正高血压引起的肝脏、肾脏问题以及血脂异常、肥胖,甚至精神焦虑问题。这应该算是"标本兼治"吧!我的看法是,对于任何疾病,氢气都是一种全方位的干预手段,单独应用就可以改善很多健康问题,和其他方法(中药、西药、理疗、运动等)结合可能会有1+1>2的效果。

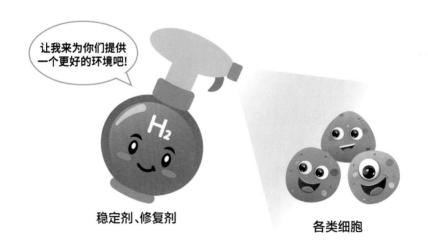

让我来为你们提供一个更好的环境吧!

H₂

稳定剂、修复剂

各类细胞

总而言之,如果一个人现在明确患有高血压,需要先口服降压药让血压尽量稳定在正常值范围内;并且要十分清楚,高血压是身体给你的警告,提示身体的健康状况开始走下坡路,其他问题可能也会陆续出现,这个时候你需要做的,是尽快调整不健康的生活方式,给身体更多的休息时间,同时可以选择认真服中药、多运动、使用氢气产品等,保持一定耐心,坚持长期调理,让这些手段协同作用,潜移默化改善你的整体状态;最终才有机会让高起来的血压恢复到正常范围,有机会可减少甚至停止降压药的使用。氢气给你带来的是有可能整体恢复健康的希望,而不是立竿见影的效果。

综合以上观点,首先希望氢产品应用者建立一个良好的对疾病的观点,认可"标本兼治"的重要性。其次提倡大家不要把氢气看作是作用单一的药物,氢医学经过了10多年的研究,目前还没有发现氢气有特异性的分子作用靶点,反倒是它作用的广泛性被不断肯定。最后,要相信应用了氢气,身体的每一个细胞都在不断调整改善,长久坚持,各类疾病的表现会趋向好转,会有更健康的身体状态,这才是氢气"百病可治"的真正内在含义。

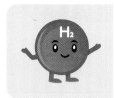

氢气是"万能神药"吗？

2019年10月，中共中央、国务院发布《中共中央、国务院关于促进中医药传承创新发展的意见》，郑重宣布这是中华民族伟大复兴的大事，对于中医领域这是个非常大的利好消息，同时也证明经历了这么多年的医疗改革，国家终于意识到系统性的身体调理和改善才是应对疾病发生发展的根本方法。

当你觉得你的身体需要调理康复，需要保健，可以找中医，也可以用氢气，当然中医加氢气更好。教授已经证明了，氢气和中药的联合效果非常好。

最近很多专家一直在提倡整合医学和整合大健康，我一直关注这个问题，觉得中医有一个理念比较好接受，"人体是一个整体，所有的疾病都是身体出现问题的信号"。现在的很多治疗是看到这些信号就拼命打压，头痛医头脚痛医脚，不行就切掉，你不关心一下这些信号的警示语吗，比如动脉长了斑块，恨不得马上切掉，就不想想为啥会长出来。还有一些降脂药，吃了血脂是降得快，但是它影响肌肉的信号传导，会导致肌肉无力，这才是治一经损一经，心脏也是肌肉啊，它没力气了你想想会咋样？

由此推彼，我再讲个营养补充剂的小故事，近来我一直关注小分子活性肽的相关文献，觉得作为生命的物质基础——蛋白质的补充剂，比食物中的蛋白质以及提纯蛋白粉类保健品好吸收，对一些消化吸收功能不好的人非常有价值。有一次碰到一个推广产品的经销人员，我问他小分子肽这个产品有什么好处，他给我讲了半个多小时，我一面保持微笑假装认真倾听，一面在心里疯狂吐槽，哪来这么多废话啊，你就告诉我你的小分子肽更好吸收，对人体很重要就好了！

中国氢分子第一人——孙学军教授曾经发表文章称氢气是"第八种营养素"，为了"粉饰"一下我的思想，我也把这个观点借过来用用。

　　什么是营养素？营养素（nutrient）是指食物中可给人体提供能量、机体构成成分和组织修复以及生理调节功能的化学成分。凡是能维持人体健康以及提供生长、发育和劳动所需要的各种物质均称为营养素。

　　现代医学研究表明，人体所需的营养素不下百种，其中无法自身合成、制造、必须从外界摄取的约有40种（所以食物要多样化啊），营养素精细分后，可概括为七大营养素：蛋白质、脂肪、糖、无机盐（矿物质）、维生素、水和纤维素。

　　健康的继续是营养，营养的继续是生命。作为一种营养素，你也可以认为氢气是维持健康必需的成分，它可以修复和改善细胞的生命状态，让其他营养素更好地在身体内运行和工作，保持机体健康状态。

　　最后总结一下我的观点，氢气不仅不是万能神药，氢气根本不是治病的药物，你可以认为它是一种人体需要的营养素，在长期摄入的过程中不断修正已经出现问题的身体细胞，最终实现身体的健康状态。你也可以认为它是身体的"稳定剂"和"保护伞"，为生命实现正常运转保驾护航，正因为如此，它不会针对某种疾病发挥立竿见影的效果，身体问题的根本调整需要时间。

　　当然还要强调一点，科学是要讲证据的，你说用了氢气身体好，拿什么来证明？所以我们还是用指标说话！最好的办法是实现"全生命周期健康管理"，开始使用氢产品以后定期做全面的体检，监测各类指标的改善和变化，最后形成氢健康产业的大数据！希望氢人们联合起来，一起实现这个理想！

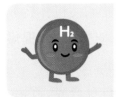

敌友难辨的身体内环境，氢气大有可为

最近医学权威期刊《自然》发表了一个重要发现，肿瘤细胞产生的乳酸会表观修饰身体的巨噬细胞，导致巨噬细胞黑化促癌[128]，看到这个报道我觉得特别有意思，在我们不断深入研究各类疾病机制的时候，发现很多现象会挑战我们原有的认知，巨噬细胞这个身体强大的免疫尖兵，居然也"叛变"了！

首先我们科普几个重要的肿瘤学常识，大家都知道肿瘤细胞会快速生长繁殖，这种快速生长需要消耗大量能量吧，神奇的肿瘤细胞，人家的要求简单粗暴，你们正常细胞就是毛病多，蛋白质、脂肪、葡萄糖都想吃，俺们只吃糖！而且俺们不需要氧气帮忙，俺们用无氧糖酵解获得能量，然后产生大量的代谢废物"乳酸"！现在科学家发现了，人家肿瘤细胞产生的乳酸不是白白浪费的，功能超级强大！

巨噬细胞是个什么东西？巨噬细胞可是一个功能强大的免疫细胞，有多种功能，是研究细胞吞噬、细胞免疫和分子免疫学的重要对象，他们在机体发育、内环境平衡、组织修复和吞噬对抗肿瘤方面发挥重要作用，几乎每一种人类疾病都涉及巨噬细胞，你说这个细胞厉害不厉害？

现在谈到重点了，令人泪目的是，在肿瘤释放了大量乳酸以后，本来是"钢铁长城""国家卫士"的巨噬细胞的基因表达受到影响，从抗癌英雄变成了癌细胞的帮凶，这简直就是无情的叛变！人家肿瘤细胞太厉害了，吃了大量糖让自己长大，排泄出来的代谢废物——乳酸还能到处结交盟友，"策反"了身体的防御部队，估计不仅仅是巨噬细胞被黑化，其他免疫细胞也不能幸免，肿瘤细胞的强大实力，可见一斑！

在关注了很多肿瘤研究以后，越来越觉得肿瘤治疗应该是一个系统性的方案,多年的研究成果显示肿瘤作为身体变异的一部分,是身体长期的细胞代谢异常的结果,赶尽杀绝基本上不可能实现,氢气作为全面调理和改善内环境,调整细胞状态的一个手段,可以从根本上改变身体状态从而帮助控制肿瘤,我们已经发现氢气可以抑制肿瘤细胞的无氧酵解,那么我们推测一下,肿瘤细胞吃糖少了,是不是就长得没那么快了?是不是就没有那么多乳酸形成?接着就没有那么多的巨噬细胞被黑化成肿瘤的帮凶了?这么想一想,是不是对氢气控制肿瘤充满了信心!

人类的机体是一个非常复杂的结构,很多时候是"敌"是"友"真没有那么好分辨,比如著名的氢医学专家——秦树存教授介绍的高密度脂蛋白,在我们概念中这明明是一个好的脂蛋白,有很多证据证明它可以帮忙降低血脂,但是一旦在高血糖的环境下它也"黑化"了,变成了动脉硬化斑块的"帮凶"!所以提醒大家看各种指标不要单独看,没有一个问题是独立存在的,都是身体各种因素共同作用的后果!选择氢气,同时可以既降低血脂又降低血糖、尿酸、血黏度。

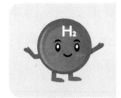

如何选择一个放心的氢水杯

什么是氢水杯?

简单来说,就是可以制作氢水的杯子,氢水杯一般分为上下两部分,上端部分是水杯,下端部分是产氢结构,包括电极和电源等。

需要喝氢水的时候按动开关,下端的电极开始产生氢气,氢气泡溶解在水杯的饮用水里,大约5分钟氢气浓度就会达到0.6~0.8 ppm。

氢水杯作为一种生成氢水的装置,现制现用,简单、易携带,价格比较适中,消费者容易接受,目前也是一款生产厂商最多、品牌最多的氢产品。

目前市面上的氢水杯价格差异非常大,从根本上说,制作成本的差异也很大。

越是比较好的制作材料和工艺,需要的成本也就越高,消费者在选择和购买的时候,不能一味地认为便宜才是好的,氢水饮用的目标是保护健康,选择好的氢产品至关重要。

如何鉴别你所选择的氢水杯是否足够安全呢?

我们可以采取以下方法。

第一步,先购买一只水中溶解物质总含量测定笔(京东、淘宝都可以购买,比较便宜,主要测定水中的总颗粒物含量)。

第二步,在氢水杯里加入矿泉水或纯净水测定初始总溶解固体(TDS)值。

测定完成以后,开始按动开关,每次制氢结束后继续按动,同一杯水,连续按动30次,也就是说,同一杯水连续30次制作氢水,30次结束后,我们再用TDS测定笔测量水中的TDS值,如果增加幅度超过10,证明这个水杯的金属析出相对是比较多的,安全性还不够好。

在所有的氢产品里,氢水杯的质量是最需要关注的,因为氢水杯是利用水杯

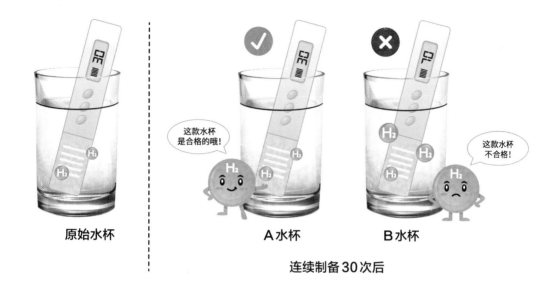

原始水杯　　　　　A 水杯　　　　B 水杯

连续制备 30 次后

这款水杯是合格的哦!

这款水杯不合格!

里要喝的水进行电解,这是一个化学反应。

如果水杯的电解模块质量不够好,就会在反应过程中出现金属的析出,这些金属会进入饮用水里,长期饮用存在一定的风险,不能完全保证不影响身体健康。

这个测试只是初步探索氢水杯电解过程中是否释放了一些其他物质成分,不算一个权威性的检测,只是想从医学安全性角度检测氢水杯是否可以提供安全的氢水。

后期我们还会继续摸索一些科学的检测手段,从不同角度去探讨氢产品的安全性和稳定性。

我们中心在检测氢水杯品质的时候,使用的方法更为复杂,我们初步进行 TDS 检测的氢水杯制氢次数是 500 次,目前已经检测超过 30 个样品,各个品牌的水杯差异非常大。

质量好的氢水杯,同一杯水连续 500 次制氢水后,水中的 TDS 值只增加了一点,排除操作误差,这样的增加可以忽略不计,而质量差的氢水杯,水中的 TDS 增加值是几百,这样的水杯使用起来是不够让人放心的。

我们不是工程技术人员,不能从工艺材质方面去判定哪个氢水杯更好,我们只能从最终饮用水的医学安全性上进行鉴定。

对于氢水,我们更希望是在饮用水里加入了氢气,而不是我们不了解的任何物质,所以这个鉴定方法,可以最快判定你所选择杯子的品质和效果。

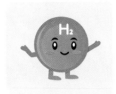

体检之后的一份氢气应用指南

体检作为疾病的预警和早期筛查是一个好办法,坚持每年定期体检,可以尽可能早地发现身体潜在的隐患,尤其是肿瘤。

每年集中体检结束以后大家拿到报告,由于我学过医,不少朋友都会来向我反复咨询,大家对报告中的各个箭头提出疑问,怀着深深的担心和恐惧。这个时候是每个人对身体健康最关注的时候。

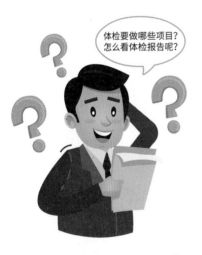

体检要做哪些项目?
怎么看体检报告呢?

今天我们就来聊聊哪些体检指标比较重要,对于某个具体问题,氢医学有没有办法改善。

体检,是近年来大家普遍都会去进行的一项健康自测行为,随着大众对健康问题的关注度日益加深,体检机构也开始遍地开花,包含的检查项目越来越多,也越来越全面,当然收费也相应更加昂贵。

下面我们先来聊聊体检报告中哪些项目是比较重要,需要我们了解的。

拿到体检报告以后,第一个要关注有没有"建议进一步复查"的字样,这样提示,大部分是因为发现肺有阴影啦,超声发现肝脏、胰腺占位啦,血液肿瘤标志物异常增高等。总之是身体出现了不明异常组织,需要进一步确定它到底是什么东西。

一般碰到这种情况大家都会非常害怕,因为体检过程中发现肿瘤的情况也是非常常见的,近30年的肿瘤临床治疗的痛苦过程导致大家"谈癌色变"。近几年这种恐惧心态开始逐渐扭转,很多专家开始反思对肿瘤细胞的"赶尽杀绝"理

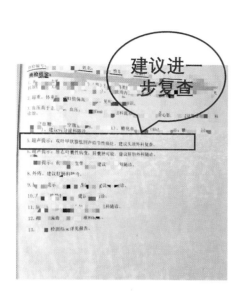
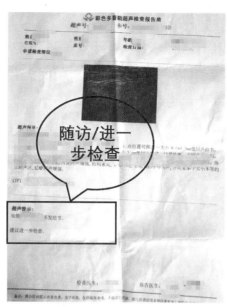

念是否正确,提倡对肿瘤采取姑息与康复治疗(肿瘤医师大会成立了姑息与康复治疗委员会),把肿瘤当成一种慢性疾病,提出了"带瘤生存"的观念。

如果发现和确诊是某个器官的肿瘤,除了积极配合医院治疗,也可以考虑一下辅助使用氢产品,氢医学的很多研究发现氢气可以减轻放化疗副作用,改善患者生活质量,还可以抑制肿瘤细胞增殖转移。

作为一种肿瘤康复的辅助方法,氢气有自己独特的应用优势,坦白说来,如果确诊是某种肿瘤的话,应该把安全的、有效的手段都尽量地使用上去,多种方法联合应用,才能最大限度地抑制肿瘤,保障生命,希望这个时候,你可以相信氢气的效果!

第二个需要关注的,就是各类有可能发生恶变的问题,比如较大的肺结节、甲状腺结节、肠息肉、胆囊息肉、乳腺腺瘤和萎缩性胃炎等,这些异常一般在体检报告上会建议"随访"或者"进一步检查"。

随访的意思就是全程关注、随时检查,大众对这些检查结果的烦躁和焦虑也是非常多的,也有很多人为了把危险扼杀在萌芽之中,干脆做了切除手术,比如著名影星安吉丽娜·朱莉,因为有乳腺癌患病风险做了乳腺切除,但是肯定不是所有人体器官都可以随便切掉的。

在氢医学应用领域,我们有很多长期使用氢产品后各类结节、息肉缩小或者恶化程度降低的案例,使用了氢作为健康调理手段,可能就是这一类赘生物恶变程度受到遏制的开始。

我们认可氢气可能可以预防各类赘生物恶变，至于多长时间这些赘生物消失，针对不同的人效果不一定相同。我们有吸氢气2个月肺磨玻璃样结节（疑似肺癌）消失的案例，也有近半年结节没有发生改变的案例，这样的情况我们依旧建议坚持使用氢产品，因为赘生物不再增大就意味着可能受到抑制，为什么不继续坚持下去，用最简单的方法获得健康？

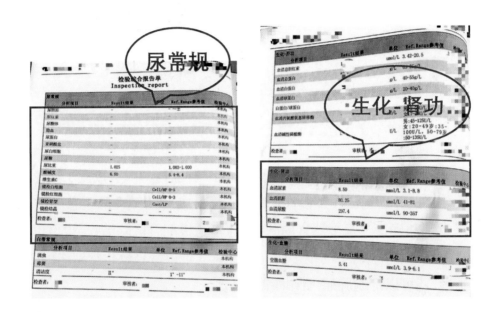

第三个非常想提醒大家关注的，是有关肾脏功能的相关指标，其实作为人体重要的排泄器官（也是排毒器官），肾脏是非常脆弱易受伤的，受凉、疲劳、压力大等，都会伤害到肾脏细胞，肾脏又是非常忍辱负重的，即使只剩下不到一半的正常细胞，还能把身体里该排泄的排泄掉。一旦肾脏垮掉了那就是身体健康状况急转直下的改变。

好多人感觉自己突然就肾脏衰竭了，觉得不可思议，其实这个过程是不知不觉发生的。

首先来看尿常规，尿里出现红细胞、白细胞之类的还好，一般不会是什么大问题（主要是尿路感染一类的问题），但是老年男性出现红细胞要多检查几次，因为前列腺癌膀胱癌的前兆是无痛性血尿。

如果尿里出现蛋白，一般问题比较严重，提示肾功能出现大问题了，可以说伤到肾脏的根基了，蛋白加号越多，问题越严重，这时候有什么感觉呢？没啥大感觉,可能只会觉得容易累。

如果放任不管,让它继续发展下去,尿素氮、肌酐等都会接着高起来了,为啥会高?这些都是应该由肾脏即时排出去的废物啊,肾脏没有能力排出去,自然就高起来了。到了这个时候,基本上肾脏功能已经非常差了。

临床的治疗办法以血液透析为主,没有什么太有效的恢复手段。氢产品,尤其是吸氢气对肾脏功能的效果非常显著,很多尿蛋白出现1个加号的情况都会通过吸氢气缓解;如果尿蛋白已经非常多(3个加号),再加上血液检查肾功能也出了问题的话,我们一般建议每天长时间吸氢气,甚至对于肾脏功能衰竭需要透析的患者,通过长时间吸氢气也可以尽可能减少透析并发症的出现,帮助稳定肾功能。应该说,在氢产品应用回馈中,对于肾脏问题的效果出乎我们的预料,对于肾脏保护,吸氢气是一个非常好的办法。

第四个需要我们关注的是体检报告中有关心脑血管的问题,颈动脉超声是一个发现动脉斑块的简易办法,一般如果检查到斑块,证明全身各处的血管(尤其是心脏血管)出现了问题。

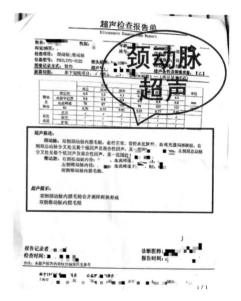

需要我们关注的是,血管一旦出现问题是非常难以调整的,因为高血脂、高血黏度、高尿酸、高血压、高血糖这些都是血管生病的"元凶",我们需要先行解决这些问题,才能真正对血管进行保护和修复。

在以往的研究中,我们已经证明氢气对上述问题都有一定的效果,而且证明氢气可以防止动脉粥样硬化形成,稳定软的动脉斑块,防止它脱落(一旦脱落会栓塞血管引起脑中风、心梗)。

使用氢产品多长时间可以看到动脉硬化斑块缩小或者消失?至少要1~2年的时间,所以使用氢产品进行身体干预,需要的是信任和坚持!

作为一种健康调理手段的氢医学,根植于它应用于人体无任何副作用的坚实基础,作为一种日常的身体保健和康复手段,它可以潜移默化地改善你的身体,抵御各种外来的攻击,坚持使用,你的体检报告结果会越来越好。

将人们抵挡在大病、重病的门外,这就是氢医学的目标和发展的意义。

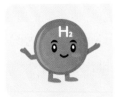

用氢气不忘加点营养，事半功倍

之所以聊到这个问题，源于疫情之下我一直在家"放假"，有时间好好了解一下营养学的系统知识和科研进展，从开始推广氢医学应用我就一直认为，氢气干预不是身体康复的唯一手段，身体的康复需要多种手段互相配合，用氢气的时候给身体充分的营养素供应，可能是加快身体康复的一种办法。当然，重视这个问题也是因为发现一个现象：一些疾病比较复杂的人在吸氢气一段时间后，有的人反映身体发冷，还有自我感觉有点虚弱。我们试图对这个问题做出推测性的解释。

在以往的文章中，我们曾经定义氢气是"内环境稳定剂"，认为氢气对身体的修复是一个全面的效果，就是对所有的器官组织都发挥了作用，这是一种"整体效应"。在氢气保驾护航之下，身体细胞经过漫长时间的调整和修补，相继回到正常的生理状态，表现于外的，就是能检测和感觉到的身体改善，比如血脂、尿酸、血糖正常了，关节不痛了，头不晕了，胸口不闷了，等等。

我们来看看"内环境稳定剂"这个说法，氢医学的研究结果证实，氢气可以通过清除毒性自由基，改善血液循环，给细胞提供一个相对正常的生长环境，让有问题的细胞可以及时休养生息。这个时候细胞的修复，需要的原料就是各类营养素，主要包括蛋白质、脂肪、各类维生素和矿物质，这些才是构成身体结构和维持生命活动的重要物质，均衡的营养素摄入才能保证细胞的正常修复和调整。对于患病的非正常状态的身体，修复时需要的营养素量明显更多，而且这个时候身体消化吸收功能一般都比较差，必要时候，我们需要选择一些容易吸收的保健品来帮助身体康复，就像我们把旧房子腐朽的梁柱、墙壁都拆掉了，总要换上新砖、新梁，房子才能立得住吧，必要的营养素，就是房子屹立不倒最重要的基石！

经过近20年的营养学普及，大家对保健有了一定的观念，但是这么多年的保健食品推广，其实是不太成功的，很多保健品只是一味地推销给大众，夸大单一营养素（比如鱼油、维生素E、维生素C等）的效果，从来不关注指导如何个性化使用（当然水平较好的营养学人才缺乏也是原因）才能有效调整身体状态，导致很多人对保健品的印象不好，觉得都是骗人的。其实保健食品应用是营养调理重要的组成部分，对于很多患病的特殊人群，特定阶段需要依靠一些营养均衡全面的保健品来帮助康复，现在医院大量使用的特医食品，其实就是这类产品。大家要知道，我们人类的机体，60%是水，20%是蛋白质，还有脂肪和无机物（骨头上的钙之类的），这些物质，才是构成细胞的主要成分，尤其是蛋白质，被称为"生命物质"。蛋白质基本上是生命全方位的主宰者，对健康尤其重要，身体出了问题，很大可能是伴随着供给细胞的各类营养素的不足，导致细胞的状态出了故障，不能正常履行自己的职责，表现于外的就是各类疾病和身体指标异常。因此，合理的营养素摄入，对身体健康非常关键。

最后我们来科普配合氢气产品，应该如何摄入营养。很多人反映，吸了氢气、喝了氢水以后胃口比以前好多了，饭都多吃了一碗，人也胖了，精神也好了一些，我们欣慰于这样的改善，但是要提醒一点，希望大家在胃口变好的时候更要控制主食，不要多吃一碗饭，而是多吃一口菜、一口肉，饭主要是大家熟知的淀粉类，专门给你提供活动能量的。现在大部分人都是轻体力劳动，需要的能量非常有限。我一直都提倡减少主食米面等摄入的观点，是因为大部分人现在的生活状态其实不需要太多能量供给，反而是优质蛋白、维生素和必需脂肪物质的供给不足（比如欧米伽3脂肪酸），我们需要增加这些物质的摄入，这些东西大多都在肉和蔬菜里面，所以胃口好了要多吃菜。另外对于身体虚弱、胃肠道功能不好的老年人，还有患有各种疑难杂症的人们（包括肿瘤、免疫异常疾病等），建议在吸氢气期间适当补充一些营养保健类食品（比如雅培和雀巢都有全营养素特医食品种类）。大家不能一味排斥保健品，保健品本身是好东西，只是很多时候被过分夸大，也没有用好，才会导致一系列问题（插播一个观点，现代营养学现在也重视整体观点，就是很少推荐只补充一种营养素，比如大家了解的补钙、补锌、补铁，一般希望全面补充）。尤其是前面提到的感觉发冷或者虚弱的吸氢气体验者，尽量在饮食之外给予一部分额外的好吸收的营养补充剂（要知道氢气给了细胞好的环境，你得抓住机会尽快修复啊，这个时候你需要的营养原料，比健康人要多得多），氢气和必需营养素摄入协同作用，身体才会恢复得更好。

科学是一个开放的体系，氢医学也是，我们在应用氢医学知识帮助他人的时候，应该有更开放的心态，认可氢气不是世界上唯一可以获得健康的手段，了解各种方法结合会有更好的效果，营养很重要，运动也很重要，好心情更重要。希望每一个体验氢产品的人，都能通过氢气获得最佳的身体状态，我们在应用中慢慢积累经验，不断摸索和总结，会有更多的组合型方法不断被发现。氢医学在进步，从事氢气大健康的人们也在进步，期待氢产业美好的明天！

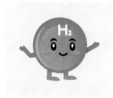

氢健康推广需要什么样的心态

曾经孙学军教授在"氢思语"发表过一篇文章，说的是氢产业推广需要什么样的人才，最近我一直在接触氢产品推广的一线人员，思考的东西比较多。

大健康是一个国家战略，是尊敬的习主席基于国家发展和民众需求所提出的指导意见，2019年国务院发布了《"健康中国2030"规划纲要》，很多人看到了其中的商机，觉得这是一个朝阳产业，未来有无限的发展机会，我是一个习惯泼冷水的人，我觉得健康行业有自己的特殊性，与其他产业都是不相同的。

什么是大健康？大健康产业是提供预防、诊断、治疗、康复以及缓和性医疗商品和服务的总称，通常包括医药工业、医药商业、医疗服务、保健品、健康保健服务等领域。目前氢产品涉及的主要是健康保健服务这样一个领域，我们期望通过氢产品有效的调理来帮助体验者获得健康，同时获得应得的利益，这是一个美好的愿望，而实现这个愿望需要有好的心态。

从事氢健康产业，首先应该有学习的心态，健康保健服务本身是医疗体系必要的补充，针对目前人口老龄化和慢病发病率的大幅度增长，通过一些手段来提高民众健康程度，减轻医疗系统的负担。氢健康面对的大多数是生病的人，实现这个目的首先需要具备一定的医学专业知识储备。目前大健康这个领域是受主流医学广泛诟病的，很多从业人员都没有基本的医学常识，更不要说对病情的综合分析能力，如果不能正视这一点，努力去学习相关知识和积累经验，没有办法真正在氢健康领域一直走下去。

其次，是平和的心态，经常有很多人问我氢健康能不能作为创业扶贫项目，我一般都回答不能，我觉得对于任何疾病干预和调理手段，效果是评价它是否可行的唯一标准。尊敬的钟院士说氢气是"对因治疗"，这意味着氢气没有立竿见影的效果，需要坚持相当长一段时间才能改善，一个急需要解决衣食住行的人，不可能保持平和的心态学习成长，短期的不盈利或者收入不理想可能会导致他压力很大，心态崩掉，我常常开玩笑说氢健康推广是有钱人做的事情，因为在衣食无忧之外，才有精力不断地学习成长，用自己的专业和服务不断获得"粉丝"，这可能是氢健康产业获得成功的理性方式。

最后谈谈慈悲的心态，"有时是治愈、常常是帮助、总是去安慰"，这是医学界著名的格言，同样适合我们氢健康领域，很多人会神采飞扬地描述健康产业的巨大前景，把人工智能、模式、金融整合挂在嘴边，似乎眼前都是人民币一直在飞，但是没有听过他提起他的初心、他的兴趣，氢健康产业对他来说估计是一个"让猪飞起来"的机会。我觉得从事氢健康需要有兴趣，有兴趣学习知识，有兴趣积累经验，有慈悲的心态用自己的能力惠及他人，觉得做这件事有幸福感，有价值，这个世界上，任何越做越痛苦的事情都不可能长久的，心怀慈悲才会快乐，快乐是最好的氢健康产业助力！

氢健康产业可能是一个商机，但是我更觉得它是一个可以终身从事的事业，纵观整个健康产业，我们氢健康有紧密的专家和企业的联合互动，有扎实的研究证据和专家团队，有无与伦比的安全性和成本优势，将会是健康产业的中坚力量！氢产业的春天，让我们拭目以待！

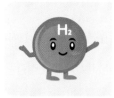

氢健康整合理念——更大的发展空间

从事氢医学研究和推广这几年，我对氢气生物学效果的信任是毋庸置疑的，也相信氢产品将来会有非常广阔的应用空间，氢气最大的特点不是功效神奇，而是与其他各类医疗和保健手段联合应用有可能发挥1+1＞2的功效。

从氢产品研发上市走向应用，我们一直坚持的观点就是：氢气不是万能的，不可能包治百病，它的优势是安全，而且与任何其他方法联合应用没有互相的不利影响。我们也一直致力于推广氢产品与其他大健康保健方法和手段的联合应用，希望可以最大限度地缓解疾病状况，达到1+1＞2的使用效果。

最近龙华医院于观贞教授报道氢水与中药联合对肠癌的治疗效果显著，为此提出了"氢中医"的概念。其实氢产品与大健康产业的很多手段都可以有效地整合，以期望在健康干预方面确定更好的调理效果，"独木难支，众人拾柴火焰高"，氢医学与其他健康方法的结合，可能是氢医学在未来大健康领域的应用和发展方向。

首先我们了解一下"氢中医"概念，中医学作为我们民族5 000年来的瑰宝，通过辨证施治的个性化治疗从根本上解决病痛，其实是另一种真正的"精准医学"。即使在西医对抗治疗占主导地位的今天，中医学仍然在医疗体系有不可替代的地位。

上海中医药大学附属龙华医院于观贞教授利用氢水协同中药金复康、消癌平给

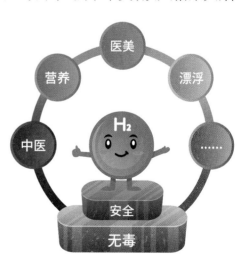

两大特性为氢气与其他项目结合奠定基础，且有可能会达到1+1＞2的效果。

药,观察对胆管癌和肠癌的防治效果[124]。

我们来看这几个数据,作为预防手段,金复康组胆管癌发生率是57%,氢水灌胃组是40%,而两者共同使用组是0!也就是说,按照本次实验的结果,联合使用氢水加中药的控癌效果是百分之百,当然,就像人群研究需要大样本一样,这个实验结果还需要继续重复和扩大样本量,但是起码这个实验提示一点,联合应用"氢水+中药",可能是将来氢医学的一个重要研究和应用方向。

再了解一下"氢营养",很多人认为氢气可能是身体必需的营养素,这个观点正确与否还需要进一步探讨,目前我们的观点是,氢气是身体内环境的"稳定剂"和"净化器",它可能通过一系列复杂的信号调控(抗炎、抗氧化、抗凋亡)给身体细胞一个相对良好的生活环境。

但是在身体修复和改善的过程中,很多营养素是必不可少的,相对于食品摄入,很多保健品能够提供人体需要的、足够的营养素,在身体修复期间是重要的"原材料"。例如小分子活性肽这种产品,比起蛋白质,它更容易被人体吸收利用,对于胃肠道功能虚弱的老年人或者患者,在使用氢产品期间适当补充可以起到很好的协同效果。

接着再介绍一下"氢医美"的理念,日本和韩国的学者很早就有报道氢气对皮肤的美白抗皱效果,我们国内的研究主要集中在氢气对各类皮肤病(牛皮癣、白癜风、特异性皮炎等)的效果探索方面。

最近的研究发现氢水泡澡对升高身体内部温度有很好的效果,氢气氨基酸微米气泡对皮肤的清洁和消炎效果非常显著,这些方法结合一些医疗美容方法,也是一个很好的发展方向。

我更关注的是,能够结合美容业这个庞大的领域,对女性(尤其是育龄期女性)的盆腔血液循环不良和贫血等问题做一个系统的调理,达到"内外兼养"的抗衰老效果。

最后聊聊"氢漂浮",漂浮疗法是美国近10年来最新发展的综合心理治疗,此疗法让受试者十分轻松地漂在漂浮液中,肌肉可以达到深度放松,对于消除紧张、焦虑、头昏、失眠等症状有"立竿见影"的效果,且有"维持效应"。还可增强大脑右半球的功能,增加暗示感受性,增加空间想象力与创造力,美国人称之为"心理生物学中的'开山斧'"。

我们知道在氢医学研究中,已经有研究报道氢气对抑郁症、毒品成瘾和睡眠障碍等的效果[57,125-126]，我们可以尝试结合氢气与漂浮疗法，探索"氢漂浮"在心理问题和慢性疲劳、睡眠障碍等方面的调理效果，漂浮作为一种健康调理手段，体验前后具有非常显著的舒适体感，加上氢气的协同应用，可以从身心两方面促进人体恢复健康。

氢医学的发展转化是我们一直以来坚持不懈的方向和目标，相对于医学研究，氢气在大健康领域的研究相对宽松和自由，氢医学肯定不止以上几个应用方向，未来可能会有更多的大健康手段与氢气同时推广应用。

目前我们能力有限，针对以上所提出的各个整合方向，我们将不断地深入探讨，获取基础动物研究成果和人群大数据，最后把这些方向变成现实，还是要提醒一点，任何一个理论和观点都不能是凭空想象和制造的，它需要扎实的理论证据和基础，期待随着研究的不断拓展，我们可以给大家提供更多、更翔实的科学证明！

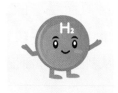 # 立足大健康，氢产业加油

氢医学走过了10多年的发展历程，总结过去几年来的经历和体验，写点感想给大家。

从2007年氢医学第一篇文章发表开始，我跟随这个学科已经10多年的时间。

一开始是从事基础研究，主导和参与的氢气研究不算少，应该说是做的实验越多，对氢医学效果的信心越大，一直梦想氢气这个手段能够真正应用在人身上。

经过了几年的磨合和探索，氢产品推广开始走上快速发展的征途，越来越多的人开始认识和了解氢气，通过使用氢产品体会到氢气的效果，应该说，氢产业的发展让我们看见了曙光。

一、英雄不问出处，氢医学的研究证据，目前可以支持氢产业的发展

作为一门新兴学科，氢医学在10多年的时间里累积了很好的基础，也给氢气作为疾病治疗手段应用提供了理论支持，足以让氢医学相关产品进入大健康领域发挥作用。

当然，10多年时间，对一个学科来讲，还是非常短暂的。

要回答氢气为什么有效这个问题，在现有的证据基础上，科学研究人员还需要不断深入探讨，这是氢医学研究者的神圣使命。

但是氢产业不需要纠结这个问题，把氢气作为健康保健和养生手段，氢医学10多年积累的科学研究证据，足够支持各位氢产业者们在人群中推广使用氢产品。

就我所知，目前很多性能稳定优良的氢产品已经上市（灌装氢水、氢水机、氢水杯、吸氢机、氢水浴机、氢汗蒸机、氢水足浴、氢美容仪等），这些产品可以支持

氢产业的迅速发展壮大。

我认为,现在是兵分两路的时候了。一方面,专家教授们继续深入研究氢气究竟对什么疾病效果最好,以及氢气能够治疗疾病的原因。另一方面,氢产业推广者们依据现有的氢医学研究成果,把安全可靠的氢产品推荐给有需求的疾病人群和亚健康人群,观察使用效果,不断积累个体使用案例,扩大人群对氢气疾病治疗效果的认知度,让大家对氢气的疾病治疗效果越来越有信心!

二、氢产品分类应用,针对疑难杂症,组合出击

10多年的氢医学研究,应用的氢干预手段都是单一的,或者是吸氢气,或者是喝氢水、腹腔注射或者氢水泡澡,很多动物研究的结果也不能直接套用在人体上面,只能作为参考。

参考氢医学研究的人群证据和目前市面上人群使用的数据反馈,我们暂时可以这样定义:

(1)针对亚健康、代谢性疾病、肿瘤和心脑血管疾病预防,通过持续的氢水饮用可以达到目的。

把每天喝的水换成氢水,就可以达到降低血脂、尿酸,防止动脉粥样硬化等目的,喝氢水对于消化系统肿瘤的预防效果非常显著(肝癌、胃癌、胆管癌、肠癌等)。

(2)针对呼吸系统疾病和大气污染防护以及脑损伤老化问题(脑中风康复、阿尔茨海默病、帕金森病等),可以尝试通过吸氢气来改善。

这样的文章和案例已经非常多,我们重点关注的是阿尔茨海默病,这个疾病会让老人失去生活质量,造成家庭极大的负担,而且目前没有很好的治疗方法,我们希望氢气可以在这个疾病领域创造奇迹。

(3)针对皮肤问题,可以通过氢水泡澡来调理,除了抗皱美白的证据,氢水泡澡更重要的是可以辅助治疗牛皮癣、特异性皮炎等难治性皮肤病[8,13,120]。尤其对于小儿过敏性皮肤问题,简单的氢水泡澡就可以改善,我们倡议小儿过敏尽量先尝试氢水泡澡,尽量减少抗过敏药物的应用。

在氢产品进入大健康领域的今天,针对糖尿病、肿瘤以及阿尔茨海默病等难治性问题,我们致力于推动多个氢产品的组合应用(吸氢气+喝氢水+氢水足浴、氢水泡澡+喝氢水+吸氢气等),力求得到更好的氢气应用效果。

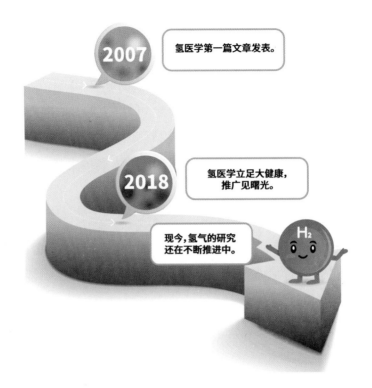

作为保健康复养生手段的氢气应用，比起严格的医学研究来说可以更为灵活和宽泛。我们可以这样说，在近千篇研究文献的基础上，凡是有过文献证实氢气有效果的疾病，我们都可以推荐给需要的人群尝试使用，因为氢气的安全性是非常好的，可以放心大胆使用。

三、氢产业面临巨大挑战，坚持下去，做好产品，相信很重要

作为一种康复养生手段，氢气有一个非常好的应用优势就是它的安全性。

作为一种潜水呼吸的气体，氢气可以在高浓度、高压力环境下呼吸使用，对人体没有任何副作用，这个安全性研究已经有近百年的历史。

氢气的这个优势支持我们放心大胆地使用，可以夸张一点地说，只要有文献报道的疾病类型（无论动物实验还是人群试验），都可以在人群中尝试应用。即使效果不显著也没关系，不会担心有其他损伤或者问题出现，这是其他药物或者疾病治疗手段无法比拟的。

氢气是个好东西，也需要优质安全的氢产品来实现，经过几年的研发和摸索，国内的很多氢企业开始走上稳定发展的道路，氢产品的品质和安全性越来越好。通过医学中心的生物安全性检测，对于许多氢产品，我可以放心地向有需要

的人推荐。

氢产品是氢医学的代言人，只有优质安全的氢产品，才会最终代表氢气的显著效果，最终才会在市场上立足和发展。

氢产业面临的挑战是什么？

大家知道，作为一门新兴学科，氢医学还远远不到众所周知的程度，很多专家、学者对氢气还没有足够的认知，当然也会存在很多质疑。

同样，氢气作为自然界最简单的分子，为什么会有这么好的疾病治疗效果，这也是广大民众所不能理解的。

所以说，从科学工作者到普通人，都存在对氢医学的质疑，改变大家的观念，需要一段非常漫长的时间，需要许多人共同的努力，大家一起沟通和推广氢医学，氢医学才能尽快发展和落地。

如何在未知将来的情况下坚持下去，才是氢医学和氢产业需要面临的最大挑战。

通过近两年的氢医学人群推广，看到了很多令人惊喜的结果。

对氢气的疾病干预效果也越来越有信心。

肺癌晚期的老人家，每天坚持吸氢气，喝氢水，身体状态一直很不错，每天都买菜做饭看股票。

不明原因癫痫抽搐的小男孩，开始用氢气以后每天睡得安安静静的。

那个血糖控制不良、眼底出血危及生命的中年人，用氢气以后血糖保持正常而且眼底出血控制良好……

基于氢医学研究的10多年积累，我们有底气坚持相信氢气的神奇效果。

而这许许多多的身边的、远方的氢气效果回馈，则是对从事氢医学和氢产业的人们最大的鼓励。

我们也相信，这样的案例会越来越多，最终聚沙成塔，巍然伫立在大健康产业的巅峰！

参 考 文 献

［1］Ohsawa I, Ishikawa M, Takahashi K, et al. Hydrogen acts as a therapeutic antioxidant by selectively reducing cytotoxic oxygen radicals［J］. Nat Med, 2007, 13(6): 688−694.

［2］Abraini J H, Gardette-Chauffour M C, Martinez E, et al. Psychophysiological reactions in humans during an open sea dive to 500 m with a hydrogen-helium-oxygen mixture［J］. J Appl Physiol, 1994, 76(3): 1113−1118.

［3］Aoki Y. Increased concentrations of breath hydrogen gas in Japanese centenarians［J］. Anti-Aging Medicine, 2013, 10(5): 101−105.

［4］Tamasawa A, Mochizuki K, Hariya N, et al. Hydrogen gas production is associated with reduced interleukin−1β mRNA in peripheral blood after a single dose of acarbose in Japanese type 2 diabetic patients［J］. Eur J Pharmacol, 2015, 762: 96−101.

［5］Taur Y, Coyte K, Schluter J, et al. Reconstitution of the gut microbiota of antibiotic-treated patients by autologous fecal microbiota transplant［J］. Sci Transl Med, 2018, 10(460): 9489.

［6］Gadek Z, Hamasaki T, Shirahata S. "Nordenau Phenomenon" — application of natural reduced water to therapy［C］//Shirahata S, Nagao M, Ikura K, et al. Animal cell technology basic & applied aspects. Dordrecht: Springer, 2008: 265−271.

［7］Mehta R S, Nishihara R, Cao Y, et al. Association of dietary patterns with risk of colorectal cancer subtypes classified by fusobacterium nucleatum in Tumor Tissue［J］. JAMA Oncol, 2017, 3(7): 921−927.

［8］Kato S, Saitoh Y, Iwai K, et al. Hydrogen-rich electrolyzed warm water represses wrinkle formation against UVA ray together with type-I collagen production and oxidative-stress diminishment in fibroblasts and cell-injury prevention in keratinocytes［J］. J Photochem Photobiol B, 2012, 106: 24−33.

［9］Yoon K S, Huang X Z, Yoon Y S, et al. Histological study on the effect of electrolyzed reduced water-bathing on UVB radiation-induced skin injury in hairless mice［J］. Biol

Pharm Bull, 2011, 34(11): 1671−1677.

［10］Fang W, Tang L, Wang G, et al. Molecular hydrogen protects human melanocytes from Oxidative Stress by activating Nrf2 Signaling［J］. J Invest Dermatol, 2020.

［11］Hara-Chikuma M, Satooka H, Watanabe S, et al. Aquaporin−3−mediated hydrogen peroxide transport is required for NF-κB signalling in keratinocytes and development of psoriasis［J］. Nat Commun, 2015, 6: 7454.

［12］Li Q, Kato S, Matsuoka D, et al. Hydrogen water intake via tube-feeding for patients with pressure ulcer and its reconstructive effects on normal human skin cells in vitro［J］. Med Gas Res, 2013, 3(1): 20.

［13］Zhu Q, Wu Y, Li Y, et al. Positive effects of hydrogen-water bathing in patients of psoriasis and parapsoriasis en plaques［J］. Sci Rep, 2018, 8(1): 8051.

［14］Huang Y, Xie K, Li J, et al. Beneficial effects of hydrogen gas against spinal cord ischemia-reperfusion injury in rabbits［J］. Brain Res, 2011, 1378: 125−136.

［15］Shinbo T, Kokubo K, Sato Y, et al. Breathing nitric oxide plus hydrogen gas reduces ischemia-reperfusion injury and nitrotyrosine production in murine heart［J］. Am J Physiol Heart Circ Physiol, 2013, 305(4): H542−550.

［16］Hayashida K, Sano M, Kamimura N, et al. H₂ gas improves functional outcome after cardiac arrest to an extent comparable to therapeutic hypothermia in a rat model［J］. J Am Heart Assoc, 2012, 1(5): e003459.

［17］Kawamura T, Wakabayashi N, Shigemura N, et al. Hydrogen gas reduces hyperoxic lung injury via the Nrf2 pathway in vivo［J］. Am J Physiol Lung Cell Mol Physiol, 2013, 304(10): L646−656.

［18］Li Y, Li Q, Chen H, et al. Hydrogen gas alleviates the intestinal injury caused by severe sepsis in mice by increasing the expression of heme oxygenase−1［J］. Shock, 2015, 44(1): 90−98.

［19］Ge L, Yang M, Yang N N, et al. Molecular hydrogen: a preventive and therapeutic medical gas for various diseases［J］. Oncotarget, 2017, 8(60): 102653−102673.

［20］Kensler T W, Wakabayashi N, Biswal S. Cell survival responses to environmental stresses via the Keap1−Nrf2−ARE pathway［J］. Annu Rev Pharmacol Toxicol, 2007, 47: 89−116.

［21］Li R, Liu Y, Xie J, et al. Sirt3 mediates the protective effect of hydrogen in inhibiting ROS-induced retinal senescence［J］. Free Radic Biol Med, 2019, 135: 116−124.

［22］Song G, Li M, Sang H, et al. Hydrogen-rich water decreases serum LDL-cholesterol levels and improves HDL function in patients with potential metabolic syndrome［J］. J Lipid Res, 2013, 54(7): 1884−1893.

［23］郑延松,韩超进,陈志来,等. 氢气对男性高尿酸血症治疗效果的研究［J］. 中国临床保健杂志,2017,20(2): 118−121.

［24］Korovljev D, Stajer V, Ostojic J, et al. Hydrogen-rich water reduces liver fat accumulation and improves liver enzyme profiles in patients with non-alcoholic fatty liver disease: a randomized controlled pilot trial[J]. Clin Res Hepatol Gastroenterol, 2019, 43(6): 688−693.

[25] Zheng H, Yu Y S. Chronic hydrogen-rich saline treatment attenuates vascular dysfunction in spontaneous hypertensive rats[J]. Biochem Pharmacol, 2012, 83(9): 1269−1277.

[26] Chen C H, Manaenko A, Zhan Y, et al. Hydrogen gas reduced acute hyperglycemia-enhanced hemorrhagic transformation in a focal ischemia rat model[J]. Neuroscience, 2010, 169(1): 402−414.

[27] Song G, Zong C, Zhang Z, et al. Molecular hydrogen stabilizes atherosclerotic plaque in low-density lipoprotein receptor-knockout mice[J]. Free Radic Biol Med, 2015, 87: 58−68.

[28] 宋玉竹. 糖尿病大鼠肾组织Nrf2、HO-1的表达及富氢液对其干预作用的研究[D]. 石家庄: 河北医科大学, 2016.

[29] Nishimaki K, Asada T, Ohsawa I, et al. Effects of molecular hydrogen assessed by an animal model and a randomized clinical study on mild cognitive impairment[J]. Curr Alzheimer Res, 2018, 15(5): 482−492.

[30] Suzuki A, Ito M, Hamaguchi T, et al. Quantification of hydrogen production by intestinal bacteria that are specifically dysregulated in Parkinson's disease[J]. PLoS One, 2018, 13(12): e0208313.

[31] Guo J, Dong W, Jin L, et al. Hydrogen-rich saline prevents bone loss in diabetic rats induced by streptozotocin[J]. Int Orthop, 2017, 41(10): 2119−2128.

[32] Ishibashi T, Ichikawa M, Sato B, et al. Improvement of psoriasis-associated arthritis and skin lesions by treatment with molecular hydrogen: A report of three cases[J]. Mol Med Rep, 2015, 12(2): 2757−2764.

[33] Zhou Y, Zheng H, Ruan F, et al. Hydrogen-rich saline alleviates experimental noise-induced hearing loss in guinea pigs[J]. Neuroscience, 2012, 209: 47−53.

[34] Saenghirunvattana S, Laohathai P, Sangguanrungsirikul S, et al. Effectiveness of activated hydrogen ions in neutralizing paraquat intoxication in rats[J]. J Med Assoc Thai, 2007, 90(6): 1097−1099.

[35] Guan P, Lin X M, Yang S C, et al. Hydrogen gas reduces chronic intermittent hypoxia-induced hypertension by inhibiting sympathetic nerve activity and increasing vasodilator responses via the antioxidation[J]. J Cell Biochem, 2019, 120(3): 3998−4008.

[36] Ushida T, Kotani T, Tsuda H, et al. Molecular hydrogen ameliorates several characteristics of preeclampsia in the Reduced Uterine Perfusion Pressure (RUPP) rat model[J]. Free Radic Biol Med, 2016, 101: 524−533.

[37] Kamimura N, Nishimaki K, Ohsawa I, et al. Molecular hydrogen improves obesity and diabetes by inducing hepatic FGF21 and stimulating energy metabolism in db/db mice[J]. Obesity (Silver Spring), 2011, 19(7): 1396−1403.

[38] Xiao X, Cai J, Xu J, et al. Protective effects of hydrogen saline on diabetic retinopathy in a

streptozotocin-induced diabetic rat model [J]. J Ocul Pharmacol Ther, 2012, 28(1): 76−82.

[39] 焦洋, 于洋, 李波, 等. 氢气抑制核因子-κB通路对糖尿病周围神经病变的保护作用[J]. 中国现代神经疾病杂志, 2013, 13(9): 772−777.

[40] Lin C P, Chuang W C, Lu F J, et al. Anti-oxidant and anti-inflammatory effects of hydrogen-rich water alleviate ethanol-induced fatty liver in mice[J]. World J Gastroenterol, 2017, 23(27): 4920−4934.

[41] Wang Q J, Zha X J, Kang Z M, et al. Therapeutic effects of hydrogen saturated saline on rat diabetic model and insulin resistant model via reduction of oxidative stress[J]. Chin Med J (Engl), 2012, 125(9): 1633−1637.

[42] 招友, 樊彦伟, 马广斌, 等. 富氢生理盐水对大鼠痛风性关节炎的保护作用[J]. 广东医学, 2017, 38(5): 672−674.

[43] 李健, 刘春娜, 刘新宇, 等. 氢饱和盐水对阿尔茨海默病模型大鼠氧化应激损伤的影响[J]. 中国老年学杂志, 2014(10): 2746−2749.

[44] Li J, Wang C, Zhang J H, et al. Hydrogen-rich saline improves memory function in a rat model of amyloid-beta-induced Alzheimer's disease by reduction of oxidative stress[J]. Brain Res, 2010, 1328: 152−161.

[45] Fu Y, Ito M, Fujita Y, et al. Molecular hydrogen is protective against 6−hydroxydopamine-induced nigrostriatal degeneration in a rat model of Parkinson's disease[J]. Neurosci Lett, 2009, 453(2): 81−85.

[46] Fujita K, Seike T, Yutsudo N, et al. Hydrogen in drinking water reduces dopaminergic neuronal loss in the 1−methyl−4−phenyl−1, 2, 3, 6−tetrahydropyridine mouse model of Parkinson's disease[J]. PLoS One, 2009, 4(9): e7247.

[47] Yoritaka A, Takanashi M, Hirayama M, et al. Pilot study of H_2 therapy in Parkinson's disease: a randomized double-blind placebo-controlled trial[J]. Mov Disord, 2013, 28(6): 836−839.

[48] Yoritaka A, Abe T, Ohtsuka C, et al. A randomized double-blind multi-center trial of hydrogen water for Parkinson's disease: protocol and baseline characteristics[J]. BMC Neurol, 2016, 16: 66.

[49] Ohsawa I, Nishimaki K, Yamagata K, et al. Consumption of hydrogen water prevents atherosclerosis in apolipoprotein E knockout mice[J]. Biochem Biophys Res Commun, 2008, 377(4): 1195−1198.

[50] Song G, Tian H, Qin S, et al. Hydrogen decreases athero-susceptibility in apolipoprotein B-containing lipoproteins and aorta of apolipoprotein E knockout mice[J]. Atherosclerosis, 2012, 221(1): 55−65.

[51] Li J, Dong Y, Chen H, et al. Protective effects of hydrogen-rich saline in a rat model of permanent focal cerebral ischemia via reducing oxidative stress and inflammatory cytokines[J]. Brain Res, 2012, 1486: 103−111.

［52］ Zhan Y, Chen C, Suzuki H, et al. Hydrogen gas ameliorates oxidative stress in early brain injury after subarachnoid hemorrhage in rats［J］. Crit Care Med, 2012, 40(4): 1291-1296.

［53］ Zhuang Z, Sun X J, Zhang X, et al. Nuclear factor- κ B/Bcl-XL pathway is involved in the protective effect of hydrogen-rich saline on the brain following experimental subarachnoid hemorrhage in rabbits［J］. J Neurosci Res, 2013, 91(12): 1599-1608.

［54］ Manaenko A, Lekic T, Ma Q, et al. Hydrogen inhalation ameliorated mast cell-mediated brain injury after intracerebral hemorrhage in mice［J］. Crit Care Med, 2013, 41(5): 1266-1275.

［55］ Liu F T, Xu S M, Xiang Z H, et al. Molecular hydrogen suppresses reactive astrogliosis related to oxidative injury during spinal cord injury in rats［J］. CNS Neurosci Ther, 2014, 20(8): 778-786.

［56］ Chen C, Chen Q, Mao Y, et al. Hydrogen-rich saline protects against spinal cord injury in rats［J］. Neurochem Res, 2010, 35(7): 1111-1118.

［57］ Zhang Y, Su W J, Chen Y, et al. Effects of hydrogen-rich water on depressive-like behavior in mice［J］. Sci Rep, 2016, 6: 23742.

［58］ Gao Q, Song H, Wang X T, et al. Molecular hydrogen increases resilience to stress in mice ［J］. Sci Rep, 2017, 7(1): 9625.

［59］ 张国明, 沈虹, 孙媛媛, 等. 乳酸和饱和氢盐水联合药物后适应减轻大鼠心肌再灌注损伤的研究［J］. 中华临床医师杂志, 2013, 7(16): 7453-7457.

［60］ Hayashida K, Sano M, Ohsawa I, et al. Inhalation of hydrogen gas reduces infarct size in the rat model of myocardial ischemia-reperfusion injury［J］. Biochem Biophys Res Commun, 2008, 373(1): 30-35.

［61］ Sun Q, Kang Z, Cai J, et al. Hydrogen-rich saline protects myocardium against ischemia/ reperfusion injury in rats［J］. Exp Biol Med (Maywood), 2009, 234(10): 1212-1219.

［62］ Wang J, Lin J, Zhang M, et al. Hydrogen can alleviate post-cardiac arrest myocardium injury in rabbits［J］. Zhonghua Wei Zhong Bing Ji Jiu Yi Xue, 2017, 29(10): 911-915.

［63］ Gao Y, Gui Q, Jin L, et al. Hydrogen-rich saline attenuates hippocampus endoplasmic reticulum stress after cardiac arrest in rats［J］. Neurosci Lett, 2017, 640: 29-36.

［64］ Chen G, Chen B, Dai C, et al. Hydrogen inhalation is superior to mild hypothermia for improving neurological outcome and survival in a cardiac arrest model of spontaneously hypertensive rat［J］. Shock, 2018, 50(6): 689-695.

［65］ Tamura T, Hayashida K, Sano M, et al. Feasibility and safety of hydrogen gas inhalation for post-cardiac arrest syndrome- first-in-human pilot study［J］. Circ J, 2016, 80(8): 1870-1873.

［66］ Suzuki Y, Sato T, Sugimoto M, et al. Hydrogen-rich pure water prevents cigarette smoke-induced pulmonary emphysema in SMP30 knockout mice［J］. Biochem Biophys Res Commun, 2017, 492(1): 74-81.

［67］ Xiao M, Zhu T, Wang T, et al. Hydrogen-rich saline reduces airway remodeling via inactivation of NF-κB in a murine model of asthma［J］. Eur Rev Med Pharmacol Sci,

2013, 17(8): 1033-1043.

[68] Mao Y F, Zheng X F, Cai J M, et al. Hydrogen-rich saline reduces lung injury induced by intestinal ischemia/reperfusion in rats[J]. Biochem Biophys Res Commun, 2009, 381(4): 602-605.

[69] 李孝全,彭兴国,刘克地,等.氢气对百草枯中毒大鼠急性肺损伤的保护作用[J].郧阳医学院学报,2010,29(1): 25-27,104.

[70] 张慧利,柳远飞,罗序睿,等.氢气饱和生理盐水对百草枯中毒大鼠肺组织的作用[J].中华急诊医学杂志,2011,20(7): 708-711.

[71] 郑娟,刘刊,蔡建美,等.氢气饱和生理盐水对肺型氧中毒保护效应的研究[J].中华航海医学与高气压医学杂志,2009(4): 197-199.

[72] 韩文杰,欧敏,刘于红,等.氢气饱和生理盐水对氧中毒肺损伤的防护作用[J].中华航海医学与高气压医学杂志,2011(3): 129-132.

[73] 龚志晶,关继涛,任雪珠,等.氢气对环卫工人雾霾暴露肺保护性作用的研究[J].中华结核和呼吸杂志,2016,39(12): 916-923.

[74] Nakashima-Kamimura N, Mori T, Ohsawa I, et al. Molecular hydrogen alleviates nephrotoxicity induced by an anti-cancer drug cisplatin without compromising anti-tumor activity in mice[J]. Cancer Chemother Pharmacol, 2009, 64(4): 753-761.

[75] Kang K M, Kang Y N, Choi I B, et al. Effects of drinking hydrogen-rich water on the quality of life of patients treated with radiotherapy for liver tumors[J]. Med Gas Res, 2011, 1(1): 11.

[76] Wang D, Wang L, Zhang Y, et al. Hydrogen gas inhibits lung cancer progression through targeting SMC3[J]. Biomed Pharmacother, 2018, 104: 788-797.

[77] Meng J, Liu L, Wang D, et al. Hydrogen gas represses the progression of lung cancer via down-regulating CD47[J]. Biosci Rep, 2020, 40(4): BSR20192761.

[78] Zhang J Y, Wu Q F, Wan Y, et al. Protective role of hydrogen-rich water on aspirin-induced gastric mucosal damage in rats[J]. World J Gastroenterol, 2014, 20(6): 1614-1622.

[79] He J, Xiong S, Zhang J, et al. Protective effects of hydrogen-rich saline on ulcerative colitis rat model[J]. J Surg Res, 2013, 185(1): 174-181.

[80] Zhang D Q, Feng H, Chen W C. Effects of hydrogen-rich saline on taurocholate-induced acute pancreatitis in rat[J]. Evid Based Complement Alternat Med, 2013, 2013: 731932.

[81] Zhao L, Wang Y, Zhang G, et al. L-Arabinose Elicits Gut-Derived Hydrogen Production and Ameliorates Metabolic Syndrome in C57BL/6J Mice on High-Fat-Diet[J]. Nutrients, 2019, 11(12): 3054.

[82] Smith N W, Shorten P R, Altermann E H, et al. Hydrogen cross-feeders of the human gastrointestinal tract[J]. Gut Microbes, 2019, 10(3): 270-288.

[83] Nakata K, Yamashita N, Noda Y, et al. Stimulation of human damaged sperm motility with hydrogen molecule[J]. Med Gas Res, 2015, 5(1): 2.

[84] Fan M, Xu X, He X, et al. Protective effects of hydrogen-rich saline against erectile dysfunction in a streptozotocin induced diabetic rat model[J]. J Urol, 2013, 190(1): 350−356.

[85] Gu H, Yang M, Zhao X, et al. Pretreatment with hydrogen-rich saline reduces the damage caused by glycerol-induced rhabdomyolysis and acute kidney injury in rats[J]. J Surg Res, 2014, 188(1): 243−249.

[86] Shingu C, Koga H, Hagiwara S, et al. Hydrogen-rich saline solution attenuates renal ischemia-reperfusion injury[J]. J Anesth, 2010, 24(4): 569−574.

[87] 谭桂梗, 张士青. 富氢水对高草酸尿所致大鼠肾小管上皮损伤的保护作用研究[J]. 上海交通大学学报(医学版), 2012, 32(6): 732−735.

[88] Nakayama M, Zhu W J, Watanabe K, et al. Dissolved molecular hydrogen (H_2) in Peritoneal Dialysis (PD) solutions preserves mesothelial cells and peritoneal membrane integrity[J]. BMC Nephrol, 2017, 18(1): 327.

[89] Nakayama M, Itami N, Suzuki H, et al. Novel haemodialysis (HD) treatment employing molecular hydrogen (H_2)-enriched dialysis solution improves prognosis of chronic dialysis patients: A prospective observational study[J]. Sci Rep, 2018, 8(1): 254.

[90] Guo S X, Jin Y Y, Fang Q, et al. Beneficial effects of hydrogen-rich saline on early burn-wound progression in rats[J]. PLoS One, 2015, 10(4): e0124897.

[91] Tian L, Zhang L, Xia F, et al. Hydrogen-rich saline ameliorates the retina against light-induced damage in rats[J]. Med Gas Res, 2013, 3(1): 19.

[92] Yang C X, Yan H, Ding T B. Hydrogen saline prevents selenite-induced cataract in rats [J]. Mol Vis, 2013, 19: 1684−1693.

[93] Oharazawa H, Igarashi T, Yokota T, et al. Protection of the retina by rapid diffusion of hydrogen: administration of hydrogen-loaded eye drops in retinal ischemia-reperfusion injury[J]. Invest Ophthalmol Vis Sci, 2010, 51(1): 487−492.

[94] 杨春潇, 严宏, 刘擎, 等. 氢饱和生理盐水对大鼠亚硒酸钠性白内障的抑制作用[J]. 眼科新进展, 2013, 33(4): 305−308.

[95] 游玉霞, 李建军, 李玉洁, 等. 饱和氢气水对大鼠视神经夹伤模型视网膜神经节细胞保护作用的实验研究[J]. 眼科, 2014, 23(2): 107−110.

[96] Lin Y, Kashio A, Sakamoto T, et al. Hydrogen in drinking water attenuates noise-induced hearing loss in guinea pigs[J]. Neurosci Lett, 2011, 487(1): 12−16.

[97] 伊九, 王科举, 闫泽灏, 等. 东南沿海某部官兵皮肤病发病率及其影响因素分析[J]. 第二军医大学学报, 2016, 37(3): 370−374.

[98] 卢燕, 于宁, 翟所强, 等. 饱和氢生理盐水对噪声性聋的预防作用[J]. 中华耳科学杂志, 2011, 9(3): 276−280.

[99] Qu J, Li X, Wang J, et al. Inhalation of hydrogen gas attenuates cisplatin-induced ototoxicity via reducing oxidative stress[J]. Int J Pediatr Otorhinolaryngol, 2012, 76(1): 111−115.

［100］Kasuyama K, Tomofuji T, Ekuni D, et al. Hydrogen-rich water attenuates experimental periodontitis in a rat model［J］. J Clin Periodontol, 2011, 38(12): 1085-1090.

［101］孟祥娇, 于新波, 邓婧. 氢饱和水对大鼠实验性牙周炎抗炎作用的初步观察［J］. 齐鲁医学杂志, 2012, 27(4): 358-360.

［102］Saitoh Y, Okayasu H, Xiao L, et al. Neutral pH hydrogen-enriched electrolyzed water achieves tumor-preferential clonal growth inhibition over normal cells and tumor invasion inhibition concurrently with intracellular oxidant repression［J］. Oncol Res, 2008, 17(6): 247-255.

［103］Zhao L, Zhou C, Zhang J, et al. Hydrogen protects mice from radiation induced thymic lymphoma in BALB/c mice［J］. Int J Biol Sci, 2011, 7(3): 297-300.

［104］欧阳永长, 温伟文, 刘玉. 富氢水和乳果糖对环磷酰胺处理小鼠的抗突变作用［J］. 中华生物医学工程杂志, 2014, 20(4): 294-297.

［105］Ono H, Nishijima Y, Ohta S, et al. Hydrogen Gas Inhalation Treatment in Acute Cerebral Infarction: A Randomized Controlled Clinical Study on Safety and Neuroprotection［J］. J Stroke Cerebrovasc Dis, 2017, 26(11): 2587-2594.

［106］Asada R, Saitoh Y, Miwa N. Effects of hydrogen-rich water bath on visceral fat and skin blotch, with boiling-resistant hydrogen bubbles［J］. Med Gas Res, 2019, 9(2): 68-73.

［107］Ono H, Nishijima Y, Adachi N, et al. Hydrogen(H_2) treatment for acute erythymatous skin diseases. A report of 4 patients with safety data and a non-controlled feasibility study with H_2 concentration measurement on two volunteers［J］. Med Gas Res, 2012, 2(1): 14.

［108］Ring E F, Ammer K. Infrared thermal imaging in medicine［J］. Physiol Meas, 2012, 33(3): R33-46.

［109］Zheng X, Mao Y, Cai J, et al. Hydrogen-rich saline protects against intestinal ischemia/reperfusion injury in rats［J］. Free Radic Res, 2009, 43(5): 478-484.

［110］Kawamura T, Huang C S, Tochigi N, et al. Inhaled hydrogen gas therapy for prevention of lung transplant-induced ischemia/reperfusion injury in rats［J］. Transplantation, 2010, 90(12): 1344-1351.

［111］Fang W, Wang G, Tang L, et al. Hydrogen gas inhalation protects against cutaneous ischaemia/reperfusion injury in a mouse model of pressure ulcer［J］. J Cell Mol Med, 2018, 22(9): 4243-4252.

［112］Ishibashi T, Sato B, Shibata S, et al. Therapeutic efficacy of infused molecular hydrogen in saline on rheumatoid arthritis: a randomized, double-blind, placebo-controlled pilot study［J］. Int Immunopharmacol, 2014, 21(2): 468-473.

［113］Kajiyama S, Hasegawa G, Asano M, et al. Supplementation of hydrogen-rich water improves lipid and glucose metabolism in patients with type 2 diabetes or impaired glucose tolerance［J］. Nutr Res, 2008, 28(3): 137-143.

［114］Ito M, Ibi T, Sahashi K, et al. Open-label trial and randomized, double-blind, placebo-controlled, crossover trial of hydrogen-enriched water for mitochondrial and inflammatory myopathies[J]. Med Gas Res, 2011, 1(1): 24.

[115] Mikami T, Tano K, Lee H, et al. Drinking hydrogen water enhances endurance and relieves psychometric fatigue: a randomized, double-blind, placebo-controlled study 1 [J]. Can J Physiol Pharmacol, 2019, 97(9): 857-862.

[116] Matsumoto S, Ueda T, Kakizaki H. Effect of supplementation with hydrogen-rich water in patients with interstitial cystitis/painful bladder syndrome[J]. Urology, 2013, 81(2): 226-230.

[117] Ono H, Nishijima Y, Adachi N, et al. Improved brain MRI indices in the acute brain stem infarct sites treated with hydroxyl radical scavengers, Edaravone and hydrogen, as compared to Edaravone alone. A non-controlled study[J]. Med Gas Res, 2011, 1(1): 12.

[118] Xia C, Liu W, Zeng D, et al. Effect of hydrogen-rich water on oxidative stress, liver function, and viral load in patients with chronic hepatitis B[J]. Clin Transl Sci, 2013, 6(5): 372-375.

[119] Fernández-Friera L, Fuster V, López-Melgar B, et al. Normal LDL-Cholesterol Levels Are Associated With Subclinical Atherosclerosis in the Absence of Risk Factors[J]. J Am Coll Cardiol, 2017, 70(24): 2979-2991.

[120] Itoh T, Fujita Y, Ito M, et al. Molecular hydrogen suppresses FcepsilonRI-mediated signal transduction and prevents degranulation of mast cells[J]. Biochem Biophys Res Commun, 2009, 389(4): 651-656.

[121] Newsholme P, Cruzat VF, Keane KN, et al. Molecular mechanisms of ROS production and oxidative stress in diabetes[J]. Biochem J, 2016, 473(24): 4527-4550.

[122] Hou C, Peng Y, Qin C, et al. Hydrogen-rich water improves cognitive impairment gender-dependently in APP/PS1 mice without affecting Aβ clearance[J]. Free Radic Res, 2018, 52(11-12): 1311-1322.

[123] 王东昌, 张宇, 王丽飞, 等. 氢气在恶性肿瘤治疗中的应用[J]. 天津医药, 2017, 45(4): 436-440.

[124] 李超富, 高云姝, 周洲, 等. 富氢水协同金复康口服液阻断硫代乙酰胺诱发大鼠胆管癌上皮癌变的实验研究[J]. 解放军医学院学报, 2019, 40(6): 586-589, 604.

[125] Wen D, Zhao P, Hui R, et al. Hydrogen-rich saline attenuates anxiety-like behaviors in morphine-withdrawn mice[J]. Neuropharmacology, 2017, 118: 199-208.

[126] Zhao Y, Wei L, Zhang X W, et al. Effects of Low Concentration Hydrogen Inhalation on Asthma and Sleep Function in Mice[J]. Sichuan Da Xue Xue Bao Yi Xue Ban, 2020, 51(2): 219-224.

[127] Wang Y, Wu Y P, Han J J, et al. Inhibitory effects of hydrogen on in vitro platelet activation and in vivo prevention of thrombosis formation[J]. Life Sci, 2019, 233: 116700.

［128］Colegio O R, Chu N Q, Szabo A L, et al. Functional polarization of tumour-associated macrophages by tumour-derived lactic acid［J］. Nature, 2014, 513(7519): 559−563.

［129］Cai J, Kang Z, Liu W W, et al. Hydrogen therapy reduces apoptosis in neonatal hypoxia-ischemia rat model［J］. Neurosci Lett, 2008, 441(2): 167−172.

［130］Imai K, Kotani T, Tsuda H, et al. Administration of molecular hydrogen during pregnancy improves behavioral abnormalities of offspring in a maternal immune activation model［J］. Sci Rep, 2018, 8(1): 9221.

［131］Liu W, Chen O, Chen C, et al. Protective effects of hydrogen on fetal brain injury during maternal hypoxia［J］. Acta Neurochir Suppl, 2011, 111: 307−311.

［132］Hattori Y, Kotani T, Tsuda H, et al. Maternal molecular hydrogen treatment attenuates lipopolysaccharide-induced rat fetal lung injury［J］. Free Radic Res, 2015, 49(8): 1026−1037.

［133］Begum R, Bajgai J, Fadriquela A, et al. Molecular hydrogen may enhance the production of testosterone hormone in male infertility through hormone signal modulation and redox balance［J］. Med Hypotheses, 2018, 121: 6−9.

［134］Li S, Lu D, Zhang Y, et al. Long-term treatment of hydrogen-rich saline abates testicular oxidative stress induced by nicotine in mice［J］. J Assist Reprod Genet, 2014, 31(1): 109−114.

［135］Guo J, Zhao D, Lei X, et al. Protective effects of hydrogen against low-dose long-term radiation-induced damage to the behavioral performances, hematopoietic system, genital system, and splenic lymphocytes in mice［J］. Oxid Med Cell Longev, 2016, 2016: 1947819.

［136］He X, Wang S Y, Yin C H, et al. Hydrogen-rich water exerting a protective effect on ovarian reserve function in a mouse model of immune premature ovarian failure induced by zona pellucida 3［J］. Chin Med J (Engl), 2016, 129(19): 2331−2337.